高职高专"十三五"规划教材
国家级精品资源共享课配套教材

实用方剂与中成药

姚丽梅　刘 瑶　主编

第三版

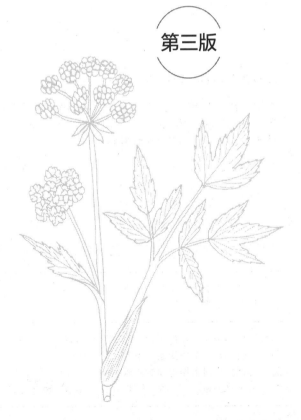

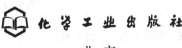

化学工业出版社

·北京·

《实用方剂与中成药》（第三版）以国家精品课程"实用方剂与中成药"为依托，按照精品课程建设思路和教学内容，参考中药调剂员、中药营业员的职业岗位实操技能编写而成。全书分总论、各论、实践技能训练三篇，后附方剂歌诀和索引，同时配有数字化教学资源供院校师生参考使用（以二维码形式呈现）。

全书总论三章，主要介绍方剂、中成药与中药调剂的发展概况和基本知识。各论按常见病证分为十八章，分别介绍病证的问病要点及常用方药的相关知识，强调病证的问病要点及治疗方药，突出知识的实用性和技能的可操作性；每章后还附有"学习小结"和"目标检测"，帮助学生加深对知识和技能的理解和掌握；实践技能训练重点培养问病荐药和审方调配的职业能力。

本教材主要供高等职业教育中药类专业使用，也可作为药学专业、药品经营与管理专业、药物制剂专业的教学用书以及成人教育、医药卫生类职工的培训教材。

图书在版编目（CIP）数据

实用方剂与中成药/姚丽梅，刘瑶主编．—3 版．—北京：化学工业出版社，2019.10（2021.4 重印）
高职高专"十三五"规划教材
ISBN 978-7-122-34976-7

Ⅰ.①实…　Ⅱ.①姚…②刘…　Ⅲ.①方剂学-高等职业教育-教材②中成药-高等职业教育-教材　Ⅳ.①R289②R286

中国版本图书馆 CIP 数据核字（2019）第 156051 号

责任编辑：章梦婕　李植峰　迟　蕾　　　　　　装帧设计：韩　飞
责任校对：王素芹

出版发行：化学工业出版社（北京市东城区青年湖南街 13 号　邮政编码 100011）
印　　刷：北京京华铭诚工贸有限公司
装　　订：三河市振勇印装有限公司
787mm×1092mm　1/16　印张 16¾　字数 440 千字　2021 年 4 月北京第 3 版第 2 次印刷

购书咨询：010-64518888　　　　　　　　　　售后服务：010-64518899
网　　址：http://www.cip.com.cn
凡购买本书，如有缺损质量问题，本社销售中心负责调换。

定　　价：49.80 元　　　　　　　　　　　　　　　　版权所有　违者必究

《实用方剂与中成药》（第三版）编写人员

主　　编　姚丽梅　刘　瑶

副主编　张阳儿　肖　巍　周　媛

编　　者　（按照姓氏笔画排列）

王　丽（广东岭南职业技术学院）

卢素宏（广东食品药品职业学院）

刘　瑶（广东食品药品职业学院）

肖　巍（广州养和医药连锁股份有限公司）

张阳儿（广东食品药品职业学院）

张超然（广东省中医院）

范文昌（广东食品药品职业学院）

周　媛（广西农业职业技术学院）

赵吉宇（黑龙江农业经济职业学院）

姚丽梅（广东食品药品职业学院）

曹　华（广东岭南职业技术学院）

前　言

　　为进一步贯彻落实国家有关职教的发展规划，将教材建设与强化学生职业技能培养、促进课程建设与改革等工作密切结合起来，使其更加符合职教教学理念，以广东食品药品职业学院国家级精品课程"实用方剂与中成药"建设团队为主，联合兄弟院校的教师及医药行业的医师、药师共同编写本教材。

　　本书在前版的基础上，按精品课程建设思路和教学内容，参考中药调剂员、中药营业员职业岗位实操技能编写而成。编写过程中，参考了国家现行的法律、法规、药品标准，贯彻基础理论"实用为主，必需、够用为度"的原则，密切结合专业实际和职业岗位实际，注重知识应用和技能培养，突出中医药行业特色。

　　全书分总论、各论、实践技能训练三篇，后附方剂歌诀和索引。其中，总论三章，主要介绍方剂与中成药的发展概况和基础知识；各论按常见病证分为十八章，分别介绍病证的问病要点及常用方药的相关知识，每章后附"学习小结"和"目标检测"；实践技能训练篇重点培养学生问病荐药和审方调配的职业能力；书末附方剂歌诀和索引，同时配有数字化教学资源（以二维码形式呈现）。

　　本教材主要供高等职业教育中药类专业使用，也可作为药学专业、药品经营与管理专业、药物制剂等相关专业的教学用书以及成人教育、医药卫生类职工的培训教材。

　　教材编写分工如下：第一、第二、第十一章由姚丽梅编写，第三、第五章由卢素宏编写；第四、第七、第八、第十二章由刘瑶编写，第六章由周媛、曹华编写，第九、第十、第十六章由张阳儿编写，第十三、第十四章由王丽编写，第十五章由赵吉宇、张阳儿编写，第十七章由张超然编写，第十八至第二十一章由肖巍编写，技能实训一由范文昌编写，技能实训二、实训三由姚丽梅编写。

　　本教材在编写中得到了相关行业专家、同仁的大力支持和帮助，在此一并表示感谢！

　　由于编者水平有限，书中难免存在疏漏与不足，恳请广大读者批评指正。

编者

2019 年 4 月

目 录

总论

第一章　绪论

第一节　方剂与中成药的概念

方剂是在辨证审因确定治法之后，按照组方原则，选择适当的药物，酌定剂量、剂型、用法，妥善配伍而成；是中医运用中药防治疾病的主要形式，是中医"理、法、方、药"的重要组成部分。

中成药是在中医药理论指导下，以中药材为原料，按照规定的生产工艺和质量标准制成具有一定质量规格的成品制剂。

"方以药成，药由方统"，方剂与中成药均由中药配伍而成，中药的应用则主要是通过方剂与中成药的形式体现出来，它们之间有着并存互动、相互促进、共同发展的关系。方剂与中成药是中医运用中药防治疾病的主要形式，是中药治病的进一步发展，但两者还存在一定的区别。

方剂又称"药方、医方"，是医生根据患者的病情临证组方，突出个体针对性，其主治、剂型都随病情的不同而发生变化，具有加减灵活、善于变通等特点。

中成药属"成品制剂"，其组成、主治、剂型规格、服法用量固定不变，既可经医生诊治后处方给药，也可由患者根据自己的病情、经验直接购买。具有疗效确切、便于携带、应用方便、可大规模生产等特点。

"实用方剂与中成药"是以研究方剂组方配伍规律与中成药合理应用为基础，介绍问病荐药与临方调剂知识与技能综合运用的一门课程，既是一门专业基础课，又与临床实践紧密相连。

第二节　方剂与中成药的起源与发展

方剂学的发展经历了 2000 多年的历史，现存的方书，据《全国中医图书联合目录》记载，仅从晋、唐至今已多达 1950 种，至于与方剂有关的医籍就更多了。追溯到原始社会时期，我们的祖先在寻找食物的过程中已经发现了药物。随着有意识利用药物的不断发展，自然涉及药物的选择、配合和调剂，逐渐产生了方剂。早期的方剂，多数是单方，或仅由二三味药组成，十分简单。将两种或两种以上的药物组成复方加以利用，可以增强作用、提高疗效，或减轻不良反应和毒性，无疑是古代医药学发展过程中的巨大进步。

在应用方剂治病的过程中，发现经过一定的制剂加工，可以提高疗效且应用方便，进而发展成剂型丰富、品种繁多的中成药。中成药作为我国医药学的重要组成部分，在历代中医药书籍中也多有记述。

一、秦汉时期

秦汉时期是方剂与中成药形成的初期阶段。在现存医籍中，最早记载方剂的医书是《五十二病方》，它是1973年在湖南长沙马王堆3号汉墓中发现的。该书成书于战国晚期，原书未见书名，整理者依据其内容分52题而定此名，堪称现存最古老的方书。《五十二病方》除汤剂外，还有饼、曲、酒、油、药浆、丸、散、膏、丹、灸、熨、熏、胶等剂型记载。该帛书的出土，表明春秋至战国晚期，方剂与中成药的发展已初具规模。

约成书于春秋战国时期的《黄帝内经》，是最早的中医理论经典著作，载方13首，不仅有汤、丸、膏、丹、药酒等剂型之分，并总结出有关治则、治法、组方原则、配伍、禁忌等方面理论，为方剂与中成药学科的形成和发展初步奠定了理论基础。

东汉张仲景，以《内经》理论为基础，结合自己独到的经验，完成了当代最高水平的临床巨著——《伤寒杂病论》（此书经后世整理编辑为《伤寒论》和《金匮要略》）。全书载方314首，收载成药60余种，有丸剂、散剂、软膏剂、栓剂、洗剂、糖浆剂等多种剂型，并记载了成药的制作方法和多种剂型的应用，创造性地融"理、法、方、药"为一体。其中绝大多数方剂组织严谨、用药精当、疗效卓著，被后世誉为"方书之祖"，并奠定了中成药制药的基础，对方剂与中成药学科的发展具有深远的影响。

二、魏晋南北朝时期

魏晋南北朝时期由于战乱不息、政权更迭、社会动荡，药材的生产、运输、贸易受到严重影响。在这种特殊的历史条件下，医家在临床制方选药上多注重实用，提倡用药简捷，注重疗效。东晋葛洪收集民间单方、验方，编成《肘后备急方》，该书收载单方510首、复方494首，所录之方有"简、便、廉、效"的特点，并在配方、制作方法上有新的发展，主张将药物加工成一定的剂型，贮之以备急用。书中增加了干浸膏、铅硬膏、浓缩丸、蜡丸、尿道栓、饼、丹等剂型，首次将中成药列专章论述，第一次提出了"成剂药"这一专用名词，进一步丰富和发展了药物剂型的内容。

《刘涓子鬼遗方》收录和论述了金疮、痈疽、疥癣、烫伤等外科方剂，反映了魏晋南北朝时期外科的用药成就，为现存最早的外科方书。

三、隋唐时期

隋唐时期，社会经济发展较快，国内外各民族之间交往密切，用药经验广泛交流，方剂学取得了较大的发展，编纂了不少内容丰富的综合性方书。其中《备急千金要方》（简称《千金要方》）、《千金翼方》，为唐代医药大家孙思邈所著。《千金要方》共30卷，载方5300余首；《千金翼方》亦为30卷，载方2200余首。两书虽以方书为名，但实为综合类医学著作。书中记载了秤、铁臼、磁钵、绢罗等16种制药工具，还收录了若干保健、美容方剂，为后世补虚弱、抗衰老、保健美容留下许多珍贵的方剂和经验。

王焘编撰的《外台秘要》，载方6800余首。该书将唐代及唐代以前的著名医家和海外传入的方药汇总传世，是研究唐代以前方剂与中成药的重要文献。

四、宋金元时期

宋金元时期国家统一，经济振兴。北宋政府十分重视医学发展，颁布一系列诏令，建立发展医学机构，重视医学教育，是方剂与中成药发展的高峰时期，中成药生产、经营空前发展。由国家设立的太医局熟药所，制备丸、散、膏、丹等中成药出售。后制药部分从熟药所分出，成立修合药所（后改名为"医药和剂局"），为我国最早的官办药局。该药局的成药处方在北宋大观年间由政府诏令名医陈师文、陈承等进行校正后分类编辑，刊行天下，名《太平惠民和剂局方》（简称《和剂局方》）。该书是宋代官府药局的成药配方范本，载方788首，每方之后除列主证和药物外，对药物的炮制和制剂作了详细的论述，是我国历史上第一部由政府编纂的成药药典。《太平圣惠方》由北宋翰林医官院组织王怀隐等人编著，共100

卷，1670门，载方16834首，方中先列诊法，次述处方用药法则，然后按类分叙各科病证并出治方，是一部临床实用的方书。《圣济总录》是北宋徽宗时期由朝廷组织人员编著的，载方约20000首，涉及内、外、妇、儿、五官、针灸、正骨各科，内容极其丰富，是方剂文献的又一次全面总结。宋代还出现了许多专科医书，如钱乙的《小儿药证直诀》、陈自明的《妇人良方大全》都具有很高的临床实用价值。而许叔微所著的《伤寒百证歌》，是后人编写方剂歌诀的重要参考。

金元时期的战争，给方剂学的发展造成一定影响，但许多医家仍潜心于医方义理的研究和总结。成无己选《伤寒论》方20首，依据君臣佐使剖析其组方原理，著成《伤寒明理论》，开创了方论之先河，标志着方剂的研究从经验上升为理论。另外，此时期刘、张、李、朱四大医家出现，产生了不同流派的学术争鸣，极大地促进了治法理论的发展，并创制了一些相应的方剂。其中，刘完素善用寒凉，著《宣明论方》，创制了防风通圣散、六一散等方；张从正擅长攻下，著《儒门事亲》，创制了木香槟榔丸、禹功散等方；李东垣专于补脾胃，著《脾胃论》《内外伤辨惑论》《兰室秘藏》等，创制了补中益气丸、当归补血汤等方；朱震亨主张滋阴，著《丹溪心法》，创制了左金丸、大补阴丸等方。这些著作均述理甚辨，制方都有各自的特点和创新。元代忽思慧著《饮膳正要》，首次记载用蒸馏工艺制药酒，使酒中含醇量大为提高，使酒参与制剂的药效产生了新的飞跃。

五、明清时期

明代医著颇多，中药成方及其剂型有较大发展。如明代出现了搜罗广博、规模宏大的方剂大全《普济方》，该书载方61739首，其中许多是成药，并按《圣惠方》的格式，对外用的膏药、丹药、药酒列专篇介绍，是我国现存最大的一部方书。李时珍著《本草纲目》，虽以药物为主，也很重视方剂，附方10000余首，剂型近40种，并对某些史料佚传者，如礞石滚痰丸、稀桐丸等，作了一定考证，也是研究方剂与中成药的宝贵资料之一。其他如张介宾的《景岳全书》首以方剂功用分类；陈实功的《外科正宗》是中医外科学专著，收载中成药211种，如冰硼散、如意金黄散等均卓有疗效；傅青主的《傅青主女科》为中医妇科专书，这些著作对专科方剂与中成药均有贡献。

清代温病学派的形成，更加促进了方剂与中成药学的发展。吴鞠通在《温病条辨》一书中，创制有效方剂，如桑菊饮、银翘散、安宫牛黄丸等，均被后世制成成药，并广泛用于临床。王孟英《温热经纬》中收载的神犀丹、甘露消毒丹等，也沿用至今。王清任的《医林改错》中有关活血化瘀的方剂，亦有独特之处。另外，汪昂的《医方集解》及《汤头歌诀》、吴仪洛的《成方切用》、罗美的《古今名医方论》等，均为方剂与中成药学习和研究的重要资料。

六、近现代时期

近代以来，特别是新中国成立以后，方剂与中成药学科更加迅速发展。众多医家研制出不少新的有效方剂，对古代方剂及民间的单方、验方进行了挖掘整理，编写出系统的方剂学教材及专著，并利用现代科学技术与方法对一些方剂进行了临床与实验研究，使方剂学的研究与应用进入了新的阶段。中成药生产、经营、应用也得到了重大发展。传统中成药的收集整理，中成药传统剂型理论，中成药新剂型、新品种、新辅料、新工艺、新技术，中成药的质量控制和检测方法等都取得了显著成果。

中成药收集与整理阶段：建国初期，在国家卫生部的统一领导下，全国各地对传统中成药的处方、生产工艺等进行了多次汇集整理，相继编写了《中成药生产规范》《丸散膏丹集成》《全国中成药处方集》《中成药制剂汇编》《全国中成药产品目录》《中国基本中成药》《中国中成药优选》等。中成药学发展史上的另一重要标志是1963年出版的《中华人民共和国药典》，其后经过不断的修订完善，至2015年共出版了9个版本。

中成药传统剂型改进阶段：新中国成立后，尤其是近30年来，在中成药传统剂型及其产品的科学化、新型化、方便化、高效化等方面进行了许多有益的尝试，传统丸剂、汤剂、膏剂等剂型改造工作均取得了丰硕成果。如丸剂改制成片剂、口服液、冲剂、酊剂、注射剂、滴丸剂、气雾剂等；汤剂改制成冲剂、口服液、糖浆剂、注射剂等。

中成药基础理论研究阶段：近年来，中成药基础理论的研究也颇有进展，如许多中成药释放度、生物利用度的研究，为正确选择药物剂型，合理拟定生产工艺，准确控制药品质量，有效监控临床用药提供了科学依据。再有，运用实验生物学的各种手段，探讨中成药复方的作用机制，阐明其科学性和合理性，为精简复方，研制新产品指明了方向。

中成药质量标准及检测方法研究阶段：中药传统剂型的质量，由于历史条件的限制，过去多采用感观鉴别和生产工艺来控制。由于原、辅料的差异和生产条件的不同，中成药产品质量难以保证，影响临床疗效。新中国成立后，在传统经验的基础上结合现代科学技术，对中成药逐步增订了一些质量控制标准，如卫生安全标准、制剂常规标准、制剂的鉴别与含量测定等。《中华人民共和国药典》1985年版对中成药质量定性、定量分析标准的规定，为控制中成药质量起到了指导作用。

中成药新剂型、新品种开发阶段：近年来对中成药新剂型、新产品研究较活跃。在开发新剂型方面，主要有灌肠剂、滴鼻剂、袋泡剂、软胶囊、滴丸、膜剂、气雾剂等；中成药新药开发的重点在抗病毒、抗肿瘤、抗衰老、抗免疫缺陷、心脑保健等方面。

总之，方剂与中成药在历代医药学家广泛实践的基础上，不断发展成熟。随着学科体系的不断深化创新，方剂与中成药将会得到更好的发展。

（姚丽梅）

PPT 课件

第二章 方剂基础知识

第一节 方剂与治法

治法是在辨清证候，审明病因、病机之后，有针对性地采取的治疗法则。治法和方剂，都是中医学"理、法、方、药"体系的重要组成部分。理是指辨证，法是指立法，方是指选方，药是指遣药。治法是联系辨证理论和遣药组方的纽带，也是学习和运用方剂不可缺少的基础。

一、方剂与治法的关系

方剂是在辨证立法的基础上，按照一定法则选药配伍而成。理解方剂与治法的关系，才能准确而全面地遣药组方。

从中医药学的形成和发展来看，治法是在积累了运用方药经验的基础上，结合对人体生理病理等理论认识不断丰富、完善的过程中逐步总结而成的，是后于方剂而形成的一种理论。但是，当治法已由经验的总结上升为理论之后，就成为指导遣药组方和运用成方的指导原则，两者密切相关。例如，患者有恶寒发热、头痛身疼、无汗而喘、舌质薄白、脉浮紧等表现，经医生辨证为外感风寒束表、肺气不宣，法当发汗解表、宣肺平喘，根据治法选用具有相应功效的方剂（如麻黄汤），或自行依法选药组方，便能邪去人安。

可见，方剂的功效与治法相同，治法与病证相符，方能获效。否则，治法与辨证不符，组方与治法脱节，必然治疗无效，甚则病情恶化。由此可见，在临床辨证论治的过程中，辨证的目的在于确定病机，论治的关键在于确立治法，治法是针对病机产生，而方剂必然相应地体现治法。治法是指导遣药组方的原则，方剂是体现和完成治法的主要手段，即"方从法出，法随证立"。既不能有法无方，也不能有方无法。两者关系十分密切，相互为用。

二、常用治法

关于治法及其理论，早在秦汉时期的《内经》中就有记述，汉代张仲景有所发展。其后历代医家在长期医疗实践中又总结了许多具体治法，清代程钟龄在其《医学心悟》中把历代医家的治法概括为"八法"。程氏提出："论病之源，以内伤、外感四字括之。论病之情，则以寒、热、虚、实、表、里、阴、阳八字统之。而论治病之方，则又以汗、和、下、消、吐、清、温、补八法尽之。"八法是以八纲辨证为依据进行的高度概括，其具体内容简要介绍于下。

（一）汗法

汗法是通过发汗开腠、宣发肺气、调畅营卫，使邪气随汗而出表的一种治疗方法，又称为解表法。此法主要以《内经》"其在皮者，汗而发之"作为理论依据，适用于外感表证、疹出不透、疮疡初起，以及水肿、泄泻见有恶寒发热、头身痛等表证者。汗法不以汗出为目的，主要是通过汗出，使腠理开、营卫和、肺气畅、血脉通，从而祛邪外出。对某些虽非表邪所致，但邪气有外出趋向的病证，也可以配合汗法因势利导以治之。由于病情有寒热之分，体质有强弱之异，邪气有兼夹的不同，故汗法又有辛温、辛凉之别。汗法也常与补法、下法、消法、清法、温法等其他治法结合运用。汗法使用中应注意中病即止，勿过剂，因汗法属祛邪之法，过用易伤津耗气。

（二）吐法

吐法是通过诱发呕吐，以消除停滞于咽喉、胸膈、胃脘中的痰涎、宿食、毒物的一种治疗方法。此法主要以《内经》"其高者，引而越之"为理论依据，适用于痰涎壅塞咽喉、顽痰蓄积胸膈、宿食停滞胃脘或误食毒物尚在胃中。吐法易伤胃气，故体虚气弱、妇人新产、孕妇均应慎用，吐后宜以稀粥调养脾胃。由于吐法禁忌较多，且涌吐中患者多有不适反应，现今又有很多方法可以消除停滞于胃脘中的痰涎、宿食、毒物等，故此法在临床上已较少应用。

（三）下法

下法是通过泻下通便、泻下水饮，以消除胃肠积滞证的一种治疗方法。此法主要以《内经》"其下者，引而竭之""中满者，泻之于内"为理论依据，适宜于大便秘结、饮食积滞、虫积、湿热积滞、水饮内停及瘀血内阻等积滞证。由于积滞证有寒热、虚实的不同，故下法又分为寒下、温下、润下、逐水、攻补兼施等。下法易伤胃气，得效即止。使用下法后，宜糜粥自养，勿骤进油腻。

（四）和法

和法是通过和解与调和作用，以达到疏解邪气、调整脏腑功能，使半表半里之邪，或脏腑、阴阳、表里失和之证得以解除的一种治疗方法。此法源于《伤寒论》中主治少阳病证的和解少阳法。"伤寒邪在表者，必渍形以为汗；邪在里者，必荡涤以为利；其于不内不外，半表半里，既非发汗之所宜，又非吐下之所对，是当和解则可矣。"

由于少阳属胆经，肝胆、脾胃相表里，胆、胃、肝、脾在发病中关系密切，病因病机比较复杂，非单用某一治法所能奏效，后世医家在和解少阳法的基础上，发展了针对肝脾不和、肠胃不和、表里不和等病证的调和肝脾法、调和胃肠法、表里双解法等。如戴天章在《广温疫论》中言，"寒热并用之谓和，补泻合剂之谓和，表里双解之谓和，平其亢厉之谓和。"可见，和法的应用范围较广，分类也多，主要适用于邪犯少阳、肝脾不和、肠胃不和、寒热错杂、表里同病等。

（五）温法

温法是通过温里祛寒或回阳作用，治疗里寒证的一种治疗方法。此法主要以《内经》"寒者热之"作为理论依据。由于寒邪所在部位的不同，寒邪与阳虚的程度不同，温法又有温中散寒、温肾助阳、暖肝散寒、温经散寒、回阳救逆等治法。由于里寒证形成和发展过程中，阳虚与寒邪并存，故温法常与补法等配合运用。

（六）清法

清法是通过清热、泻火、解毒、凉血等作用，以清除里热证的一种治疗方法。此法主要以《内经》"热者寒之""温者清之"为理论依据。由于里热有热在气分、营分，以及热在某一脏腑之分，因而清法又分为清气分热、清营凉血、清热解毒、清脏腑热等多种具体治法。

（七）消法

消法是通过消食导滞、行气活血、化痰利水等作用，使气、血、痰、食、水、虫等有形之邪渐消缓散的一种治疗方法。此法主要以《内经》"坚者削之""结者散之"作为理论依据，适用于饮食停滞、气滞血瘀、癥瘕积聚、水湿内停、痰饮不化、疳积虫积等病证。

消法与下法均治有形之实邪，但有所不同。下法是在病势急迫、形证俱实、必须急下的情况下使用；消法则是对病在脏腑、经络、肌肉之间渐积而成，病势较缓的病情而设。但两者亦可配合使用，并依据病情之寒热，与温法、清法合用，若正虚者，又需与补法配合应用。

（八）补法

补法是通过补益人体气血阴阳，或加强脏腑功能，以治疗各种虚弱证候的一种治疗方法。此法主要以《内经》"虚则补之""损则益之"作为理论依据。由于虚证有气虚、血虚、阴虚、阳虚之分，故补法可分补气、补血、气血双补、补阴、补阳、阴阳并补等。由于"气血相依""阴阳互根"，补法中又有"补气生血"和"阳中求阴"、"阴中求阳"等法的运用。对于脏腑虚证，补法还有五脏分补法，其中既有直接针对某一脏腑的直补法，又有结合"脏脏相生"理论所采用的"虚则补其母"的间补法。此外，在正虚不能祛邪外出时，也可用补法扶助正气，并配合其他治法，达到助正祛邪的目的。但补法一般是在无外邪时使用，以避免"闭门留寇"之弊。

八法是对众多具体治法的高度概括，其中一种方法又包含了许多具体治法。由于患者的病情往往复杂而多变，单用一种治法不够全面，故常须根据具体病证，采用数法并举，方可全面照顾病情。如瘀血阻滞而气血不足者，则需消法和补法结合运用。正如《医学心悟》中指出"一法之中，八法备焉。八法之中，百法备焉"。因此，临证处方，要针对具体病证，灵活运用八法，使之切合病情，方能收到满意的疗效。

另外，根据给药途径，治法又可分为内治法、外治法。临床各科用药以内服为主，故内治法是临床普遍且常用的一种治法。而外治法多为外科运用，常见有敷、贴、洗、熏、喷（吹）、通导等法。不论是内治，还是外治，其组方用药的理论，仍是"八法"范围。

第二节　方剂的组成原则

方剂是在中医临床辨证立法的基础上，选择相宜的药物组合而成。药物的功能各有所长、各有所短。只有通过合理的配伍，才使各具特性的群药组合成一个新的有机整体，才能符合辨证论治的要求，即所谓"药有个性之专长，方有合群之妙用"。方剂的组成不是药物的随意堆砌，必须遵循一定的组成原则，利用药物的配伍原理，有主次地将药物组合成方，做到以法统方、药证相应。

一、配伍的目的

配伍是指根据病情的需要和用药法度，将两味以上的药物配合应用。配伍是中医临床用药的主要形式，也是方剂组成的基础。"用药有利有弊，用方有利无弊"，方剂配伍的目的就是充分发挥药物治疗疾病有"利"的一面，同时又要控制、减少或消除药物对人体有"弊"的一面。药物通过配伍，可以起到下述作用。

（1）增强治疗作用　功用相近的药物配合应用，能增强治疗作用。如荆芥、防风同用以疏风解表，桃仁、红花同用以活血祛瘀等。

（2）扩大治疗范围　随着临床病情的不断变化，通过对基础方剂随证配伍，可以使其不断扩大治疗范围。如具有益气健脾作用的四君子汤，是主治脾胃气虚的基础方。若脾虚兼气滞，可配伍陈皮，方名"异功散"，功能为益气健脾、行气化滞；若脾虚痰湿停滞，再加入半夏，方名"六君子汤"，功能为健脾气、化痰湿；若再配伍木香、砂仁，则为"香砂六君子汤"，可用于脾胃气虚、痰阻气滞证。通过药物配伍使基础方剂派生出大量的衍生方，扩大了治疗范围，适应了疾病的变化。

（3）影响单味中药功用发挥的方向　多数中药的功用都有多个方面，通过配伍可以控制药物功用发挥的方向。如川芎具有活血行气、祛风止痛的作用，与当归、白芍配伍偏于活血调经，与香附配伍偏于行气解郁，祛风止痛时则多与羌活、白芷等药配伍。

（4）控制药物的毒副作用　通过配伍，控制毒副作用，主要反映在两个方面：一是可利用中药配伍七情中"相杀"和"相畏"的关系，如生姜能减轻和消除半夏和天南星的毒性；二是利用多味功用相近药物同时配伍的方式，如十枣汤中的甘遂、大戟、芫花均有毒，都能泻下逐水，组方后三味药合用总量相当于单味药常用量，这样既可利用相近功用药物的协同作用，又能减轻药物不良反应的发生。

总之，药物通过合理的配伍组成方剂，能扬长避短、调其偏性、制其毒性、增强效能，充分发挥其整体的作用，以更好地适应临床需求。

二、组成原则

方剂的组成必须严格遵循一定的组成原则。方剂组成的基本原则是"君、臣、佐、使"，最早见于《黄帝内经》。《素问·至真要大论》有"主病之谓君，佐君之谓臣，应臣之谓使"的记述。此后，历代医家多有论释。如明代何柏斋在《医学管见》中言："大抵药之治病，各有所主。主治者，君也；辅治者，臣也；与君相反而相成者，佐也；引经及引治病之药至病所者，使也"。

"君、臣、佐、使"是说明方中药物配伍的主从关系，即反映药物在方中的不同地位或作用。现将其含义介绍如下：

（一）君药

君药指针对主病或主证，发挥主要治疗作用的药物，又称"主药"。一般而言，其药效居方中之首，用量多大于臣药、佐药，是方中不可缺少的药物。

（二）臣药

臣药有两种含义，一是辅助君药加强治疗主病或主证的药物；二是针对兼证或兼病，发挥主要治疗作用的药物，又称"辅药"。

（三）佐药

佐药有三种含义：一是佐助药，是指协助君、臣药以增强疗效，或直接治疗次要症状的药物；二是佐制药，用来降低或消除君臣药的毒性、烈性的药物；三是反佐药，根据寒热虚实错杂病情的需要，选择与君药药性相反而又能在治疗中起相成作用的药物。佐药的药力小于臣药，一般在方中的用量较轻。

（四）使药

使药有两种意义：一是引经药，即能引方中诸药直达病所，起向导作用，如治上部疾患用桔梗为引，治下部疾患以牛膝为引；二是调和药，即具有调和方中诸药的作用，以使性味归经不同的药物能够协同起效。使药的药力较小，用量也轻。

方剂中药物君（主）、臣（辅）、佐、使地位的确定，主要依据药物在方中所发挥作用的主次来区别。此外，还与药效的大小、用量的轻重有关。在临床遣方用药时，病情不甚复杂，组方简单，其"君、臣、佐、使"不一定俱全，但君药不可少。若病情比较单纯，用一两味药即可奏效；如君、臣药无毒烈之性，便不需要加用佐药；主病药物能至病所，则不必再加引经的使药。至于一方中"君、臣、佐、使"的药味多少和用量，须根据临床上辨证立法的需要而定。一般情况下，君药药味较少，臣、佐药的药味较多。在用量方面，君药比臣、佐、使药量要大。金代名医张元素有"力大者为君，为君最多，臣次之，佐使又次之"之说。总之，一方中"君、臣、佐、使"是否齐备，组方药物味数的多寡，都应当根据患者的病情、治疗目的，以及药物的特性和功效来确定。为进一步说明方剂的组成原则，现以麻黄汤为例分析如下。

麻黄汤主治外感风寒表实证，症见恶寒发热、头痛身疼、无汗而喘、舌苔薄白、脉浮紧等。其病机为风寒束表、肺气不宣；法当发汗解表、宣肺平喘。

君药——麻黄，辛温，发汗解表以散在表风寒，宣肺利气以平喘逆。

臣药——桂枝，辛甘温，发汗解表以助麻黄散风寒，又能温经和营止痛。

佐（助）药——杏仁，苦温，宣降肺气，配合麻黄宣肺散邪、利肺平喘。

使药——炙甘草，甘温，调和诸药。

通过以上对麻黄汤的大略分析，可知组成一首方剂，应依据辨证、治法的需要，选择药物，酌定用量，明确君、臣、佐、使的配伍关系及作用，使之配伍组成一个有机整体，发挥其综合作用，达到最佳治疗效果。

第三节　方剂的变化形式

方剂的组成既有严格的原则性，又有极大的灵活性。临证组方在遵循君、臣、佐、使配伍原则的同时，还需根据病情轻重缓急、体质强弱、年龄大小、四时气候及地域差异等因素，予以灵活加减变化。其组成变化主要有药味加减变化、药量加减变化及剂型更换变化三种形式。

一、药味加减变化

"方以药成"，药物是决定方剂功效的主要因素。方中药味的增减，必然会导致方剂配伍关系的改变，从而直接影响方剂的功能，即病变、药变，方亦变。方剂药味增减变化的目的是为了更好地适合病情的需要。如麻黄汤中麻黄与桂枝配伍，其功效重在发汗解表，主治外感风寒表实证；三拗汤由麻黄汤去桂枝而成，方中麻黄仍为君，但无桂枝相伍，发汗力减弱，配杏仁为臣，重在止咳平喘，主要用于表寒不重，以咳嗽痰多为主要见症者。再如风寒湿痹初起，症见身体烦疼、无汗者，又宜在麻黄汤的基础上加入苦温燥湿的白术为臣，共奏发汗解表、散寒祛湿之功，方名麻黄加术汤。

上述两个方剂，虽均以麻黄汤为基础，但由于方中君、臣药配伍关系的变化，功效主治也发生了变化。需要注意的是，选用成方加减时，不能减去君药，否则就不是某方的加减，而是另行组方了。

二、药量加减变化

药量是药力的标识。方剂中组成药物不变，其用量的变化也会使功效、主治病证发生变化，以适应病情的需要。如小承气汤与厚朴三物汤均由大黄、枳实、厚朴三味药组成。小承气汤大黄四两为君、枳实三枚为臣、厚朴二两为佐，功能攻下热结，主治阳明腑实证之潮热谵语、大便秘结、胸腹痞满、脉数；厚朴三物汤以厚朴八两为君、枳实五枚为臣、大黄四两为佐，功能行气通便，主治病证以气滞腹满、大便不通、身无热、脉弦为辨证要点。

从上述可见，小承气汤和厚朴三物汤由于药量增减导致了方中君药及其配伍关系的改变，以致两方的功用和主治证发生了较大的变化。所以，在临证用方时，应仔细斟酌，确定剂量，以达最佳疗效。

三、剂型更换变化

中药的剂型种类较多，各有特点，即使同一方剂，组成药物和剂量完全相同，应用时剂型的改变，方剂的作用也会随之发生变化，使用时主要根据病情而定。如理中丸与人参汤均由人参、干姜、白术、炙甘草组成，用量也完全相同，但前方为丸剂，治疗中焦虚寒、脘腹疼痛、自利不渴等的虚寒证较轻、病势较缓者，用丸以缓治；后方水煎汤内服，主治中上二焦虚寒之胸痹，症见心胸痞闷、气逆上冲等虚寒证较重、病势较急者，取汤以速治。正如《用药法象》中言："大抵汤者荡也，去大病用之；散者散也，去急病用之；丸者缓也，不能速去之"。所以临床上常将汤、丸、散、膏等剂型相互改变，主要取其功用缓急的不同，以适应病情的变化和治疗的需要。

上述方剂的组成变化，即是方剂组成原则的灵活性所在。方剂的运用，既要遵循严格的组方原则，又要根据具体病证灵活变化，才能达到辨证论治，治愈疾病的目的。

第四节 方剂的服法

方剂的服法包括服药时间、服药剂量和服药温度等。服法的恰当与否，直接影响着方剂的疗效。清代徐灵胎在《医学源流论》中说："病之愈不愈，不但方必中病，方虽中病，而服之不得法，则非特无功，而反有害，此不可不知也"。现将方剂的服法介绍如下。

一、服药时间

汤剂是方剂在中医临床中最为常用的剂型。一般中药汤剂应在饭前或饭后1h服药，以利于药物尽快吸收。正如《汤液本草》说："药气与食气不欲相逢，食气消则服药，药气消则服食，所谓食前食后盖有义在其中也"。具体到每位患者，其服药时间还应根据药物的药性特点、病证特点及病情轻重等来决定。如补益方药，宜饭前服；对胃有刺激的方药，宜饭后服；安神方药，宜睡前服；治疟方药，宜在发作前2h服用；驱虫、泻下方药，宜空腹服用；慢性病，须定时服药，使之能持续发挥药效；急证、重证可不拘时间服用。个别方剂，古人提出了特定的服药时间，如十枣汤应平旦时服，鸡鸣散应五更时冷服。

此外，前人对服药述论，有些是考虑病位的上下远近，从有利于除邪和养生而论。如《神农本草经》记载："病在胸膈以上者，先食后服药；病在心腹以下者，宜先服药后食；病在四肢血脉者，宜空腹而在旦；病在骨髓者，宜饱食而在夜。"《医心方》载葛仙翁曰："服治病之药，以食前服之；服养生之药，以食后服之。"这些都可供临床参考。

二、服药剂量

服用汤剂，通常是将头煎、二煎药汁兑合后，一日1剂。常以分服和顿服来表示服药量。

分服：慢性病、病情轻，宜缓缓调治。一剂分2～3次服。呕吐患者应先少后多，分多次服下。小儿服宜浓缩体积，以少量多次为宜。

顿服：急性病、病情重，宜急速取效。一剂汤药可一次服下。病情危重，以医嘱为准，甚至一天可服2～3剂，从而达到顿挫病情的目的。

三、服药温度

温服：一般汤剂均宜温服。

冷服：呕吐患者宜冷服；热证用寒药可冷服，以助清热；真寒假热证，宜热药冷服。

热服：发汗解表药，宜趁热服，并温覆避风，微微汗出；寒证用热药可热服，以助药力；真热假寒证，宜寒药热服。

总之，在治疗过程中，应根据病情和药物的性能来决定不同的服法。

第五节 方剂的分类

方剂的分类，历代医家见仁见智，先后创立了多种分类方法，其中主要有"七方"说、病证分类法、祖方（主方）分类法、功用分类法、综合分类法等。

一、"七方"说

"七方"说，始于《黄帝内经》。《素问·至真要大论》说："君一臣二，制之小也，君一臣三佐五，制之中也，君一臣三佐九，制之大也"；"君一臣二，奇之制也，君二臣四，偶之制也，君二臣三，奇之制也，君二臣六，偶之制也"；"补上治上，制以缓，补下治下，制以急，急则气味厚，缓则气味薄"；"近而奇偶，制小其服；远而奇偶，制大其服。大则数少，小则数多，多则九之，少则二之。奇之不去则偶之，是谓重方。"其记载"七方"虽早，但从所述内容来分析，它是根据病邪的微甚、病位的表里、病势的轻重、体质的强弱及治疗的需要，概括地说明制方的方法，并不是为了方剂分类而设。

至金·成无己在《伤寒明理论》中说："制方之用，大、小、缓、急、奇、偶、复七方是也"，才明确提出"七方"的名称，并将《内经》的"重"改为"复"，后人引申其义，将"七方"称为最早的方剂分类法。所谓大方，是指药味多或药味少而用量大，以治疗病邪较盛之证或下焦疾患的方剂；小方是指药味少或药味多而用量小，以治疗病邪较轻之证或上焦疾患的方剂；缓方是指药性缓和，气味较薄，用于一般慢性虚弱病证，需长期服用的方剂；急方是指药性猛峻，气味较厚，用于病势危急，须迅速治疗急于取效的方剂；奇方是指由单数药味组成的方剂；偶方是指由双数药味组成的方剂；复方则是两方或数方合用而治疗较为复杂病证的方剂。

成氏虽倡"七方"之说，但其著作中也未按"七方"分类。且迄今为止，尚未见到按"七方"分类的方书，但"七方"这种以病邪轻重、病位高下、病势缓急、药味奇偶及病体强弱作为方剂分类的方法，对后世的方剂分类产生了积极的影响。

二、病证分类法

汉、唐等时期出现了病证分类法，按病证分类的方书首推《五十二病方》，该书记载了52种疾病，医方283首，涉及内、外、妇、儿、五官等科，但组方简单，用量粗略，部分病名、药名已无从查考。按病证分类的著作还有汉代的《伤寒杂病论》，唐代的《外台秘要》，宋代的《太平圣惠方》，明代的《普济方》，清代的《张氏医通》《兰台轨范》等。按病证分类方剂，便于临床以病索方。

病证分类法还包括以病因或以脏腑病证等分类方剂的不同方法，如《三因极一病证方论》就是以病因为纲，分列诸证。脏腑分类是把不同的病证归属于有关脏腑之下，然后病证之下再设方剂的一种分类方法，如《备急千金要方》把方剂分为七窍、肝脏、胆腑、心脏、小肠腑等类别。

由于现代临床分科的细化，按照科别及病名对方剂进行分类更为普遍，如《临床方剂丛书》《专科专病实用方系列》等。按照科别及病名对方剂进行分类是病证分类法的进一步发展，也更有利于医务工作者在临床快捷选用方剂。

三、主方（祖方）分类

以主方（祖方）对方剂进行归类，首见于明·施沛的《祖剂》。该书选《黄帝内经》《伤寒论》《金匮要略》《太平惠民和剂局方》，以及后世医家的部分基础方剂，冠以祖方，用于归纳其他同类方剂，如二陈汤类方、四君子汤类方等。

清·张璐在《张氏医通》中，除按病因、病证列方外，另编一卷"祖方"，选以古方36首为主，各附衍化方若干。现代此类方书有《方剂类方辞典》《中医十大类方》等。这种分类方法，对病机、治法共性的类方研究具有较好的作用。

四、治法（功用）分类

方剂的功用与其所体现的治法是一致的，故以治法分类方剂的方法是在早期功用分类的基础上逐渐发展成熟的。按治法（功用）分类的代表是"十剂""八阵"。

以治法（功用）分类，始于唐·陈藏器的"十种"，原是按功用归纳药物的一种方法。陈氏提出"诸药有宣、通、补、泄、轻、重、涩、滑、燥、湿，此十种者是药之大体"（《本草拾遗·条例》）。并于"宣可去壅""通可去滞""补可去弱""泄可去闭""轻可去实""重可去怯""滑可去著""涩可去脱""燥可去湿""湿可去枯"之下，各举数药为例。宋·赵佶《圣济经》于每种之后增一"剂"字，如"故郁而不散为壅，以宣剂散之"，其后金·成无己进一步阐明"制方之体，宣、通、补、泄、轻、重、涩、滑、燥、湿十剂也"（《伤寒明理论》）。至此"十剂"之说正式确立。

但运用"十剂"分类，尚不足以全面概括临床常用方剂，所以后世各家又有增益，如《本草衍义》在"十剂"外，又增寒、热二剂；《神农本草经疏》又增加升、降二剂；《医学全书》则补充了调、和、解、利、寒、温、暑、火、平、夺、安、缓、淡、清而成为"二十四剂"。方书中，除清·陈修园《时方歌括》将所选108首方剂按上述十二剂分类外，其余者尚不多见。

"八阵"是明代张景岳提出的一种分类方法。"类为八阵，曰补、和、攻、散、寒、热、固、因"。并解释说："补方之制，补其虚也"；"和方之制，和其不和者也"；"攻方之制，攻其实也"；"用散者，散表证也"；"寒方之制，为清火也，为除热也"；"热方之制，为除寒也"；"固方之制，固其泄也"；"因方之制，因其可因者也"（《景岳全书·新方八略引》）。将选集的古方1516首、自制新方186首，皆分别于"古方八阵"与"新方八阵"分类。此外，为便于专科临证运用，在"八阵"之外又另列有妇人、小儿、痘疹、外科诸方，作为补充。

五、综合分类法

清·汪昂著《医方集解》，开创了新的综合分类法，将所选方剂分为补养、发表、涌吐、攻里、表里、和解、理气、理血、祛风、祛寒、清暑、利湿、润燥、泻火、除痰、消导、收涩、杀虫、明目、痈疡、经产及救急良方共22剂。之后吴仪洛的《成方切用》、张秉成的《成方便读》等，都仿其法而略加增减。这种分类方法，既体现以法统方，又能结合方剂功用和证治病因，并兼顾到临床专科。

综上所述，历代医家对于方剂的分类，各有取义，繁简不一。本书参考病证分类和综合分类法，将所选之方药分为感冒类、咳嗽类、热证类、便秘类、消食类、泄泻类、胃痛类、虚劳类、胸痹类、头痛类、眩晕类、失眠类、风湿痹类、五官科类、皮肤科类、外伤科类、妇科类、儿科类十八章，每章又分若干小节，使之纲目分明、条理清晰，便于学习和临床应用。

（姚丽梅）

PPT 课件

第三章　中成药基础知识

学·习·目·标

1. 了解中成药的处方来源与命名。
2. 熟悉中成药的常用剂型。
3. 掌握中成药合理应用的基本原则与方法。
4. 能说出不良反应的概念和分类，会分析中成药产生不良反应的原因，熟悉中成药不良反应的应对措施。
5. 了解中成药贮存保管与养护方法，能指导个人正确保管中成药。
6. 掌握处方药与非处方药的概念及特征。

第一节　中成药的处方来源与命名

一、中成药的处方来源

中成药是以中药材为原料，在中医药理论指导下，按规定的处方和标准加工制成的具有一定剂型的成品药，具有疗效确切、无须煎煮、易于携带、使用方便、可大规模生产的优点。中成药绝大多数为复方制剂，是由方剂的成方衍生而来，其处方来源大致可归纳为历代医药文献、经验方和新研制方三个方面。

1. 历代医药文献

从历代医药文献选录的处方，其中有的原本是成药（丸、散、膏、丹等），有的原来是汤剂或丸散，经后人改制成其他剂型而为成药，如九味羌活汤、理中丸、六一散等。还有一部分是对原方进行加减变化，或对剂型改制，使它更加对症和便于使用，如杏苏二陈丸就是杏苏散的加减衍化，并改为丸剂。来源于历代医药文献的处方数量较大，约占中成药总数的2/3，具有组方严谨、药味较少、针对性强、疗效确切等特点。

2. 经验方

经验方，是指历代文献未经收载而民间流传的有效经验处方。这类处方有的出自民间医生之手，也有的为药店经营者所拟定，内容丰富，历代传用。验方成药虽然有效，但处方庞杂，近似品亦多，如透骨搜风丹含86味、虎骨木瓜丸各地处方共有十几种。又如常用的橘红丸与橘红化痰丸，木香顺气丸与开胸顺气丸等，名称近似，容易混淆。

3. 新研制方

新研制方是指20世纪50年代以后，经过药理、药物化学（简称"药化"）、临床等研究试制，经国家或地方药政管理部门批准生产的一类中成药。新研制的品种大部分是按中医学理论研制，部分是按现代医学理论和方法研制。此类成药的特点是以临床实践为基础，以药理、药化研究为指导，药味少而精，如复方丹参滴丸等。由于新技术的应用，有的制成中药提纯精制品，或制成中药的纯化学单体成分；有的品种是中西药并用制剂，取中西药的复合作用，如羚羊感冒胶囊、维C银翘胶囊等。

二、中成药的命名

中成药的命名是根据该方的主要功效、主治病证、处方组成、主要药物、处方来源、药物的比例及药物的味数等方面而定的。

1. 以成药的主要功效命名

这种命名是以该方的主要治疗作用作为命名的依据。如清音丸，其功效为清凉解热、生津止渴、润喉开音；平喘片，其功效为顺气平喘、止咳化痰。也有少数以间接的方式表示功效，如逍遥丸治肝郁气滞、胁胀烦闷等，病去有"逍遥之乐"，故名。

2. 以成药的主治病证命名

这种命名是指以该方主治的中西病证为命名依据。如寒喘丸，主治肺寒哮喘；白带丸，主治赤白带下。这种命名方法比较直观，便于医生和患者选用。

3. 以成药的组成命名

这种命名是将该方的全部组成药物作为命名依据。如良附丸，由高良姜和香附组成；茵栀黄注射液，由茵陈、山栀和黄芩组成。这类成药多为药味较少的小方。

4. 以成药的主药命名

这种命名是以该方的主药作为命名的依据。如天麻丸，其主药是天麻；苏合香丸，其主药是苏合香。因为主药是针对主证起主要治疗作用的药物，所以明确了方中的主药就可以了解该方的主要功效和主治，便于医生临床使用。

5. 以成药中的药味数命名

这种命名是以该方的全部组成药物的味数为命名依据。如六味地黄丸，由熟地黄、山茱萸、山药、茯苓、丹皮、泽泻六味药组成；十全大补丸，由人参、熟地黄、当归、白术、白芍、茯苓、甘草、黄芪、肉桂、川芎十味药组成。

6. 以成药中的药物用量比例命名

这种命名是以该方组成药物量的比例为依据。如六一散，就是因其组成药物（滑石和甘草）的用量为六比一而命名。

7. 以成药来源命名

这种命名是以该方的原始出处为命名的依据。如金匮肾气丸，出自《金匮要略》；济生肾气丸，出自《济生方》。

8. 以成药性状命名

这种命名是以成药制成后的性状特点为依据，如紫雪丹，制成后色呈深紫，质松如霜雪。

9. 以其他方式命名

除以上八种常用的命名方法以外，还有一些使用较少的命名方法。有以服用剂量命名的，如七厘散，就是每服七厘（古代剂量）；有以服用方法命名的，如川芎茶调散，以清茶调服；有以人名命名的，如冯了性药酒。

综上所述，成药命名的方法很多，但也只能起到对成药某一方面的提示、参考作用。要正确使用中成药还必须全面了解其组成、功效和主治，特别是要在中医药理论指导下使用中成药，才能取得满意疗效。

第二节 中成药的常用剂型

剂型是指中成药存在的形式和状态。它是根据组成药物性质、用药目的、给药途径、临床需要，将药物的原料通过加工，制成具有一定质量标准的药品形态。中成药剂型分传统剂型和现代剂型。传统剂型是指清代及其以前历代医药文献收载的剂型，如丸、散、膏、丹、酒、茶剂等；现代创制的剂型称现代剂型，如片剂、冲剂、糖浆剂、水剂、滴丸剂、颗粒剂、胶囊剂、注射剂、气雾剂等。这些剂型各有其特点和用途,现将常用剂型介绍如下。

一、固体制剂

1. 散剂

该剂型系指药材或药材提取物经粉碎、均匀混合而制成的粉末状制剂,有内服和外用之别。散剂粉末颗粒粒径小,易分散,起效快,外用覆盖面大,可同时发挥保护和收敛作用。

2. 颗粒剂

该剂型系指药材的提取物与适宜的辅料或药材细粉制成的具有一定粒度的颗粒状剂型。既保持了汤剂作用迅速的特点,又克服了汤剂煎煮不便的缺点,且口味较好;体积小,易携带,服用方便,但易吸潮。

3. 胶囊剂

该剂型系指将药材用适宜方法加工后,加入适宜辅料填充于空心胶囊或密封于软质胶囊中的制剂,可分为硬胶囊、软胶囊(胶丸)和肠溶胶囊等,主要供口服。胶囊剂可掩盖药物的不良气味,使易于吞服,能提高药物的稳定性及生物利用度;且药物颗粒在进行不同程度的包衣后,还能定时、定位释放药物。

4. 丸剂

该剂型系指能将药材细粉或药材提取物加适宜的黏合剂或其他辅料制成的球形或类球形制剂,分为蜜丸、水蜜丸、水丸、糊丸、蜡丸、浓缩丸、微丸等类型。蜜丸分为大蜜丸、小蜜丸;水蜜丸的含蜜量较少;水丸崩解较蜜丸快,便于吸收;糊丸释药缓慢,适用于含毒性成分或药性剧烈成分的处方;蜡丸缓释、长效,且可达到肠溶效果,适合毒性和刺激性较大的处方;浓缩丸服用剂量较小。

5. 滴丸

该剂型系指药材经过适宜的方法提取、纯化、浓缩,并在与适宜的基质加热熔融混匀后,滴入不相混溶的冷凝液中,收缩冷凝而制成的球形或类球形制剂。其服用方便,可含化或吞服,起效迅速。

6. 片剂

该剂型系指将药材提取物,或药材提取物加药材细粉,或药材细粉与适宜辅料混匀压制成的片状制剂。主要供内服,也有外用或其他特殊用途者;质量稳定,便于携带使用。按药材的处理过程,可分为全粉末片、半浸膏片、浸膏片、提纯片。

7. 胶剂

该剂型系指以动物的皮、膏、甲、角等为原料,以水煎取胶质,经浓缩干燥制成的固体块状内服制剂,含丰富的动物水解蛋白类等营养物质。作为传统的补益药,多烊化兑服。

8. 栓剂

该剂型系由药材提取物或药材细粉与适宜基质混合制成的供腔道给药的制剂。既可作为局部用药剂型,又可作为全身用药剂型。用于全身用药时,不经过胃,且无肝脏首过效应,生物利用度优于口服,对胃的刺激性和对肝的副作用小,同时适合不宜或不能口服药物的患者。

9. 丹剂

该剂型系指由汞及某些矿物药在高温下烧炼制成的结晶状无机化合物。其毒性较大,只能外用。

10. 贴膏剂

该剂型系指将药材提取物、药材和化学药物与适宜的基质和基材制成的供皮肤贴敷,可产生局部或全身作用的一类片状外用剂型。包括橡胶膏剂、巴布膏剂和贴剂等。用法简便,兼有外治和内治功能。

11. 涂膜剂

该剂型系指由药材提取物或药材细粉与适宜的成膜材料加工制成的膜状制剂。可用于口腔科、眼科、耳鼻喉科、创伤科、烧伤科、皮肤科及妇科疾病等，作用时间长，且可在创口形成一层保护膜，对创口具有保护作用。

二、半固体制剂

1. 煎膏剂

该剂型系指将药材加水煎煮，取煎煮液浓缩，加炼蜜或糖（或转化糖）制成的稠厚状半流体制剂。适用于慢性病或需要长期连续服药的疾病。

2. 软膏剂

该剂型系指将药材提取物或药材细粉与适宜基质混合制成的半固体外用制剂。常用基质分为油脂性、水溶性和乳剂基质。

3. 凝胶剂

该剂型系指由药材提取物与适宜的基质制成的，具有凝胶特性的半固体或稠厚流体制剂。按基质不同，分为水溶性凝胶和油性凝胶。适用于皮肤黏膜及腔道给药。

三、液体制剂

1. 合剂

合剂系指药材用水或其他溶剂，采用适宜方法提取制成的口服液体制剂，是在汤剂基础上改进的一种剂型，易吸收，能长时间储存。

2. 口服液

口服液系指在合剂的基础上，加入矫味剂。按单剂灌装、灭菌制成的口服液体制剂，口感较好。

3. 酒剂

酒剂系指将药材用蒸馏酒提取制成的澄清液体制剂。酒剂易吸收，小儿、孕妇及对酒精过敏者不宜服用。

4. 酊剂

酊剂系指将药材用规定浓度的乙醇提取或溶解制成的澄清液体制剂。有效成分含量高，不易霉变。小儿、孕妇及对酒精过敏者不宜服用。

5. 糖浆剂

糖浆剂系指含药材提取物的浓蔗糖水溶液，比较适合儿童使用。

6. 注射剂

注射剂系指药材经提取、纯化后制成的供注入人体内的溶液、乳状液，以及供临用前配制成溶液的粉末或浓溶液的无菌制剂。药效迅速，便于昏迷、重症、不能吞咽或有消化系统障碍者使用。

四、气体制剂

气雾剂，是指将药材提取物、药材细粉与适宜的抛射剂共同封装在具有特殊阀门装置的耐压容器中，使用时借助抛射剂的压力，将内容物喷出呈雾状、泡沫状或其他形态的制剂。其中以泡沫形态喷出的，可称泡沫剂；不含抛射剂，借助手动泵的压力或其他方法将内容物以雾状形态喷出的制剂，称喷雾剂。可用于呼吸道吸入及皮肤、黏膜或腔道给药。

中成药剂型种类繁多，目前国家正式批准和生产的中成药剂型约40种，还有一些新的剂型在不断研制。临床应根据不同病证和剂型的特点，选择合适的中成药剂型。

第三节　中成药应用的基本原则与方法

中成药品种繁多，剂型复杂，每一品种都有其特定的功效和治疗范围。临床应用中成药时，必须根据患者的病情及中成药的性能，掌握正确的使用方法，才能保证用药安全、有效。相反，用之不当，不仅影响治疗效果，有时还会造成不良后果。所以，对中成药的使用原则与方法必须加以重视。

一、辨证和辨病相结合的病证应用原则

疾病的发生是在各种因素作用下所产生的病理结果，即正邪两方面相互作用的结果。"证"是对疾病发展过程中某一阶段病理本质的概括，包括对疾病的原因、性质、病位、病势等多个方面的综合性描述。在临床上根据中医的八纲辨证、气血津液辨证、脏腑辨证、经络辨证、六经辨证、卫气营血辨证和三焦辨证等辨别疾病的证候，以证选方来治疗疾病。从这个角度看，疾病是证的载体，证是疾病的病理本质，只有准确地辨证，才能准确地立法和选药。因此，辨证和辨病相结合是在中医理论指导下合理使用中成药优先考虑的原则。

由于不同的患者之间体质各不相同，导致同一类疾病的临床症状也千差万别，在西医学看来是同一种疾病，而在中医看来其中证候却不同。例如，同样感受风寒之邪的感冒患者，体质较好的和体质较差的表现出的临床表现完全不同，所以其证候也完全不一样，不能都用九味羌活颗粒来治疗。所以，在临床使用中成药时，不但要辨别疾病，还要辨别患者的体质差异而引发的证的差异，只有这样，同病异治才能取得满意的疗效。

在实际问病荐药工作中，我们不但要了解西医学的疾病诊断，同时也要熟知常见疾病的中医证候，贯彻辨证与辨病相结合的基本原则，方能推荐合适的中成药。

二、异病同治的引申使用原则

中成药的引申使用是指将特定用于某种疾病治疗的中成药，根据临床辨证，用于另外一种疾病治疗，是中医异病同治的具体表现。在临床实践中，我们往往把某些治疗特定疾病的中成药用于治疗其他疾病，如将治疗痔疮的马应龙麝香膏用于治疗褥疮和湿疹；将益母草膏用于治疗冠心病；将白敬宇眼药用于治疗痈疡、肛裂。这实际上是贯彻了中医异病同治的治疗原则，是因为不同疾病有相同的证。

中成药的引申使用体现了中医治疗疾病的灵活性，但是这种灵活使用中成药是建立在准确辨证和识证的基础上的。中成药的引申使用扩大了药物的主治范围，丰富了中医异病同治的治疗学理论，提高了中成药的社会和经济效益。

三、以安全有效为前提的配伍应用原则

中成药的配伍应用是指临床上根据病情的需要，将一种中成药与其他中药（中成药、汤药）、药引或西药联合在一起使用，是一种联合用药。中成药的组成固定，有特定的适应证，所以相对于汤剂等中药剂型而言，难以适应临床上疾病复杂性的特点。如临床上可以见到有慢性病合并外感病的患者，在治疗时选用一种中成药难以照顾全面，可以采用联合用药治疗，通过联合配伍，适应复杂病情的需要。

（一）中成药与汤剂的配伍应用

病情复杂或较重，单用难以见效者，需中成药与汤剂配合使用效果更佳。用法有中成药与汤剂同服，如治疗流行性乙型脑炎（简称"乙脑"）高热、神昏、抽搐，以清瘟败毒饮配安宫牛黄丸或紫雪同服；中成药与汤剂交替使用，白天服汤药、晚上服中成药，或根据病情先服中成药、后服汤药；中成药与饮片同煎，将中成药装入布袋入煎，或直接投入药锅与饮片同煎，其目的主要是为了中成药内服后尽快收效。

（二）中成药与药引的配伍应用

药引即引经药，是中医学的一种独特配伍形式，可发挥协同作用或引药作用而增强中成药的疗效。常用的药引有以下几种。

食盐：可配合具补肾、涩精等功能的中成药使用。

红糖：可配合治疗妇科血虚、血寒之月经不调、痛经、闭经或产后恶露不尽等症的中成药使用。

蜂蜜：可配合治疗肺燥咳嗽、阴虚久咳、习惯性便秘等症的中成药使用。

酒：可配合治疗跌打损伤、风寒湿痹、腰腿肩臂疼痛等症的中成药使用。

米汤：可配合治疗胃肠疾病而苦寒性较重的中成药使用。

生姜：可配合治疗风寒感冒、胃寒呕吐、脘腹冷痛等症的中成药使用。

大枣：可配合治疗脾胃虚弱的中成药使用。

芦根：可配合治疗风热感冒或痘疹初起等症的中成药使用。

此外，还有薄荷、荆芥、紫苏叶、葱白、冰糖等。药引使用时一般是用开水冲化或煎汤，送服中成药。

（三）中成药与中成药的配伍

根据病情需要，可将两种或两种以上的中成药配合应用，以提高疗效。中成药之间的配伍应用应符合中药配伍"七情"的用药规律。

相须配伍，即功效相近的中成药合用，以扩大治疗范围，或增强疗效。如治疗五更泻，可用四神丸配理中丸；治疗胃热牙痛、口臭、咽痛，可用牛黄解毒片配清胃黄连丸。

相使配伍，即功效不同或只有某些相同的中成药合用，可相互补充，提高疗效。如外感暑湿、内伤饮食较重者，可用藿香正气丸加保和丸，既解暑和中、理气化湿，又消食导滞；外感风热表证、咳嗽较重者，可用银翘解毒丸配川贝止咳糖浆或清气化痰丸。

相畏、相杀配伍，即两种或两种以上的中成药合用，彼此相互制约以消除或减弱毒性和副作用。如治疗肾虚腰痛的青娥丸，方中杜仲、补骨脂与胡桃肉，为补肝肾、温肾阳之品，久用温补难免有火升之弊，而肾虚腰痛又需长期服药，可加服二至丸补肾阴，以纠温药之偏，可起到既补阳又不伤阴之效。

（四）中成药与西药的配伍

中成药与西药的配伍，现已被广泛应用。由于中成药与西药分属不同的医疗体系，各自有着不同的理论基础和用药经验，相互配伍会产生许多新问题，有利有弊。因此，两类药物相互配伍，必须了解各自的性能，充分发挥药物之间的协同增效作用，避免出现药效降低的现象，减少不良反应。

1. 合理配伍

中成药与化学药配伍可增强疗效，比各自单独应用效果更满意。如中成药板蓝根颗粒与磺胺增效剂（TMP）合用，抗菌消炎作用明显增加，对扁桃体炎的疗效比单用板蓝根颗粒或磺胺增效剂好；黄芩、木香、砂仁、陈皮等对肠道有明显的抑制作用，可延长地高辛、维生素 B_{12}、灰黄霉素等在小肠上部的停留时间，使药物吸收增加。

两类药物配伍也可起到减少或降低毒副作用的效果，如 5-氟尿嘧啶和环磷酰胺是常用的抗肿瘤药，患者如有恶心、呕吐等比较严重的胃肠道反应，同时服用海螵蛸、白及，便可以保护胃黏膜，消除副作用。

2. 配伍禁忌

（1）理化性质的配伍禁忌

① 形成难溶性物质，影响吸收，降低疗效。如铁、镁、钙、铅、铋等金属离子能同异烟肼及四环素、土霉素等四环素族抗生素生成难溶性络合物，而降低西药的疗效。含上述金属离子的中成药很多，如含钙的中成药有牛黄解毒丸（片）、黄连上清丸、利胆排石片、六一散、益元散、木香槟榔丸、橘红丸、二母宁嗽丸、蛤蚧定喘丸等不胜枚举；含铝、铁、钙、镁的中成药有追风丸、明目上清丸、牛黄上清丸、朱砂安神丸等。

又如含槲皮素的中成药，如逍遥丸、桑菊感冒片、舒肝丸、地榆槐角丸等。与碳酸钙、维丁胶性钙、硫酸镁、硫酸亚铁、氢氧化铝、碳酸铋等西药合用，也会形成难溶性螯合物而降低疗效。

② 产生有毒化合物。含朱砂（HgS）的中成药，如朱砂安神丸、六神丸、六应丸、七珍丸、七厘散、梅花点舌丸、仁丹、紫雪散、苏合香丸、冠心苏合丸等，不宜与还原性西药（如溴化钠、碘化钾、碘化钠、硫酸亚铁、亚硝酸盐等）同服，否则会产生有毒汞盐沉淀，

引起赤痢样大便，导致药源性肠炎。又如含雄黄（AsS）的中成药，如六神丸、牛黄解毒丸、安宫牛黄丸、喉症丸等，若与含硫酸盐、硝酸盐的西药（如硫酸镁、硫酸亚铁、硫酸胍）生片合用，会把雄黄主要成分硫化砷氧化而增加毒性。

③ 酸碱中和，影响疗效。酸性的中成药（如大山楂丸、脉安冲剂等）同碱性西药（如氨茶碱、碳酸氢钠等）合用，则两者疗效均下降。

（2）药理性配伍禁忌

① 生物效应的拮抗。如清宁丸、四消丸等含大黄用于泻下的中成药，若与新霉素、土霉素等西药同服，则因肠道细菌被抗生素抑制，影响了大黄的致泻作用（需肠道菌参与）。又如鹿胎膏、鹿茸精、参茸片、甘草片等中成药，与胰岛素、优降糖、D860、苯乙双胍等西药降糖药合用，由于鹿茸、甘草含糖皮质激素样物质，会使血糖上升，抵消降血糖药的部分降糖作用；也不宜同阿司匹林合用，因阿司匹林对胃黏膜有刺激，而甘草、鹿茸含糖皮质激素，可使胃酸分泌增多，又能减少胃黏液分泌，降低胃肠抵抗力，从而诱发、加重胃和十二指肠溃疡病。

② 因酶促作用降低药效。国公酒等药酒含乙醇，若同苯巴比妥、苯妥英钠、安乃近、胰岛素、D860、苯乙双胍等西药同服，因乙醇是一种药酶诱导剂，能增强肝脏药酶活性，使上述西药在体内代谢加快，半衰期缩短，从而显著降低疗效。

③ 因酶促作用增加毒副反应。大活络丸、九分散、半夏露冲剂等含麻黄的中成药，若同呋喃唑酮、苯乙肼等单胺氧化酶抑制剂西药合用，因单胺氧化酶抑制剂口服后可抑制单胺氧化酶的活性，使去甲肾上腺素、多巴胺、5-羟色胺等单胺类神经肾上腺素大量释放，严重时可导致高血压危象和脑出血。

四、给药方法

1. 内服法

（1）直接口服　露剂、合剂、乳剂、酒剂、酊剂、糖浆剂、流浸膏剂、口服安瓿剂等液体制剂，宜摇匀后采用直接吞服的服用方法。止咳、润喉的药液服后不必马上用水送，使其在咽喉、食管沾一薄层效果更好。

（2）送服　又叫吞服，即用温开水或其他液体药引将中成药送入体内，如丸、片、胶囊、散等多种固体制剂，体积较大的蜜丸则先嚼碎后饮水吞服。送药水量不少于 100ml，咽药后保持站立最少 1 分半钟，曾有因药物滞留消化道引起刺激，导致溃疡的报道；肠溶片剂必须整粒吞服，不得压碎。

（3）冲服　冲剂、膏滋剂等用沸水冲服，但加水要适量。

（4）烊化冲服　胶类可用开水或黄酒炖化后服用，黄酒有矫味、缓腻的作用。

（5）泡服　茶剂、袋泡剂用开水泡饮用。

（6）调服　吞咽困难的患者及小儿服用散剂、丸剂、片剂，可用糖水或乳液将药调成糊状后服用。

（7）含化　将药物含于口中，缓缓溶解后咽下，如治疗咽喉、口腔疾病和暑病的草珊瑚含片、人丹等；有的要求含于舌下，经舌下黏膜的小血管迅速吸收，直接进入血液循环而发挥作用，如用于防治冠心病、心绞痛的丹参滴丸和苏冰滴丸等。

（8）吸入　中药气雾剂则采用吸入法使用。

2. 外用法

（1）涂擦　患处洗净后，将药物均匀地搽在病灶局部，外用软膏、油剂、水剂如京万红烫伤膏、癣药水、风湿油等。

（2）撒布　患处洗净后，将药物均匀地撒布在上面，再用膏药或消毒纱布美好固定，外用散剂、丹剂如红升丹、白降丹、生肌玉红散、云南白药等。

（3）调敷　将外用散剂用水或其他液体辅料调成糊状敷布于患处，垫油纸后用纱布固定，常用液体辅料有茶水、酒、醋、蜂蜜、花椒油、麻油、菜籽油等。用茶水或醋调敷的如意金黄散，有助于消肿止痛；白酒调敷的九分散有助于活血止痛；花椒油调敷的四圣散、青蛤散有助于燥湿止痒；蜂蜜、麻油、菜籽油调敷的药物，取其滋润不易变干。

（4）吹布　如先用消毒棉签将内耳患处搅洗干净，再用红棉散吹耳治疗内耳流脓；用西瓜霜、冰硼散、双料喉风散时，用纸卷成直径 2～3mm 的小管，一端挑少许药粉，从另一端把药吹布咽喉，治疗咽喉肿痛。此外，一些醒脑开窍的急救药，常用少许吹入鼻中，刺激打喷嚏，如行军散、通关散等。

（5）塞入　栓剂、外用片剂采取塞入阴道或肛门内治疗阴道炎、痔疮等，如蛇床子外用片、肛泰栓等。肛门栓使用时患者左侧卧位，张口呼吸，松弛括约肌，给药者戴指套（成人食指，婴儿第 4 指），将栓剂轻轻推入约 2cm 深处，患者维持体位约 20min 方可起床。阴道栓使用时患者仰卧，用食指或器械将栓剂送至阴道治疗部位，平卧至少 20min，亦可临睡前放入。

（6）熨　如坎离砂加米醋拌匀，用棉垫或毛巾包好，待发热后熨患处。

（7）灸　将艾条点燃后熏烤患处。

（8）点眼　眼用散剂可用所附圆头小玻璃棒先沾凉开水，蘸取散剂后点入眼大眦角处，如眼睑有赤烂溃疡者，宜用生理盐水或温热水将脓痂洗净后再用药，如拨云散；眼膏剂使用时掰开下睑，挤一小条眼膏于玻璃棒上或直接挤在下睑内，药膏涂入后可轻轻按摩 2～3min 以增加疗效，眼膏宜晚上临睡前用，使患处与药膏有较长的接触时间；使用滴眼剂时患者平卧或坐位时头后仰，先清洁眼睑、睫毛，滴管靠近眼球（但不能触及眼睑、睫毛），滴入眼睑内 1～2 滴，闭眼 1～2min，并转动眼球使药液均匀；锭剂直接用药蘸凉开水点眼角，如瓜子眼药、八宝梅花散。

（9）滴耳　药液宜先加温至与体温相近，患耳清洗后朝上，成人患者外耳拉向后上方（3 岁以下小儿拉向后下方），滴药液于外耳道，维持体位数分钟，轻塞纱布或棉花于耳道，以保持鼓室湿润。当填塞物不能再吸收药液或已污染时，应及时更换。

3. 注射法

中成药注射剂采用注射法给药。注射法给药主要分为皮下、肌肉、静脉、穴位及患处局部等不同给药方法，其中静脉注射又分为推注和点滴两种。

五、给药时间

无特殊规定的口服药：一日量分 2～3 次，于早、晚或早、中、晚饭后 0.5～1h 各服一次。

解表药：及时给予，以免病邪由表入里，发汗解表药若在病情许可的情况下，可于中午以前阳分时间（约 11 时）给予，顺应阳气升浮，有助于祛病驱邪。

镇静安眠药：睡前 1～2h 给予。

补益药：一般宜饭前服，以利吸收。

涩精止遗药：早、晚各服一次。

截疟药：发作前 3～5h 给予。

泻下药：宜入夜睡前给予，但病情严重者，应随病情酌定给药时间。

止泻药：及时给予，按时再服，泻止停服。

润肠通便药：空腹或半空腹服，以利清除肠胃积滞。

峻下逐水药：清晨空腹给予。

驱虫药：清晨空腹或晚上睡前给予。

生津润燥、清暑解热药：不拘时顿服。

咽喉疾病药：不拘时多次顿服，缓缓咽下，使药液与病变部位充分接触，以利药效发挥。

祛痰药：饭前服。

健胃药：宜饭前服。

消食导滞药：宜饭后服。

制酸药：宜饭前服。

对胃有刺激的药物：宜饭后服。

涌吐药：宜清晨、午前服。

外用中成药：一般每日换药一次。

六、给药剂量

中成药必须按规定剂量服用。用量过小，药力不足，不能起到治疗作用；用量过大，则药力过猛，有可能对身体造成损害。所以，在一般情况下应按常规量服用，尤其是药性猛烈的，或含有毒性药物的中成药，其用量更应慎重。

中成药的用量还要根据病者的年龄、体质、病程、病势、发病季节等具体情况而全面考虑。老年人一般气血渐衰，对药物耐受力较弱，特别是作用峻烈的药物易伤正气，应适当低于成人量。1岁以内的小儿可用成人量的1/4，2～5岁儿童用成人量的1/3，5岁以上的用成人量的1/2。体弱患者也不宜用较大剂量，久病者应低于新病者的剂量。老人及身体极度衰弱者用补药时，开始剂量宜小，逐渐增加，否则易因药力过猛而使病者虚不受补。凡病势重剧者药量宜大，以增强疗效；病势轻浅者用药量宜小，以免伤正气。

七、使用注意

1. 注意证候禁忌

每种中成药都有特有的功效和一定的适用范围，主治相应的病证，因此临床用药都有所禁忌，称证候禁忌。如安宫牛黄丸，功能是清热解毒、豁痰开窍，属于凉开宣窍、醒神救急之品，主要用于心肝有热、风痰阻窍所致的高热烦躁、面赤气粗、两拳紧握、牙关紧闭的热闭神昏证；若见面青身凉、苔白脉迟，属于寒闭神昏者，则应禁用本药，当用苏合香丸以温开宣窍。因此，不仅临床医生要坚持严守病机、审因论治、辨证用药，一般患者自行购用中成药时，也必须搞清药物功效、主治病证、禁忌后才能服用，必要时还必须由医生指导，才能取得良好的治疗效果。

2. 注意妊娠禁忌

某些药物因能损害胎元或对孕妇有不良作用，属妊娠用药禁忌的范围。根据中成药对孕妇不良反应程度的不同，有禁用、忌用、慎用之别。这些中成药大多具有通经祛瘀、行气破滞、泻下逐水等作用。凡属禁用的药物绝对不能使用；属忌用的药物，原则上也不能用；属慎用的药物，以不用为好，但若有必要，可在执业医师的指导下，根据孕妇的具体病情，酌情使用。同时要加强观察和护理，以防万一。

3. 注意饮食禁忌

有些中成药服用期间必须忌食某种食物，以免药物与食物之间产生相互作用而影响药效或中毒，即通常所说的"忌口"。如服用含人参的中成药（如人参健脾丸、人参养荣丸等）不宜吃萝卜；服用含铁的中成药（如磁朱丸、紫雪丹等），不宜喝茶、吃柿子；脾胃消化功能减退的患者，在服用健脾消导药（如保和丸、健脾丸）时，不宜吃黏腻、油煎等不易消化的食物。另外，为了避免食物影响中成药的疗效，服用清热类中成药应避免吃辛辣温热的食物，如辣椒、姜、葱等；服用祛寒类中成药不宜吃寒凉的食物，如西瓜、冷饮。即不宜吃与中成药性质相反的食物。

4. 注意配伍禁忌

中药在复方配伍应用中，有些药物相互配伍能产生毒副作用，如"十八反""十九畏"等。关于相反药能否同用，历代医药学家争论不一。强调反药不能同用者，认为反药同用可增强毒性；认为反药可以同用者，认为反药同用能起到相反相成、提高药效的作用。无论从文献记载、临床应用、实验研究看，至今尚无统一的结论，说明对"十八反""十九畏"还需要进一步深入研究。在没有充分根据及实际应用经验时，仍须避免盲目配伍应用。就中成药配伍应用而言，无论中成药之间的配伍应用、中成药与中药药引的配伍应用，还是中成药与汤剂的配伍应用，都应避免反药同用。

5. 注意中成药的毒副作用

中成药大多数为中药饮片加工而成，一般毒副作用不强，这是中成药的一大优点。但还必须看到，无论文献记载还是临床验证及实验研究，均证实不少中药、中成药确实有一定的毒副作用，不可忽视。在应用中成药时，必须重视其毒副作用，以确保用药安全。

引起中毒的原因主要有：①一些毒性较强的中成药用量过大或长期服用，造成过量、蓄积中毒；②由于个体差异，部分患者在治疗范围内引起不良反应；③患者缺乏医药常识自行服用不对证的成药；④炮制、制剂、服法不当。

因此，应严格控制有毒中药、中成药的使用剂量；根据患者个体差异给予合理治疗量；有毒中药、中成药的使用应在执业医师指导下进行；严守药材炮制规范及中成药制剂规范，采用合理的服用方法，以防止药物中毒事故的发生，达到安全有效的用药目的。

第四节 中成药的不良反应

一、不良反应的基本概念

不良反应是指合格药品在正常用法、用量下出现的与用药目的无关或意外的有害反应。药物不良反应有多种分类方法，通常按其与药理作用有无关联而分为 A 型和 B 型。

A 型药物不良又称为剂量相关的不良反应，该反应为药理作用增强所致，常和剂量有关，可以预测，发生率高而死亡率低。B 型药物不良反应又称剂量不相关的不良反应，它是一种与正常药理作用无关的异常反应，一般和剂量无关联，难于预测，发生率低而死亡率高。

在药物不良反应中，副作用、毒性反应、过度效应属 A 型不良反应。首剂效应、撤药反应、继发反应等，由于与药理作用有关也属 A 型不良反应范畴。药物变态反应和异质反应属 B 型不良反应。

二、中成药不良反应发生的原因

1. 药物方面因素

（1）中药中所含化学成分 中药中所含化学成分与其不良反应直接相关。如马钱子含士的宁、曼陀罗含莨菪碱、川乌含乌头碱等，均可产生相应的毒副作用；双黄连注射液中所含的绿原酸是其产生不良反应的主要成分。

（2）品种混淆而造成的错用或误用 中药中往往存在同名异物、同物异名等现象，不同基原的中药所含成分也不同，如长期以马兜铃科植物广防己的根作防己用，以关木通作木通用，导致肾损害。

（3）药材质量 中药的生长环境、采收季节、药用部位、储运条件、环境与农药污染等均可使中药所含成分受影响，甚至出现重金属含量增加、发生霉变等变质现象，导致不良反应的发生。

（4）炮制不当 中药不按规程要求炮制，导致产生不良反应。如马钱子炮制不当，仍按常用量给药，就会导致毒性反应。

2. 患者因素

（1）性别、年龄 妇女对药物反应较敏感，特别在月经期、妊娠期、哺乳期、更年期，对毒药物的耐受力也较差；老年人代谢功能低下，分泌和排泄器官功能减退，因而解毒防毒能力较差，中毒症状严重，恢复较慢；婴幼儿神经系统不稳定，体重轻，代谢旺盛，对药物的毒性反应较成人敏感。

（2）病理、生理状态　妊娠期母体各系统均有明显的生理改变，对药物的代谢产生影响，有毒药物不易排泄而在体内积蓄，导致不良反应。妊娠与哺乳期用药也会影响胎儿和乳儿。肝功能不良者服用主要经肝代谢的药物时容易出现不良反应；肾功能不良者对药物排泄受影响，药物血药浓度维持较高水平，会引起一些不良反应。

（3）个体差异　由于个体在遗传、新陈代谢、酶系统及生活习惯与嗜好等方面存在差异，因而不同个体对同一剂量的相同药物有不同的生物学差异反应，表现为不同的人在中药不良反应方面也存在着个体差异。

3. 作用因素

（1）超时、超剂量用药　传统观念认为中药纯天然、无毒，很多中成药说明书中很少提及不良反应，使用者易盲目超时、超剂量使用而引起不良反应。有些药物虽然单剂量不超常用量，但长期连续使用，可在体内产生积蓄而引起不良反应。

（2）药不对证和药物滥用　辨证论治是中医临床用药的精髓，违反这一基本原则，药不对证可导致不良反应的发生。除少数剧毒药外，大多中成药属非处方药，在缺乏医师或药师指导下，滥用现象相当普遍。

（3）配伍不当　大多数中成药都是由多种药物配伍制成。古代早有"十八反""十九畏"的配伍禁忌，临床上除由中药之间配伍不当引起的不良反应外，中成药与西药配伍不当引起的不良反应也较常见。

三、中成药不良反应的应对措施

1. 全面了解中成药

全面、正确了解中成药是应对中成药不良反应的必要前提。中成药说明书中标示了名称、主要成分、功能与主治、用法与用量、不良反应、禁忌证、注意事项、有效期、批准文号等信息，是了解中成药作用和使用中成药的法定依据。必须严格按规定的正确用法使用，包括正确的对证、给药时间和方式等，对说明书中禁忌证和注意事项必须严格遵守。

2. 重视辨证论治和三因制宜

中成药虽然成分固定，加减变化不如汤剂，且多属非处方药，但仍需辨证论治，这是应对中成药不良反应的首要前提。如风寒感冒用感冒清热颗粒，风热感冒则用银翘解毒片。另外，根据患者性别、年龄、体质、季节气候和地域等不同，因人、因时、因地在中成药的选用上也要有所区别。

3. 注意中成药的合理配伍

为了增强药效，适应复杂病情的需要、减少毒副作用等，临床上常将中成药和中成药、中成药与西药联用。在联用过程中，要充分了解中成药的配伍应用原则，查阅相关报道，避免不良反应的发生。

4. 合适的剂型、剂量

同样的中成药可因剂型或给药途径的不同而表现出不同的药效和安全性。而不同剂量的药物在吸收、分布、代谢和排泄上有不同特点，从而影响药效的发挥。合适的剂量是既能充分发挥药效，又使不良反应发生率降至最低。

另外，还要提高中成药的质量，对中药材的种植、加工到存储各个环节统一标准，建立规范的中药安全评价体系；发挥药品不良反应监测网络的积极作用，加强信息交流；加大中成药不良反应的科研；完善不良反应监测的法律法规等，都是应对中成药不良反应必不可少的手段和措施。

第五节　中成药贮存保管与养护

中成药从药厂生产出来后，要经历贮存、运输过程才进入药店、医院药房，最后给患者服用。在这一过程中，要受阳光、空气、水分、温度、湿度等影响，使中成药发生物理和化学变化，从而使其质量发生变化，影响疗效。做好中成药的贮存保管与养护，是保障用药安全有效的重要环节。

一、中成药的贮存保管

1. 药库、药店、药房等单位保管中成药

（1）做好进出库收发登记手续。

（2）了解中成药贮存中常发生的变质现象及其原因。若发现有变质现象，原则上不能使用。

（3）保持药柜、药架卫生，定期消毒，减少微生物污染。

（4）加强药品检查。入库贮存中成药要检查包装是否完整，有无渗漏、潮湿、发霉及包装破损等。如有问题，经加工整理后仍不合格者，不宜贮存。

（5）加强温度、湿度管理。若柜内温度、湿度高于室内，或药库内温度、湿度高于室外，应适当打开柜门、库房门通风；反之则应紧闭柜门、库门，尽量少打开。必要时，可在柜内、库内放吸潮剂。

（6）分类贮存。内服药、外用药分开贮放；剧毒药、贵重药单独加锁另放；怕光药避光贮存；怕热、怕潮药放阴凉、干燥处；一般药宜放阴凉、干燥处。

（7）看清批号、有效期，做到先生产的先使用，严防过期失效。过期药品未经检验许可，不得发放使用。

2. 家庭个人保管中成药

（1）要放在妥当的地方，避免日光直射、高温、潮湿，以及防备小儿误拿、误吃、误用。剧毒药尤应妥善存放。

（2）已经启用的瓶装成药应注意按瓶签说明保管（如加盖、防潮等）。

（3）注意检查批号、有效期和失效期，以免使用过期药品或引起中成药浪费。

（4）注意有无发霉变质现象。遇有变质，不得应用。

（5）贮放中成药一定要有标签，写清药名、规格，切勿凭记忆无标签存放。

（6）对名称、规格有疑问的药，切勿贸然使用，以免发生意外。

（7）糖浆剂、口服液、合剂等易发霉、发酵变质的药，开后要及时用完；未用完的最好放冰箱内，并尽早用完。遇有变质，及时扔掉。有时液体药剂发酵后产生大量气体，能使所装瓶炸破，应多加注意。

（8）瓶装成药用多少取多少，以免污染。对瓶装液体药更应注意，只能倒出，不宜再往回倒入，更不宜将瓶口直接对嘴服药。

二、中成药的分类养护

1. 易生虫中成药的养护

水泛丸、蜜丸、糊丸、散剂、片剂、冲剂如贮存不当容易生虫。这些中成药应贮存在干燥阴凉的库房，库房内的温度不超过28℃，相对湿度不超过70％，如温度过高、湿度过大，应及时做好降温吸潮措施。经常做好库房的清洁卫生工作。当库内温度高于库外、潮湿闷热时，应选择晴天打开门窗通风。但在库外温度和湿度都高于库内和阴雨前后都不能开门窗。当开启库房门窗降温散潮无效或不宜通风时，可关闭门窗，采用生石灰、干木炭、无水氯化钙等吸潮，有条件的可采用空调机、抽湿机降温散潮。使库内的温度经常保持在28℃，相对湿度保持在70％以下。

2. 易发霉中成药的养护

易发霉的中成药库内温度以保持在28℃以下、相对湿度不超过68％为宜。要勤加检查，一般以5～7天检查一次为宜。

3. 易挥发散失气味中成药的养护

这类中成药应贮存在既凉爽干燥又不通风的库房里，库内温度应保持在 28℃ 以下，相对湿度以不超过 70% 为宜。同时采用按件密封，以防气味散失。

4. 易融化、泛油中成药的养护

易融化、泛油的中成药要贮存在低温、干燥、通风和阳光不能直射的库房内。库内温度不高于 25℃，相对湿度以 70%～75% 为宜。

5. 易发酵、变味中成药的养护

这类中成药应贮存在低温、通风的库房内，库内温度应保持在 28℃ 以下，相对湿度在 75% 左右，不要使阳光直接照射。

第六节　处方药与非处方药

一、处方药的定义及特征

（一）定义

处方药（R_x）是指必须凭执业医师或执业助理医师处方才可调配，供患者购买和使用的药品，简称 R_x。处方药一般都具有强烈的药理作用，专用性强，不良反应较大。消费者无权自主选购处方药，只有在有处方权的执业医师或助理执业医师指导下才能安全使用。

（二）处方药的特点及使用注意事项

1. 处方药的特点

（1）必须凭执业医师或执业助理医师处方才可以调配、购买和使用。

（2）大多为刚上市的新药，对其活性或副作用还有待进一步观察。

（3）可产生依赖性的某些药物，如麻醉药品及精神药品。

（4）本身毒性较大的药物，如医疗用毒性药品和抗癌药物等。

（5）某些疾病必须由医生和实验室进行确诊，使用药物须医生处方，并在医生指导下使用，如治疗心脑血管疾病的药物、抗感染药物或使用方法有规定的药物（如注射剂）等。

国际规定的管制药品（麻醉药品、精神药品、放射性药品）均列入处方药的范围。非肠道给药的全身用制剂均列为处方药。抗微生物药、心血管系统用药等也都属于处方药。处方药必须由生产企业把"凭医师处方销售、购买和使用"的警示语醒目地印制在药品包装或药品说明书上。

2. 使用处方药的注意事项

（1）处方药必须遵照医嘱使用才能达到预期的治疗效果，不可擅自使用、停用或增减剂量，否则可能导致严重后果。长期用药的患者要严格遵医嘱控制用药剂量，并在门诊定期复诊。当病情稳定后，在医生的指导下有计划地调整剂量。

（2）禁忌一般是指禁止使用。说明书中列出的禁止使用该药品的人群、生理状态、疾病状态、伴随的其他治疗、合并用药等提示，均应严格遵守。慎用是指该药品不一定不能使用，而应该在权衡利弊后谨慎使用，患者用药后应注意密切观察，一旦出现不良反应要立即停药，及时就医。

二、非处方药的定义及特征

（一）定义

非处方药（OTC）是相对于处方药而言，是指由国务院药品监督管理部门公布的，不需要凭执业医师或助理执业医师处方，消费者按药品说明书即可自行判断和使用的安全有效的药品。非处方药具有法律属性，只有国家批准和公布的"非处方药目录"中发布的药品才是非处方药。

根据药品的安全性，非处方药又分为甲、乙两类。甲类必须在符合国家要求的社会药店销售；乙类是安全性更高的非处方药，既可在社会药店销售，也可在药监部门批准的其他商业企业（超市、宾馆、百货商店）销售。因此，非处方药又称柜台药物（over the counter）或大众药，简称OTC药。

（二）非处方药的特点及使用注意事项

1. 非处方药的特点

（1）不需医师处方，消费者可自行在药店或商店购买。

（2）缓解轻度不适、治疗轻微的病证或慢性疾病疗效确切。

（3）安全有效，有效成分稳定，无毒，无药物依赖性，不良反应小而少，且应用方便。

（4）说明书、标签简明易懂，可指导合理用药，药品包装规范化。

（5）质量稳定（即使在一般储存条件下或储存较长时间不会变质）。

2. 合理使用非处方药的注意事项

（1）正确自我判断、正确选用药品　消费者对自己的症状应作正确的自我判断，查看非处方药品手册中有关的介绍，或在购买前咨询执业医师、执业药师，正确挑选适宜的药品。

（2）查看外包装　药品外包装上应有药名、适应证、批准文号、注册商标、生产厂家等。不要买无批准文号、无生产批号、无药品名称、无厂名厂址的药品；不要买包装破损或封口已被开过的药品；要到合法药店或商店购买。

（3）详细阅读药品说明书　药品说明书是指导用药的最重要、最权威的信息资料，药品的主要信息都记录在此。要严格按照药品说明书的要求，并结合患者的病情、性别、年龄等，掌握合适的用法、用量和疗程。若列有禁忌证，应慎重使用或向执业医师或执业药师咨询。

（4）严格按药品说明书用药　不可超量或过久服用，使用非处方药进行自我药疗一段时间（一般3天）后，如症状未见减轻或缓解，应及时到医院诊断治疗，以免贻误病情。

（5）防止滥用　既不可"无病用药"，也不可在疾病痊愈后继续用药。

（6）应妥善保管好药品　储存中应注意温度、湿度、光线对药品的影响，经常检查药品的有效期。切勿混用，更勿放于小儿可触及之处，避免小儿误服而发生危险。

三、处方药与非处方药的区别

处方药和非处方药不是药品本质的属性，而是管理上的界定。作为非处方药品，并非实行终身制，每隔几年要进行重新评价，推出新品种，优胜劣汰，是一种动态管理。处方药和非处方药之间的关系既是独立的，也是相互联系的。非处方药来源于处方药，是经临床长期使用并经医药专家评审遴选，经国家食品药品监督管理部门审批的药物。

1951年美国率先在世界上创建了药品分类管理制度，规定了处方药与非处方药的分类标准，此后日本、英国、德国等国家也先后采用。1980年世界卫生组织向各发展中国家推荐这一先进的药品管理模式。目前，已有一百多个国家和地区对药品执行了处方药和非处方药的分类管理。我国于1999年6月颁布了《处方药与非处方药分类管理办法（试行）》，于2001年1月1日施行，并遵照"应用安全、疗效确切、质量稳定、使用方便"的遴选原则，遴选出160个品种，公布了第一批国家非处方药目录。目前，我国已公布了多批国家非处方药目录。

处方药与非处方药是互动的，有些药物在限适应证、限剂量、限疗效的"三限"条件下，是可以作为非处方药使用，未受限部分仍作为处方药使用。有些非处方药虽是从经多年临床证明是安全、有效、稳定及方便使用的处方而来，但因其适应证多、剂量大、疗程长而不符合非处方药遴选原则，必须进行适当的调整或修改。

处方药与非处方药的区别见表3-1。

表 3-1　处方药与非处方药的区别

项目	处方药	非处方药
疾病诊断者	医生	患者
疾病类型	病情较重,须经医生诊断治疗	小伤小病解除症状,慢性病维持治疗
取药凭据	医生处方	不需处方
取药地点	医院调剂室、药店(凭医生处方)	医院调剂室、药店、超市(乙类)
服药时间	长	短
给药途径	根据病情和医嘱执行	以口服、外用为主
品牌保护方式	新药保护、专利保护期	品牌
宣传对象	医生	消费者
广告范围	专业性医药报刊	大众传播媒介
专有标示	无	有

（卢素宏）

PPT 课件

各论

第四章　感冒类方药

　　感冒是感受触冒风邪所导致的常见外感疾病，临床表现以鼻塞、流涕、喷嚏、咳嗽、头痛、恶寒、发热、全身不适等为其特征。本病四季均可发生，尤以冬、春为多见。病情有轻重的不同，轻者一般通称伤风、冒风或冒寒；如果病情较重，并在一个时期内广泛流行，发病者证候类似，称时行感冒。

　　病因病机　感冒是由于六淫、时行病毒侵袭人体而致病。以风邪为主因，但在不同季节，往往挟当令之时气而伤人，如春季多属风热、夏季多夹暑湿、秋季多兼燥气、冬季多属风寒。一般以风寒、风热两者多见。此外，非时之气（如春应温而反寒、夏应热而反冷、秋应凉而反热、冬应寒而反温）夹时行病毒伤人，则更易引起发病，且不限于季节性，病情多重，往往互为传染流行。

　　风性轻扬，多犯上焦。肺处胸中，位于上焦，主呼吸，气道为出入升降的通路，喉为其系，开窍于鼻，外合皮毛，职司卫外。故外邪从口鼻、皮毛入侵，肺卫首当其冲。卫阳被遏、营卫失和、邪正相争，可出现恶寒、发热等表卫之证。外邪侵肺，肺气失于宣肃，则见咳嗽、鼻塞流涕、咽痛。因气候、病因、患者体质的不同，感冒有风寒、风热、暑湿、时行感冒、气虚感冒等不同证候。

　　问病要点　首先要辨清偏于风热还是风寒。一般而言，风寒感冒以畏寒重、发热轻、头痛身痛、鼻塞流涕为特征；风热感冒以发热重、畏寒轻、头痛、口渴、鼻塞流黄稠涕、咽红或红肿为特征。其中咽部肿痛与否常是鉴别风寒、风热的主要依据。亦有初起表现为风寒证，数日后出现咽痛、流黄涕者，此乃寒邪郁而化热，可参照风热论治。此外，时行感冒临床以风热为多。

　　其次，详细辨认感冒兼夹之证。夹暑邪者多见于炎夏，以身热有汗、心烦口渴、小便短赤、舌苔黄腻为特征；夹湿邪者，多见于梅雨季节，以身热不扬、头重如裹、胸闷等为特征；夹湿者以胸脘胀闷、纳呆泛恶、腹泻、苔腻等为特征。辨别不同的兼证，在解表的基础上，分别配合祛暑、化湿、润燥、消导等治疗，可提高疗效。

治疗原则及注意事项　治疗应遵"其在皮者，汗而发之"之义，采取"解表达邪"的原则，风寒治以辛温发汗，风热治以辛凉清解，暑湿杂感者当清暑祛湿解表。体虚感冒则应扶正与解表兼施。时行感冒，辨证以风热多见，应重用清热解毒之品。

第一节　风寒感冒类方药

风寒感冒类方药具有发散风寒的功效，适用于风寒感冒。风寒表证症见恶寒、发热、无汗、头身疼痛、鼻塞流涕、咳嗽、苔薄白、脉浮紧或浮缓等。方药中常以辛温解表药（如麻黄、桂枝、紫苏叶、荆芥、羌活、防风等）为主组成，具有辛温解表之功效。

麻　黄　汤

【方源】《伤寒论》。

【组成】麻黄9g　桂枝6g　杏仁6g　炙甘草3g

【功能与主治】发汗解表，宣肺平喘。用于外感风寒表实证。症见恶寒发热、头身疼痛、无汗而喘、舌苔薄白、脉浮紧。

【组方分析】风寒之邪侵袭肌表，使卫阳被遏，腠理毛窍闭塞，营阴郁滞，经脉不通，故见恶寒、发热、无汗、头身疼痛；肺合皮毛、寒邪束表影响肺气宣发肃降，故上逆为喘；苔薄白，脉浮紧均为风寒袭表之象。治当发汗解表、宣肺平喘。

方中麻黄辛温，善解表发汗，祛肌表之风寒，又能宣肺平喘，为君药。桂枝为臣，解肌发表、温通经脉，既助麻黄解表，使发汗之力倍增，又畅行营阴，止头身疼痛。君臣相须为用。杏仁降气平喘，与麻黄相伍，一宣一降，以恢复肺气之宣降，加强平喘之功，为佐药。炙甘草，既缓和麻、桂辛温之峻烈，防止汗出太过伤正，又调和麻、杏之宣降，为使药。

【临床应用】

① 本方是治疗外感风寒表实证的基础方。以恶寒发热、无汗而喘、脉浮紧为辨证要点。

② 常用于感冒、流行性感冒、急性支气管炎、支气管哮喘等属风寒表实证者。

【用法】水煎服。麻黄先煎，去上沫，再与余药共煎。

【使用注意】本方为辛温发汗之峻剂，阴血亏虚、外感风温、表虚自汗者，不宜使用。且本方发汗力强，不可过服。

【附方】

① **麻黄加术汤**（《金匮要略》）　麻黄9g，桂枝6g，炙甘草3g，杏仁6g，白术12g。功用：发汗解表，散寒祛湿。主治：风寒夹湿痹证。症见身体烦疼、无汗等。

② **大青龙汤**（《伤寒论》）　麻黄12g，桂枝6g，炙甘草6g，杏仁6g，石膏12g，生姜9g，大枣3g。功用：发汗解表，兼清里热。主治：外感风寒、里有郁热证。症见恶寒发热、头身疼痛、无汗、烦躁、口渴、脉浮紧。

③ **麻黄杏仁甘草石膏汤**（《伤寒论》）　麻黄9g，杏仁9g，甘草6g，石膏18g。功用：辛凉疏表，清肺平喘。主治：外感风邪、邪热壅肺证。症见身热不解、咳逆气急，甚则鼻煽，口渴，有汗或无汗，舌苔薄白或黄，脉浮而数者。

麻黄加术汤证属素体多湿，又外感风寒，用麻黄、桂枝与白术相配，以发汗解表、祛寒除湿。大青龙汤是由麻黄汤重用麻黄，再加石膏、生姜、大枣组成；方中倍用麻黄，故其发汗之力尤峻；其烦躁为郁热在里，故加石膏清热除烦。麻黄杏仁甘草石膏汤，为治疗表邪未解、邪热壅肺之喘咳的基础方；因石膏倍于麻黄，其功用重在清宣肺热，不在发汗。

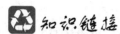

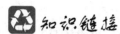**知识链接**

麻黄汤首见于西汉张仲景《伤寒杂病论》，因其善发汗解表，为治疗外感风寒之基础方。通过临证加减变化，衍生出以麻黄汤为基础方的麻黄汤类方，包括麻黄加术汤、麻黄杏仁薏苡仁甘草汤、小青龙汤、大青龙汤、麻黄杏仁甘草石膏汤等，为后世医家所广泛应用。近年来，国内外医学家通过实验研究证明，麻黄汤具有解热、促进腺体分泌、抗病毒、镇咳、祛痰、扩张支气管、增强抗癌剂抗癌效果等药理作用，并拓宽麻黄汤的临床应用范围，将其广泛地运用于内、外、妇、五官、皮肤科疾病的治疗上，取得了满意疗效。

桂 枝 汤

【方源】《伤寒论》。

【组成】桂枝 9g　芍药 9g　甘草 6g　生姜 9g　大枣 4 枚

【功能与主治】解肌发表，调和营卫。用于外感风寒表虚证。症见恶风发热、汗出头痛、鼻鸣干呕、苔白不渴、脉浮缓或浮弱。

【课堂互动】

麻黄汤与桂枝汤在组方及应用中有何异同？

【组方分析】本方证因外感风寒、营卫不和所致。正常情况下，营阴守内，为卫阳的基础；卫阳行于外，为营阴的护卫。外感风邪，风性开泄，令卫失于固守，致营阴不能内守而外泄，故出现恶风发热、汗出头痛、脉浮缓等表虚自汗现象。治当解肌发表、调和营卫。

方中桂枝为君，既扶助卫阳，又解肌发表，祛在表之风邪。芍药为臣，敛固外泄之营阴。桂、芍等量合用，一散一收，共调营卫。生姜辛温，既助桂枝辛散表邪，又和胃止呕；大枣补气养血，助芍药以和营血，二者共为佐药。炙甘草补气和中、调和药性，为使药。

【临床应用】

① 本方是治疗外感风寒表虚证的基础方，又是调和营卫、调和阴阳治法的代表方。以发热、恶风、汗出、脉浮缓为辨证要点。

② 常用于感冒、流行性感冒、上呼吸道感染、原因不明的低热、产后及病后低热、妊娠呕吐、冻疮、荨麻疹等属营卫不和者。

【用法】水煎服。服后片刻饮热稀粥或温开水一小碗，或温覆避风助汗，使遍身微微汗出。汗出病瘥当停服，不必尽剂。若病重者，可昼夜服用。

【使用注意】外感风寒表实无汗者禁用；服药期间禁生冷、油腻、辛辣、酒等食物。

【其他剂型】桂枝合剂。

【附方】表虚感冒颗粒（《中华人民共和国药典》收载）　桂枝、白芍、葛根、苦杏仁、生姜、大枣。功用：散风解肌，和营退热。主治：感冒风寒表虚证。症见发热恶风、有汗、头痛项强、咳嗽痰白、鼻鸣干呕、苔薄白、脉浮缓。

知识链接

桂枝汤，号称"众方之祖"，为《伤寒论》第一首方，在临床上应用非常之广。柯韵伯赞誉桂枝汤"为仲景群方之魁，乃滋阴和阳、调和营卫、解肌发汗之总方也"。鉴于其调和营卫、气血、阴阳的作用，被仲景及后世医家广泛应用，不仅用于外感疾病，而且加减应用于内伤杂病，其主治范围不断扩充。此外，在经方传统功能及剂型特征基础上，经现代制药技术精制而成的中成药制剂——桂枝合剂，广泛用于治疗风寒感冒、体虚感冒、妊娠恶阻、风寒痛症等。

荆 防 颗 粒

【方源】《摄生众妙方》荆防败毒散，《中华人民共和国卫生部药品标准》收载。

【组成】荆芥 97g 防风 97g 羌活 97g 独活 97g 柴胡 97g 前胡 97g 川芎 97g 桔梗 97g 茯苓 97g 枳壳 97g 甘草 32.4g

【功能与主治】解表散寒，祛风胜湿。用于外感风寒夹湿所致的感冒。症见头身疼痛、恶寒无汗、鼻塞流涕、咳嗽。

【组方分析】方中荆芥、防风，味辛性温，发散风寒，同为君药。羌活、独活、川芎可祛风胜湿、通络止痛，共助君药发汗解表之功；柴胡、前胡、桔梗，解表宣肺、化痰止咳，六味同为臣药。茯苓健脾化痰、淡渗利湿，枳壳宽胸下气，为佐药。甘草调和诸药，为使药。诸药同用，共奏解表散寒、祛风胜湿之效。

【临床应用】常用于外感风寒夹湿所致的感冒。以头身疼痛、恶寒无汗、鼻塞流涕、咳嗽、痰白、舌淡、苔白为辨证要点；上呼吸道感染见上述证候者。

【性状规格】本品为棕色的颗粒；气香，味甜、微苦。每袋重 15g。

【用法】开水冲服。一次 15g，一日 3 次。

【使用注意】风热感冒或湿热证者慎用；服药期间，忌食辛辣、生冷、油腻食物。

【其他剂型】荆防合剂。

九味羌活丸

【方源】《此事难知》九味羌活汤，张元素方，《中华人民共和国药典》收载。

【组成】羌活 150g 防风 150g 苍术 150g 细辛 50g 川芎 100g 白芷 100g 黄芩 100g 甘草 100g 地黄 100g

【功能与主治】祛风散寒，除湿止痛，兼清里热。用于外感风寒湿邪，内有蕴热证。症见恶寒发热、无汗、头痛项强、肢体酸楚疼痛、口苦微渴、舌苔白或微黄、脉浮。

【组方分析】风寒湿邪侵袭肌表，郁遏卫阳，闭塞腠理，阻滞经络，故恶寒发热、无汗、头痛项强、肢体酸痛；里有蕴热，故口苦微渴，苔微黄。治当以发散风寒湿邪为主，兼清里热为辅。

方中羌活祛风散寒、除湿止痛，为君药。防风、苍术祛风除湿，助羌活解表，共为臣药。细辛、白芷、川芎发散风寒，止头身疼痛；黄芩、生地黄清热生津，治里热口苦微渴，又防止方中辛散苦燥之药太过伤津，为佐药。甘草调和诸药为使。九味配伍，共奏发汗祛湿、兼清里热之功。

【临床应用】

① 感冒。外感风寒湿邪所致恶寒发热、肌表无汗、头痛项强、肢体酸楚疼痛；上呼吸道感染见上述证候者。

② 痹证。风寒湿邪所致痹痛、关节疼痛、腰膝沉痛；类风湿关节炎见上述证候者。

【性状规格】本品为棕褐色的水丸；气香，味辛、微苦。每袋装 6g、18g，每盒 30 袋。

【用法】姜葱汤或温开水送服。一次 6～9g，一日 2～3 次。

【使用注意】风热感冒或湿热证慎用；服药期间忌食辛辣、生冷、油腻食物。

【其他剂型】九味羌活蜜丸、浓缩丸、颗粒、口服液。

感冒清热颗粒

【方源】《中华人民共和国药典》收载。

【组成】荆芥穗200g 薄荷60g 防风100g 柴胡100g 紫苏叶60g 葛根100g 桔梗60g 苦杏仁80g 白芷60g 苦地丁200g 芦根160g

【功能与主治】疏风散寒，解表清热。用于风寒感冒。症见头痛发热、恶寒身痛、鼻流清涕、咳嗽咽干。

【组方分析】方中荆芥穗、防风，辛温解表、祛风散寒，为君药。紫苏叶、白芷解表散寒；柴胡、薄荷、葛根，发表解肌、清散伏热，此五药可加强君药解表退热之功，为臣药。芦根清肺胃之热、生津止渴；苦地丁清热解毒；苦杏仁、桔梗，宣肺止咳、化痰平喘，共为佐药。全方共奏疏风散寒、解表清热之功。

【临床应用】常用于外感风邪、内有蕴热所致的感冒。以恶寒发热、身痛、咳嗽、咽干、鼻流清涕、舌红、苔薄白或薄黄、脉浮为辨证要点；上呼吸道感染见上述证候者。

【性状规格】本品为棕黄色的颗粒，味甜、微苦；或为棕褐色的颗粒，味微苦（无蔗糖或含乳糖）。每袋装3g（含乳糖）、6g（无蔗糖）、12g。

【用法】开水冲服。一次1袋，一日2次。

【使用注意】服药期间忌食辛辣、油腻食物；与环孢素A同用，可能引起环孢素A血药浓度升高。

正柴胡饮颗粒

【方源】《景岳全书》正柴胡饮，《中华人民共和国药典》收载。

【组成】柴胡100g 陈皮100g 防风80g 甘草40g 赤芍150g 生姜70g

【功能与主治】发散风寒，解热止痛。用于外感风寒所致的发热恶寒、无汗、头痛、鼻塞、喷嚏、咽痒咳嗽、四肢酸痛。

【组方分析】风寒束表，毛窍闭塞，卫阳被遏，因感邪较轻，故症见微恶风寒、发热、无汗、头身痛；苔薄白，脉浮为风寒表证之征象。外感风寒，宜解表散寒；表寒轻证，只需轻疏肌表，微发其汗，病邪自可外达，不必用辛温重剂，徒伤其表。

方中君以柴胡辛散表邪。臣用防风祛风寒，止疼痛。生姜辛温发散，助柴胡、防风解表透邪；陈皮疏畅气机，以助祛邪外出；芍药益阴和营，防辛散太过而伤阴，共为佐药。甘草调和诸药为使。本方药性平和，对于气血不虚而外感风寒较轻者颇宜。

【临床应用】常用于外感风寒初起所致的感冒。以微恶寒发热、鼻塞流涕、无汗、苔薄白、脉浮为辨证要点；流感初起、轻度上呼吸道感染见上述证候者。

【性状规格】本品为黄棕色至红棕色的颗粒；味甜、微苦或味微苦（无蔗糖）。每袋装3g（无蔗糖）、10g。

【用法】开水冲服。一次3g或10g，一日3次，小儿酌减或遵医嘱。

【使用注意】风热感冒慎用；服药期间，忌食辛辣、油腻食物。

♻ 知识链接

《景岳全书》收载着六个名叫"柴胡饮"的处方，前5个分别叫"柴胡饮1、柴胡饮2……柴胡饮5"。第6个是在前5个处方的基础上，进一步总结完善而得，为辛甘平散代表方，名叫"正柴胡饮"，其处方的合理性闻名于海内外，尤其是日本、韩国等。该处方通过数百年的临床应用，其效果得到了有效的证实，未发现明显的毒副反应。正柴胡饮对与上呼吸道感染有关的10种病毒，尤其是流感病毒具有显著的广谱抗病毒作用。近代药理对正柴胡饮的研究表明，其具有很好的抗病毒、解热及抗过敏等作用，为其临床应用提供了可靠的依据。临床对感冒的治疗作用显示，正柴胡饮对外感风寒初起效果更佳，不但能解热、镇痛，还能缓解感冒引起的全身症状。

第二节　风热感冒类方药

风热感冒类方药具有疏散风热的功效，适用于风热感冒，症见发热、微恶风寒、头痛、咽痛、咳嗽、口渴、苔薄黄、脉浮数等。方药中常以辛凉解表药（如薄荷、牛蒡子、桑叶、菊花等）为主组成。由于温邪侵袭人体具有发病急、传变快、易蕴结成热毒，加之温邪上受，首先犯肺，致肺气失宣，故此类方药中多配伍清热解毒的金银花、连翘，及宣降肺气的桔梗、苦杏仁等。

银　翘　散

【方源】《温病条辨》。

【组成】银花30g　连翘30g　薄荷18g　荆芥穗12g　淡豆豉15g　牛蒡子18g　苦桔梗18g　竹叶12g　甘草15g

【功能与主治】辛凉透表，清热解毒。用于温病初起。症见发热、微恶风寒、无汗或有汗不畅、头痛口渴、咳嗽咽痛、舌尖红、苔薄白或薄黄、脉浮数。

【组方分析】温病初起，邪在卫分，故发热、微恶风寒；邪自口鼻而入，上犯于肺，肺气失宣，则见咳嗽；风热蕴结成毒，侵袭肺系门户，则见咽喉红肿疼痛；温邪伤津，故口渴；舌尖红，苔薄白或薄黄，均为温病初起之象。治宜辛凉透表、清热解毒。

方中银花、连翘气味芳香，既能疏散风热，又能清热解毒，为君药。薄荷、牛蒡子辛凉，疏散风热、清利头目，且可解毒利咽；荆芥穗、淡豆豉辛而微温，解表散邪，此二者虽属辛温，但辛而不烈，温而不燥，配入辛凉解表方中，增强辛散透表散邪之力，以上四味共为臣药。芦根、竹叶清热生津；桔梗开宣肺气而止咳利咽，同为佐药。甘草既调和药性，又合桔梗利咽止咳，为佐使药。《温病条辨》称本方为"辛凉平剂"。

【临床应用】

① 本方适用于风温初起之发热表证。以发热、微恶寒、咽痛、口渴、脉浮数为辨证要点。

② 常用于急性发热性疾病的初起阶段，如感冒、流行性感冒、急性扁桃体炎、上呼吸道感染、肺炎、麻疹、流行性脑膜炎、乙型脑炎、腮腺炎等辨证属温病初起、邪郁肺卫者。皮肤病（如风疹、荨麻疹、痈疮疖肿）亦多用之。

【用法】制作成散，鲜芦根煎汤送服，一次服18g。现代多作汤剂，用量按原方比例酌减。

【使用注意】外感风寒及湿热病初起者禁用。因方中药物多为芳香轻宣之品，不宜久煎。

【其他剂型】银翘解毒片、丸、颗粒、胶囊。

知识链接

银翘散是我国清代医家吴瑭（字鞠通）创制的著名方剂。该方始见于清代1788年刻印出版的吴瑭的代表中医著作《温病条辨》，当时以治疗风温、温热病，以及某些属于邪在卫分、上焦的杂病而闻名，并一直沿用至今。现代临床上用于治疗流行性感冒、急性扁桃体炎、咽喉炎、肺炎、疱疹、麻疹、流行性腮腺炎等病毒感染性疾病，是中医临床上广泛使用并且疗效确切的方剂之一。近年来，现代药理研究表明，银翘散具有解热、镇痛、抗菌、抗病毒、解毒、抗炎、抗过敏等作用。后人在原方基础上加减又开发出多种成品制剂，如维C银翘片、银翘伤风胶囊、羚羊感冒片、羚翘解毒丸等。

桑 菊 饮

【方源】《温病条辨》。

【组成】桑叶7.5g　菊花3g　连翘5g　薄荷2.5g　杏仁6g　苦桔梗6g　芦根6g　生甘草2.5g

【功能与主治】疏风清热，宣肺止咳。用于风温初起，表热轻证。症见咳嗽、身热不甚、口微渴、脉浮数。

【组方分析】温邪从口鼻而入，上犯于肺，肺失清肃，故以咳嗽为主症；受邪轻浅，可见身热不甚，口微渴。治当疏风清热、宣肺止咳。

【课堂互动】

桑菊饮与银翘散在组方及应用中有何异同？

方中桑叶善走肺络，能清肺止咳；菊花疏散风热，清利头目而肃肺，二者相须为用，以疏散肺中风热，共为君药。薄荷辛凉，疏散风热，以助君药解表之力；杏仁降肺止咳，桔梗开宣肺气，与杏仁相合，一宣一降，以复肺脏宣降而止咳，三者为臣药。连翘透邪解毒，芦根清热生津，共为佐药。甘草调和诸药为使。诸药相伍，疏散风热、宣降肺气，则表证解、咳嗽止。与银翘散相比，其清肺止咳之力大，而解表清热作用较弱，故《温病条辨》称之为"辛凉轻剂"。

【临床应用】

① 本方适用于风热犯肺轻证。以咳嗽、发热不甚、微渴、脉浮数为辨证要点。

② 常用于感冒、急性支气管炎、上呼吸道感染、肺炎、急性结膜炎、角膜炎等属风热犯肺或肝经风热者。

【用法】水煎温服。

【使用注意】不宜久煎。风寒咳嗽者不宜使用。

【其他剂型】桑菊感冒片、颗粒、合剂、丸、糖浆。

♻ 知识链接

桑菊饮载于清代《温病条辨·卷一上焦篇》，原方为吴鞠通拟定。传统用于风温初起所致的咳嗽、身热不甚、口微渴、脉浮数等表热轻证。桑菊饮具有抗炎、抗菌、解热、发汗、抑制肠蠕动亢进、增强免疫等多种药效学作用。临床可用于细菌感染、病毒感染、免疫力低下所致的多种疾病治疗，且取得了良好的治疗效果。目前，以桑菊饮为主制成的多种中药制剂广泛用于临床。

羚翘解毒丸

【方源】《中华人民共和国卫生部药品标准》收载。

【组成】羚羊角3.75g　金银花180g　连翘180g　荆芥穗90g　薄荷120g　牛蒡子（炒）120g　淡豆豉75g　桔梗120g　淡竹叶90g　甘草75g

【功能与主治】疏风清热，解毒。用于风热感冒。症见恶寒发热、头晕目眩、咳嗽、咽痛、两腮赤肿等症。

【组方分析】方中以金银花、连翘清热解毒、清宣透表、疏散上焦风热。配羚羊角加强清肺热解毒之功；薄荷辛凉，透热外出；牛蒡子、桔梗、甘草合用，能解毒利咽散结、宣肺化痰，甘草兼能调和药性。荆芥穗、淡豆豉辛而微温，助主药解表透邪之力，淡竹叶清热除烦、生津止渴。诸药相合，共奏疏散风热、清热解毒之功。

【临床应用】常用于外感温邪或风热所致的感冒。以发热恶风、四肢倦怠、头痛、鼻塞、咳嗽、咽痛为辨证要点；上呼吸道感染见上述证候者。

【性状规格】本品为黑褐色大蜜丸、水丸或浓缩丸，气微，味苦、微甜。浓缩丸，每8丸相当于原药材4g；水丸，每袋装5g；大蜜丸，每丸重9g。

【用法】口服。浓缩丸，一次8丸，一日3次；水丸，一次5g，一日2～3次；大蜜丸，一次1丸，一日2～3次。

【使用注意】风寒感冒慎用；服药期间忌食辛辣、生冷、油腻食物。

【其他剂型】羚翘解毒颗粒、片、袋泡剂。

♺ 知识链接

羚翘解毒丸是中医治疗风热感冒的有效方剂，是在清·吴鞠通《温病条辨》中的银翘散方基础上加羚羊角而成，对风热感冒较重之症增强了清热退烧作用。实验研究表明，羚翘解毒丸（颗粒）具有明显的解热、抗炎、镇痛、抗病原微生物作用，且无明显毒性。临床用于预防扁桃体炎反复发作，有显著疗效；治疗小儿腮腺炎亦有明显疗效。

双黄连颗粒

【方源】《中华人民共和国药典》收载。

【组成】金银花1500g　黄芩1500g　连翘3000g

【功能与主治】疏风解表，清热解毒。用于风热感冒。症见发热、咳嗽、咽喉疼痛。

【组方分析】方中金银花甘寒，芳香疏散，清热解毒，善清肺经热邪，为君药。黄芩苦寒，清肺火及上焦实热；连翘苦微寒，清解热毒透邪，散上焦风热，同为臣药。三药合用，共奏辛凉解表、清热解毒之功。

【临床应用】

① 常用于外感风热所致的感冒。以发热、微恶风、汗泄不畅、头胀痛、鼻塞、流黄浊涕、咳嗽、舌红苔薄黄、脉浮数为辨证要点；上呼吸道感染见上述证候者。

② 本品还可治疗流行性感冒（简称流感）、支气管炎、肺炎、扁桃体炎、咽炎，以及热毒壅盛引起的口腔炎、舌叶状乳头炎、小儿肺炎等。

【性状规格】本品为棕黄色的颗粒；气微，味苦、微甜。每袋装5g。

【用法】口服或开水冲服。一次5g，一日3次；儿童酌减。

【使用注意】风寒感冒慎用。服药期间忌服滋补类中药，饮食宜清淡。

【其他剂型】双黄连片、口服液、栓剂、粉针剂。

♺ 知识链接

研究者对双黄连的研究一直比较深入，近年来被制成多种剂型，有双黄连注射液、双黄连粉针剂、双黄连口服液及颗粒剂、片剂等。临床研究表明，双黄连片在抗病毒、抗菌方面疗效确切，且不良反应较少，是一种可以推广使用的安全、广谱的抗病毒、抗菌中成药制剂。双黄连口服液外敷可用于治疗烧烫伤感染。双黄连粉针剂治疗小儿上呼吸道感染，双黄连粉针剂雾化吸入治疗急性鼻炎，双黄连粉针剂静脉滴注治疗新生儿高胆红素血症均有较好的疗效。但最近报道使用粉针剂引起严重的不良反应也必须引起足够的重视。

感冒清胶囊

【方源】《中华人民共和国卫生部药品标准》收载。

【组成】南板蓝根 940g　大青叶 400g　金盏银盘 660g　岗梅 860g　山芝麻 460g　穿心莲叶 40g　盐酸吗啉胍 24g　对乙酰氨基酚 24g　马来酸氯苯那敏 1g

【功能与主治】疏风解表，清热解毒。用于风热感冒。症见发热头痛、鼻塞流涕、喷嚏、咽喉肿痛、全身酸痛等。

【性状规格】本品为胶囊剂，内容物为灰绿色至灰褐色的粉末，味苦；每粒装 0.5g（含对乙酰氨基酚 24mg）。

【组方分析】方中南板蓝根、大青叶清热解毒，大青叶清热凉血作用较强，板蓝根散结利咽。金盏银盘、岗梅、山芝麻、穿心莲叶均为清热解毒之药。盐酸吗啉胍、马来酸氯苯那敏、对乙酰氨基酚有镇静、抗过敏和解热镇痛作用，能较快缓解感冒症状。全方配合，共奏疏风解表、清热解毒之功。

【临床应用】常用于外感风热所致的感冒。以发热、头痛、鼻塞流涕、咽喉肿痛、全身痛、苔薄黄、脉浮数为辨证要点；上呼吸道感染见上述证候者。

【用法】口服。一次 1~2 粒，一日 3 次。

【使用注意】风寒感冒者慎用；孕妇慎用。用药期间不宜驾驶车辆、管理机器及高空作业。方中含有盐酸吗啉胍、马来酸氯苯那敏、对乙酰氨基酚，使用时应参照此三种药物的用药禁忌及注意事项。

【其他剂型】感冒清片。

连花清瘟胶囊

【方源】《中华人民共和国药典》收载。

【组成】连翘 255g　金银花 255g　炙麻黄 85g　炒苦杏仁 85g　石膏 255g　板蓝根 255g　绵马贯众 255g　鱼腥草 255g　广藿香 85g　大黄 51g　红景天 85g　薄荷脑 7.5g　甘草 85g

【功能与主治】清瘟解毒，宣肺泄热。用于流行性感冒属热毒袭肺。症见发热、恶寒、肌肉酸痛、鼻塞流涕、咳嗽、头痛、咽干咽痛、舌偏红、苔黄或黄腻。

【组方分析】方中连翘、金银花，疏散风热、清热解毒，为君药。炙麻黄宣肺散寒，杏仁降气止咳，石膏清解肺热，合为臣药。板蓝根、绵马贯众、鱼腥草清热解毒，薄荷疏散风热，广藿香和中祛湿，大黄通里泄热，红景天清肺止咳，共为佐药。甘草益气和中，调和诸药，为使药。全方合用，共奏清瘟解毒、宣肺泄热之功。

【临床应用】

① 时行感冒。外感瘟热毒邪所致高热、恶寒、肌肉酸痛、咳嗽、头痛、舌偏红、苔黄或黄腻；流行性感冒见上述证候者。

② 喉痹。感受风热毒邪所致咽干、咽痛、咳嗽，或有发热，舌偏红，苔黄或黄腻；急性咽炎见上述证候者。

【性状规格】本品为硬胶囊，内容物为棕黄色至黄褐色的颗粒和粉末；气微香，味微苦。每粒 0.35g。

【用法】口服。一次 4 粒，一日 3 次。

【使用注意】风寒感冒者慎用；服药期间忌食辛辣、油腻食物。

【其他剂型】连花清瘟颗粒。

 知识链接

　　连花清瘟胶囊是由中医治疗传染病的经典名方——麻杏石甘汤和银翘散两方化裁而成，为中医广谱抗病毒药，具有抗多种病毒作用，尤其对甲型流感病毒（H1N1、H3N2）、禽流感病毒（H5N1、H9N2）、乙型流感病毒、腺病毒、疱疹病毒等均有较强的抑制杀灭作用，其清瘟解毒、宣肺泄热的功能，可以改善怕冷、发热、头痛、肌肉酸痛、全身乏力等流感症状，还能有效缓解咽痛、咳嗽、扁桃体肿大等呼吸道炎症，对免疫功能低下的流感患者，可以增强免疫功能，提高人体的抗病康复能力。

抗病毒口服液

　　【方源】《中华人民共和国药典》收载。

　　【组成】板蓝根　石膏　芦根　地黄　郁金　知母　石菖蒲　广藿香　连翘

　　【功能与主治】清热祛湿，凉血解毒。用于风热感冒、温病发热及上呼吸道感染，流感、腮腺炎病毒感染疾患。

　　【组方分析】方中生地黄、郁金、芦根，清热养阴生津；广藿香、石菖蒲，芳香化浊、辟秽开窍；石膏配知母清肺胃实热；板蓝根、连翘清热解毒。

　　【临床应用】常用于风热感冒、病毒性上呼吸道感染及支气管炎、流行性出血性结膜炎、流行性腮腺炎、手足口病等病毒感染疾患。

　　【性状规格】本品为棕红色液体；味辛、微苦。每支装 10ml。

　　【用法】口服。一次 10ml，一日 2～3 次（早饭前和午饭、晚饭后各服 1 次），小儿酌减。

　　【使用注意】临床症状较重、病程较长或合并有细菌感染的患者，应加服其他治疗药物。

　　【其他剂型】抗病毒颗粒、胶囊。

 知识链接

　　实验研究表明，抗病毒口服液具有很强的抑制甲、乙、丙型流感病毒，副流感病毒，呼吸道合孢病毒，腺病毒，鼻病毒，肠病毒等的临床作用。

板蓝根颗粒

　　【方源】《中华人民共和国药典》收载。

　　【组成】板蓝根 1400g

　　【功能与主治】清热解毒，凉血利咽。用于肺胃热盛所致的咽喉肿痛、口咽干燥、腮部肿胀。

　　【组方分析】本方为单味药。板蓝根性味苦寒，归心胃经。具有清热、凉血、解毒、消肿、利咽的作用。

　　【临床应用】

　　① 喉痹。火毒炽盛、上灼于咽所致咽部红肿、疼痛、发热；急性咽炎见上述证候者。

　　② 乳蛾。肺胃热盛、上蒸喉核所致喉核红肿、疼痛剧烈或化脓、吞咽困难、发热；急性扁桃体炎见上述证候者。

　　③ 痄腮。瘟疫时毒、热毒蕴结所致的发热、腮部肿胀；急性腮腺炎见上述证候者。

【性状规格】本品为棕色或棕褐色的颗粒；味甜、微苦或味微苦（无蔗糖）。每袋装 3g、5g、10g。

【用法】冲服。一次 5～10g（含蔗糖），或一次 3～6g（无蔗糖）；一日 3～4 次。

【使用注意】阴虚火旺者慎用；服药期间忌食辛辣、油腻食物；老人及素体脾胃虚弱者慎用。

【其他剂型】板蓝根茶剂、片剂、糖浆。

知识链接

　　板蓝根作为传统的抗病毒中药。传统医药及现代药理研究显示其抗病毒活性非常高，对流感病毒的防治效果更佳。《本草纲目》记载板蓝根主治"热病发斑，热毒下痢，喉痹、丹毒"等。现代药理实验表明，板蓝根对肝炎病毒（HBV 及 HAV）、甲型流感病毒、乙型流感病毒、腮腺炎病毒、乙型脑炎病毒等均有明显的防治作用。因此，感冒期间服用板蓝根有利于增强免疫，杀灭体内病毒和致病菌，有利于康复；流感期间和病毒性疾病期间服用板蓝根，有利于增强抵抗力，避免传染。

第三节　暑湿感冒类方药

　　暑湿感冒类方药具有解表、和中、化湿的功效，适用于外感风寒、内伤湿滞证，症见恶寒、发热或热势不扬、无汗或少汗、胸闷泛恶、头痛昏重、脘腹胀痛、呕吐泄泻等。因其多发于暑湿季节，故称暑湿感冒，又称胃肠型感冒。本类方药中常以解表药（如紫苏叶、羌活、防风）、芳香化湿药（如广藿香、苍术、厚朴）、行气药（如陈皮、大腹皮、枳实）等为主组成。

藿香正气水

【方源】《太平惠民和剂局方》藿香正气散，《中华人民共和国药典》收载。

【组成】苍术 160g　陈皮 160g　厚朴（姜制）160g　白芷 240g　茯苓 240g　大腹皮 240g　生半夏 160g　甘草浸膏 20g　广藿香油 1.6ml　紫苏叶油 0.8ml

【功能与主治】解表化湿，理气和中。用于外感风寒、内伤湿滞证或夏伤暑湿所致的感冒。症见恶寒发热、头痛昏重、胸膈痞闷、脘腹胀痛、呕吐泄泻。

【组方分析】风寒外束，卫阳郁遏，故见恶寒发热等表证；内伤湿滞，湿浊中阻，脾胃不和，升降失常，则为上吐下泻；湿阻气滞，则胸膈痞闷、脘腹胀痛。治宜外散风寒，内化湿浊，兼理气和中。

　　方中广藿香为君药，辛温芳香，既解在表之风寒，又化在里之湿浊，为治霍乱吐泻之要药。半夏、陈皮，理气燥湿、和胃降逆以止呕；白术、茯苓健脾运湿以止泻，俱为臣药。大腹皮、厚朴行气化湿；紫苏、白芷辛温发散，助广藿香外散风寒，紫苏尚可醒脾宽中、行气止呕；白芷兼能燥湿化浊；桔梗宣肺利膈，既利于解表，又益于化湿；使以甘草调和药性。诸药合用，使风寒外散、湿浊内化、气机通畅、脾胃调和、诸症自愈。

【临床应用】

　　①感冒。外感风寒、内伤湿滞所致的恶寒发热、头身困重疼痛、胸脘满闷、恶心纳呆、舌质淡红、舌苔白腻、脉浮缓；胃肠型感冒见上述证候者。

　　②中暑。外感暑湿、气机受阻所致的突然恶寒发热、头晕昏沉、胸脘满闷、恶心呕吐，甚则昏仆，舌苔白厚腻。

　　此外，本品还可以治疗霍乱、水土不服、皮肤癣。

【性状规格】本品为深棕色的澄清液体（久贮略有混浊）；味辛、苦。每支装 10ml。

【用法】口服。一次 5~10ml，一日 2 次，用时摇匀。

【使用注意】本方重在化湿和胃，解表散寒之力较弱，故服后宜温覆以助解表；湿热霍乱之吐泻，不宜使用；风热感冒者慎用；孕妇慎用。因本品为含乙醇液体制剂，故对小儿、妇女、老人及不饮酒患者，常可引起酒样反应；极少数患者口服该药后，可引起过敏性药疹。服药期间饮食宜清淡。

【其他剂型】藿香正气口服液、滴丸、片剂、丸剂、颗粒、胶囊、软胶囊。

【附方】六合定中丸（《中华人民共和国药典》收载） 本品即在藿香正气丸基础上减去白芷、白术、大腹皮、法半夏，增加香薷、木香、檀香、枳壳、木瓜、白扁豆、谷芽、麦芽、神曲、山楂而成。功用：祛暑除湿，和中消食。主治：夏伤暑湿，宿食停滞，寒热头痛，胸闷恶心，吐泻腹痛。与藿香正气丸相比，六合定中丸行气止痛作用较强，且兼有消食化滞之功。

知识链接

藿香正气水由水煮及酒浸制而成。藿香正气口服液，不含酒精，对肠胃无刺激，药效介于水与丸、散剂之间，尤其适合老人、妇女及儿童服用；藿香正气胶囊和软胶囊药效均不及藿香正气水，但易服用、吸收快、携带方便。藿香正气滴丸是中药新剂型，保留易挥发有效成分，口服后约 6min 可溶解吸收，具有高效速效特点。

保 济 丸

【方源】《丹溪心法》保济丸，《中华人民共和国药典》收载。

【组成】钩藤 菊花 蒺藜 厚朴 木香 苍术 天花粉 广藿香 葛根 化橘红 白芷 薏苡仁 稻芽 薄荷 茯苓 广东神曲

【功能与主治】解表，祛湿，和中。用于暑湿感冒。症见发热头痛、腹痛腹泻、恶心呕吐、肠胃不适，亦可用于晕车晕船。

【组方分析】方中广藿香芳香辛散、解表化湿兼能止呕；苍术、白芷、厚朴，解表散寒、燥湿宽中；化橘红理气化痰、健脾消食，共为主药。菊花、薄荷、蒺藜，解表祛风、清利头目；茯苓、薏苡仁淡渗利湿；木香行气止泻；神曲、稻芽醒脾健胃，葛根升清止泻，天花粉生津以防阴液受伤；另配钩藤既起清透作用，又可防脾虚肝盛而生风。诸药配伍，可共奏解表、祛湿、和中之功。

【临床应用】

① 感冒。外感表邪、胃失和降所致恶寒发热、头痛、腹痛、泄泻，或恶心呕吐，食少纳呆，舌质淡，苔腻，脉浮；胃肠型感冒见上述证候者。

② 吐泻。感受时邪、饮食不节所致吐泻不止，下利清稀或如米泔水，腹痛或不痛，胸膈满闷，四肢清冷，舌苔白腻，脉濡弱；急性胃肠炎见上述证候者。

③ 晕动症。乘坐交通工具时出现头晕、恶心、呕吐、面色苍白、汗出肢冷。

【性状规格】本品为朱红色的水丸；气芳香，味微苦、辛。每瓶装 1.85g、3.7g。

【用法】口服。一次 1.85~3.7g，一日 3 次。

【使用注意】孕妇禁用；服药期间忌食辛辣、油腻食物。

知识链接

保济丸为旅行必备成药，有"北有六神丸，南有保济丸"之美誉。保济丸对治疗食滞胀痛、水土不服、肠胃不适诸症有效。外出旅游时易发生腹泻，多与"水土不服"或吃不洁食物或饮水有关。出发前适量服用保济丸，一日服 2～3 次，能预防腹泻并对轻度腹泻有效。保济丸能祛风解表、化湿和中，对感冒出现的胃肠不适症状，如腹泻、腹痛、胃痛等最有效。保济丸能预防晕车呕吐，有晕车史者可于乘车前 30min 服用保济丸。

午时茶颗粒

【方源】《陈修园医书全集·经验百病内外方》午时茶方，《中华人民共和国药典》收载。

【组成】苍术　柴胡　羌活　防风　白芷　川芎　广藿香　前胡　连翘　陈皮　山楂　枳实　炒麦芽　甘草　桔梗　六神曲（炒）　紫苏叶　厚朴　红茶

【功能与主治】祛风解表，化湿和中。用于外感风寒、内伤食积证。症见恶寒发热、胸闷吐泻，或食积脘胀，苔薄白腻等。

【组方分析】方中紫苏叶、羌活、防风、白芷、川芎可祛风散寒；柴胡解表退热；广藿香、苍术、厚朴、陈皮、枳实，芳香化湿、理气和胃；山楂、麦芽、六神曲消食除积；连翘清解食积化热；桔梗、前胡宣肺化痰；红茶引诸药入脾胃，和中化滞；甘草调和诸药。诸药合用，共奏散风寒、除表证、理脾胃、消积滞之功。

【课堂互动】

藿香正气水、保济丸、六合定中丸与午时茶颗粒均有解表祛湿和中的作用，如何区别应用？

午时茶颗粒和藿香正气水均为解表和中之剂。两者药物组成相比，午时茶颗粒有山楂、神曲等助消化的药物，没有燥湿和胃之品。因此，藿香正气水偏于化湿，午时茶颗粒偏于消积滞。前者主要用于治疗湿邪阻遏所致的呕吐腹泻，兼有发热怕冷的症状；后者主要用于治疗内伤食滞、消化不良，兼有发热怕冷的症状。

【临床应用】常用于外感风寒、内伤食积所致的恶寒发热、胸脘满闷、食欲不振、恶心呕吐、泻下清稀而臭秽不甚，苔白厚或腻，脉濡滑或濡缓；胃肠型感冒见上述证候者。

【性状规格】本品为棕色的颗粒；气微香，味甜、微苦。每袋装 6g。

【用法】开水冲服。一次 6g，一日 1～2 次。

【使用注意】风热感冒者慎用；孕妇慎用。服药期间忌食辛辣、生冷、油腻食物。

【其他剂型】午时茶胶囊。

 知识链接

午时茶的处方，由十九味药组成，其中红茶占总量的 61.5%。由于茶叶中含有 1%～4% 的咖啡因，能兴奋中枢神经系统，起到解表发散作用，并含有微量的茶碱与可可碱，具有利尿作用。"午时茶"的十九味生药中，有十三味是芳香性生药，含有大量挥发油成分，且芳香性化学成分中大多数沸点在 160～200℃，亦有少数在 200℃ 以上，因此不论在其茶剂、煎剂、冲服剂加工过程中，大多数芳香性的化学有效成分不易丢失，能较好地起到发散解表等作用。

第四节　气虚感冒类方药

气虚感冒类方药具有益气解表的功效，适用于气虚外感。身体虚弱者因感受风寒而出现恶寒发热、头痛鼻塞、咳嗽痰多、胸闷呕逆、乏力气短等。方药中常以辛温解表药（如羌活、防风、紫苏叶等）与益气助阳的人参、党参、黄芪等组成。

败　毒　散

【方源】《小儿药证直诀》。

【组成】柴胡　前胡　川芎　枳壳　羌活　独活　茯苓　桔梗　人参各9g　甘草5g

【功能与主治】散寒祛湿，益气解表。用于气虚、外感风寒湿表证。症见恶寒发热、头项强痛、肢体酸痛、无汗、鼻塞声重、胸膈痞闷、咳嗽有痰、舌淡苔白、脉浮而按之无力。

【组方分析】风寒湿邪袭于肌表，卫阳郁遏，故见恶寒发热；邪气客于肢体、骨节、经络，气血运行不畅，故头项强痛、肢体酸痛；风寒犯肺，肺气不宣，则咳嗽有痰、鼻塞声重、胸膈痞闷；舌苔白腻，脉浮按之无力，是体虚者外感风寒湿之征。治当散寒祛湿、益气解表。

方中羌活、独活，发散风寒、除湿止痛。羌活长于祛上部风寒湿邪，独活长于祛下部风寒湿邪，二者同用，为通治一身风寒湿邪的常用组合，共为君药。川芎活血行气、祛风止痛；柴胡解肌透邪，二者既助君药解表，又可行气活血加强宣痹止痛之功，共为臣药。桔梗宣肺利咽；枳壳理气宽中；前胡化痰止咳；茯苓渗湿以消痰，均为佐药。生姜、薄荷助解表之力；甘草调和药性，兼益气和中，为佐使之品；人参亦为佐药，扶助正气以祛邪外出。诸药合用，散中有补、祛邪不伤正。

【临床应用】

① 本方是益气解表的常用方。以恶寒发热、肢体酸痛、无汗、脉浮按之无力为辨证要点。

② 常用于感冒、流行性感冒、支气管炎、风湿性关节炎、过敏性皮炎、湿疹等属外感风寒湿邪兼气虚者。

【用法】上药为末，每服6g，入生姜、薄荷煎。

【使用注意】方中药物多为辛燥之品，外感风热及阴虚外感者忌用。

【其他剂型】人参败毒胶囊。

♻ 知识链接

败毒散是宋代大医家钱乙所著的《小儿药证直诀》中的名方，钱氏用败毒散主治"伤风，瘟疫，风湿，头目昏暗，四肢作痛，憎寒壮热，项强睛痛，或恶寒咳嗽，鼻塞声重"等症。本方原为小儿而设，因小儿元气未充，故用小量人参补其元气，扶正以托邪外出。后喻昌首创"逆流挽舟"法，用此方治疗痢疾。喻氏认为此方盖借人参之大力，扶助正气，使邪由里出表，正气由下而上，从而达到汗出热退、邪从表解的目的。后世推广用于年老、产后、大病后尚未复元，以及素体虚弱而感风寒湿邪者。依据败毒散原方制成的中成药制剂——人参败毒丸，为治疗外感风寒而又挟湿的通剂，也常用于时疫，即具有传染性的外感疾患，如急性病毒性肝炎、婴幼儿腹泻等症。

参　苏　饮

【方源】《太平惠民和剂局方》。

【组成】人参 6g　紫苏叶 6g　葛根 6g　前胡 6g　茯苓 6g　半夏 6g　陈皮 4g　桔梗 4g　枳壳（炒）4g　木香 4g　甘草 4g

【功能与主治】益气解表，理气化痰。用于气虚外感风寒，内有痰湿证。症见恶寒、发热、头痛、鼻塞、咳嗽痰白、胸脘满闷、倦怠无力、气短懒言、苔白脉弱。

【组方分析】风寒束表、肺气闭郁，故见恶寒发热、无汗头痛、鼻塞；痰湿壅肺、阻滞气机，故咳嗽痰多、胸闷呕逆；乏力气短、苔白脉弱是气虚之征。治当益气解表、理气化痰。

方中紫苏叶发散表邪、宣肺止咳、行气宽中，为君药。葛根解肌发汗，人参益气健脾，共为臣药。紫苏叶、葛根得人参相助，则无发散伤正之弊。半夏、前胡、桔梗，止咳化痰、宣降肺气；木香、枳壳、陈皮理气宽胸，寓"治痰先治气"之意；茯苓健脾渗湿以消痰，以上七药俱为佐药。甘草补气安中、调和诸药，为佐使。

【课堂互动】

如何区别败毒散与参苏饮？

本方与败毒散皆治气虚外感风寒。所不同的是，败毒散所治为风寒夹湿之表证为主，气虚程度不重，故用羌活、独活、川芎、柴胡以祛邪为主；参苏饮治风寒表证，且气虚程度较重，故用苏叶、葛根、人参以益气解表为主，加之痰湿与气滞亦甚，则又增半夏、木香、陈皮等化痰行气之品。

【临床应用】

① 本方为治气虚外感风寒、内有痰湿证的常用方。以恶寒发热、无汗头痛、咳痰色白、胸脘满闷、倦怠乏力、苔白、脉弱为辨证要点。

② 常用于感冒、上呼吸道感染等属气虚外感风寒，兼有痰湿者。

【用法】加生姜 7 片、大枣 1 枚，水煎温服。

【其他剂型】参苏丸、颗粒、胶囊。

玉屏风颗粒

【方源】《医方类聚》玉屏风散，《中华人民共和国药典》收载。

【组成】黄芪 600g　白术（炒）200g　防风 200g

【功能与主治】益气，固表，止汗。用于表虚不固、自汗恶风、面色㿠白，或体虚易感风邪者。

【组方分析】卫虚腠理不密，易为风邪所袭，故恶风易于感冒；卫虚失固，营阴不能内守，津液外泄，则常自汗；舌淡苔薄白、脉浮虚均为气虚之象。治宜益气固表止汗。

方中黄芪甘温，既可大补脾肺之气，又可固表止汗，为君药。白术健脾益气，助黄芪以加强益气固表之力，为臣药。佐以防风祛风固表，合芪、术则以扶正为主，兼以祛邪，使固表不留邪，祛邪不伤正。本方的配伍特点是以补气固表药为主，配伍少量祛风解表之品，使补中寓散，不致壅遏。

【临床应用】

① 本方为治疗表虚自汗的常用方。以自汗恶风、面色㿠白、舌淡脉虚为辨证要点。

② 常用于反复呼吸道感染、过敏性鼻炎、慢性荨麻疹、喘息型气管炎、慢性支气管炎、小儿肾病综合征等病属卫气虚弱、不能固表者。

【性状规格】本品为浅黄色至棕红色的颗粒；味涩而后甘。每袋装 5g。

【用法】开水冲服。一次 1 袋，一日 3 次。

【使用注意】热病汗出或阴虚盗汗者不宜使用；服药期间饮食宜清淡。
【其他剂型】玉屏风口服液、胶囊、袋泡茶。

知识链接

玉屏风散是扶正固表的经典方剂。虚证患者反复感冒，正气亏虚，久病则气虚，大都存在着免疫功能低下，诱发呼吸道疾病。玉屏风散因其益气固表而止汗御风，达到预防感冒、防止疾病发作的作用。临床上多用于预防感冒，以及由反复感冒引起的风湿性心脏病（简称风心病）、心力衰竭、肺结核、气管炎、支气管炎等（变态反应性）疾病。

第五节　其他感冒类方药

感冒类方药除了以上四种常见类型，还包括少阳证方药、表寒里热证方药等。少阳证方药具有和解少阳的功效，适用于伤寒邪在少阳的病证。症见往来寒热、胸胁苦满、默默不欲饮食、心烦喜呕等。此类方药中常用柴胡或青蒿与黄芩相配为主组方，代表方药为小柴胡汤。表寒里热证方药具有解表、攻里的功效，适用于外感风寒、内有蕴热证，症见恶寒壮热、头痛咽干、小便短赤、大便秘结等。此类方药中常以解表药（如麻黄、荆芥、防风）、清热泻下药（如大黄、芒硝）、清热泻火药（如栀子、滑石）等为主组成，代表方药为防风通圣丸。

小 柴 胡 汤

【方源】《伤寒论》。
【组成】柴胡 24g　黄芩 9g　人参 9g　甘草（炙）9g　半夏 9g　生姜 9g　大枣 4 枚
【功能与主治】和解少阳。用于以下病证。
① 伤寒少阳证。症见往来寒热、胸胁苦满、默默不欲饮食、心烦喜呕、口苦、咽干、目眩、舌苔薄白、脉弦者。
② 热入血室。妇人伤寒，经水适断，寒热发作有时。
③ 黄疸、疟疾，以及内伤杂病而见少阳证者。
【组方分析】本方为和解少阳的代表方。伤寒邪犯少阳，病在半表半里，邪正相争，正胜欲拒邪出于表，邪胜欲入里并于阴，故往来寒热。邪在少阳，经气不利，郁而化热，胆火上炎，而致胸胁苦满、心烦、口苦、咽干、目眩。胆热犯胃、胃失和降、气逆于上，故默默不欲饮食而喜呕。邪在表者，当从汗解；邪入里者，则当吐下；今邪既不在表，又不在里，而在表里之间，而非汗、吐、下所宜，故惟宜和解之法。

方中柴胡入肝胆经，透泄少阳之邪，并能疏泄气机之郁滞，使少阳之邪得以疏散，为君药。黄芩苦寒，清泄少阳半里之热，为臣药。柴胡之升散，得黄芩之降泄，两者配伍是和解少阳的基本结构。胆气犯胃，胃失和降，佐以半夏、生姜和胃降逆止呕；邪从太阳传入少阳，缘于正气本虚。故佐以人参、大枣益气健脾。炙甘草助参、枣扶正，且能调和诸药，为使药。诸药合用，以祛邪为主，兼顾正气；以和解少阳为主，兼和胃气。使邪气得解，枢机得利，脾胃调和，则诸证自除。

【临床应用】
① 本方是治疗伤寒少阳证的基础方，又是和解少阳法的代表方。以往来寒热、胸胁苦满、默默不欲饮食、心烦喜呕、口苦、咽干、苔白、脉弦为辨证要点。
② 常用于感冒、疟疾、慢性肝炎、肝硬化、急慢性胆囊炎、胆结石、急性胰腺炎、胸膜炎、淋巴腺炎、中耳炎、产褥热、急性乳腺炎、睾丸炎、胆汁返流性胃炎、胃溃疡等属邪踞少阳、胆胃不和者。

【用法】水煎服。

【使用注意】因方中柴胡升散，芩、夏性燥，故阴虚血少者禁用。

【其他剂型】小柴胡颗粒、片。

【附方】**大柴胡汤**（《金匮要略》） 柴胡 15g，黄芩 9g，芍药 6g，半夏 9g，生姜 15g，枳实 9g，大枣 4 枚，大黄 6g。功用：和解少阳，内泻热结。主治：少阳阳明合病。往来寒热，胸胁苦满，呕不止，郁郁微烦，心下痞硬，或心下满痛，大便不解或协热下利，舌苔黄，脉弦数有力。

 知识链接

小柴胡汤出自《伤寒论》太阳中篇，主治伤寒邪犯少阳证，后人称为和解少阳的代表方，广泛用于内、外、妇、儿、五官等领域的外感及内伤杂病，应用病症日见增多。在小柴胡汤基础上开发的现代中成药有小柴胡颗粒与少阳感冒颗粒。小柴胡颗粒是由小柴胡汤原方去人参加党参，加工制成的成方制剂；少阳感冒颗粒是在小柴胡汤组方基础上，去生姜加干姜、青蒿而加工制成的成方制剂。两种成药均有解表散热、和解少阳的作用，用以治疗感冒属邪犯少阳者。此外也有报道，使用小柴胡颗粒结合拔火罐，治疗体虚者外感风寒，效果较好。

防风通圣丸

【方源】《宣明论方》防风通圣散，《中华人民共和国药典》收载。

【组成】防风 50g 荆芥穗 25g 薄荷 50g 麻黄 50g 大黄 50g 芒硝 50g 栀子 25g 滑石 300g 桔梗 100g 石膏 100g 川芎 50g 当归 50g 白芍 50g 黄芩 100g 连翘 50g 甘草 200g 白术（炒）25g

【功能与主治】解表通里，清热解毒。用于外寒内热、表里俱实、恶寒壮热、头痛咽干、小便短赤、大便秘结、瘰疬初起、风疹湿疮。

【组方分析】方中麻黄、荆芥、防风、薄荷疏风解表，使外感风邪从汗而解，共为君药。大黄、芒硝泻热通便；滑石、栀子清热利湿，使里热从二便分消；石膏、黄芩、连翘、桔梗清热泻火解毒，以清肺胃之热，以上共为臣药。火热之邪灼血耗气，故用当归、白芍、川芎养血和血；白术健脾燥湿，为佐药。甘草益气和中，调和诸药为使药。全方共用汗、下、清、利四法俱备，上、中、下三焦并治，共奏疏风解表、清热解毒之功。

【临床应用】

① 感冒。外感风寒、内有蕴热所致恶寒壮热、头痛、咽干、小便短赤、大便秘结、舌红苔黄厚、脉浮紧或弦数；上呼吸道感染见上述证候者。

② 风疹湿疮。内蕴湿热、复感风邪所致恶寒发热、头痛、咽干、小便短赤、大便秘结、丹斑隐疹、瘙痒难忍或湿疮；荨麻疹、湿疹见上述证候者。

③ 瘰疬。颈部一侧或两侧见结块肿大如豆，兼见恶寒发热、小便短赤、大便秘结；淋巴结结核早期见上述证候者。

【性状规格】本品为白色至灰白色光亮的水丸；味甘、咸、微苦。每 20 丸重 1g。

【用法】口服。一次 6g，一日 2 次。

【使用注意】孕妇慎用；脾虚便溏者慎用。

学习小结

感冒是临床常见的外感疾病，由六淫外邪、时行病毒侵袭人体而致病。临床表现以恶寒、发热、鼻塞、流涕、喷嚏、咳嗽、头痛、全身不适为其特征。由于病邪在肌表，治疗当以解表类方药施治，使在表之邪从表而出。因气候、病因、患者体质的不同，感冒有风寒、风热、暑湿、时行感冒、气虚感冒等不同证候，应用时务必分清证型，对证荐药。同时应嘱咐患者感冒期间忌用补敛之品，以免留邪。

证型	病证要点	常用方药
风寒感冒	多发于冬季,由外感风寒所致。恶寒重,发热轻,无汗或有汗,头痛,口不渴,喷嚏,鼻塞流清涕,喉痒声重,咳嗽吐稀痰,舌苔薄白,脉浮	麻黄汤、桂枝汤、表虚感冒颗粒、荆防颗粒、九味羌活丸、感冒清热颗粒、正柴胡饮颗粒
风热感冒	多发于夏秋季,发热重,恶寒轻(或不恶寒),口渴,咽痛红肿,头胀痛,咳嗽吐痰黏稠,鼻塞流黄稠涕,舌尖红,苔薄黄,脉浮	银翘散、桑菊饮、羚翘解毒丸、双黄连颗粒、感冒清胶囊
风热感冒(流行性感冒)	多发于冬春季,有较强的传染性。临床表现类似风热型感冒,但发病急、病情较重。突然恶寒发热,以发热为主,体温可达39℃以上,头身疼痛剧烈,面赤,目赤,口燥,咽痛,舌尖红,舌苔淡黄,脉浮数	连花清瘟胶囊、抗病毒口服液、板蓝根颗粒
暑湿感冒	多发于夏季,发热,身倦无汗,头晕,头胀,口渴喜饮,恶心呕吐,腹泻,小便短而黄,舌苔黄腻	藿香正气水、保济丸、午时茶颗粒
气虚感冒	素体虚弱,易常患感冒,不耐风寒,四肢倦怠,乏力,轻度发热,背部常畏风寒,平时易出汗,鼻流清涕,食欲不振;或感冒日久,缠绵不愈,舌体胖大而嫩,舌边有齿痕	败毒散、参苏饮、玉屏风颗粒
少阳证感冒	寒热往来,胸胁苦满,食欲不振,心烦喜呕,口苦咽干,舌苔薄白,脉弦	小柴胡汤、小柴胡颗粒、少阳感冒颗粒
表寒里热证感冒	恶寒壮热,头痛咽干,小便短赤,大便秘结,瘰疬初起,风疹湿疮,舌红苔黄厚,脉浮紧或弦数	防风通圣丸

目 标 检 测

一、单项选择题

1. 九味羌活丸的功效是（　　　）。
　　A. 解表化饮，止咳平喘　　　　　　　B. 疏风散寒，解表清热
　　C. 祛风散寒，除湿止痛，兼清里热　　D. 解表散寒，宣肺止咳

2. 某患者，恶寒重，发热轻，头痛鼻塞、咳嗽痰多、气短神疲，宜选用（　　　）。
　　A. 荆防颗粒　　　B. 感冒清热颗粒　　　C. 败毒散　　　D. 参苏丸

3. 具有发散风寒、解热止痛之功效的是（　　　）。
　　A. 正柴胡饮颗粒　　B. 抗病毒口服液　　C. 小柴胡颗粒　　D. 银翘散

4. 具有解肌发表、调和营卫之功效的是（　　　）。
　　A. 麻黄汤　　　B. 桂枝汤　　　C. 银翘散　　　D. 桑菊饮

5. 主治表虚自汗证的方药是（　　　）。
　　A. 桂枝汤　　　B. 败毒散　　　C. 玉屏风颗粒　　　D. 麻黄汤

6. 主治外感风寒、内伤食积证的方药是（　　　）。
　　A. 参苏丸　　　B. 午时茶颗粒　　　C. 正柴胡饮颗粒　　　D. 感冒清热颗粒

7. 主治外感风寒表实证的方药是（　　　）。
　　A. 桂枝汤　　　B. 小柴胡汤　　　C. 麻黄汤　　　D. 抗病毒口服液

8. 《温病条辨》称之为"辛凉平剂"的方药是（　　　）。
　　A. 桂枝汤　　　B. 银翘散　　　C. 桑菊饮　　　D. 羚翘解毒丸

9. 和解少阳的代表方是（　　　）。

　　A. 麻黄汤　　　　　　B. 午时茶颗粒　　　　C. 清开灵口服液　D. 小柴胡汤

10. 主治外感风寒、内伤湿滞证或夏伤暑湿所致的感冒的成药是（　　　）。

　　A. 藿香正气水　　　B. 正柴胡饮颗粒　　　　C. 感冒清热颗粒　D. 双黄连颗粒

二、多项选择题

1. 双黄连的处方组成有（　　　）。

　　A. 金银花　　　　　　　B. 黄连　　　　　　　　C. 黄芩

　　D. 连翘　　　　　　　　E. 大黄

2. 风热感冒常用的中成药有（　　　）。

　　A. 感冒清热颗粒　　　　B. 羚翘解毒丸　　　　　C. 银翘解毒丸

　　D. 参苏丸　　　　　　　E. 连花清瘟胶囊

3. 具解表、化湿、和中功效的中成药有（　　　）。

　　A. 藿香正气水　　　　　B. 保济丸　　　　　　　C. 桑菊饮

　　D. 午时茶颗粒　　　　　E. 败毒散

4. 玉屏风颗粒的处方组成是（　　　）。

　　A. 黄芪　　　　　　　　B. 黄连　　　　　　　　C. 黄芩

　　D. 防风　　　　　　　　E. 白术

5. 参苏散的功效是（　　　）。

　　A. 发汗解表　　　　　　B. 益气解表　　　　　　C. 疏风散寒

　　D. 祛痰止咳　　　　　　E. 润肺止咳

6. 风寒感冒常用的方剂和中成药有（　　　）。

　　A. 麻黄汤　　　　　　　B. 桂枝汤　　　　　　　C. 正柴胡饮颗粒

　　D. 藿香正气水　　　　　E. 桑菊饮

三、分析题

（一）病例分析

1. 某患者，15 岁。午后突然发热，体温达 38.5℃，头身疼痛剧烈，喜冷饮，咽喉肿痛，舌尖红，苔薄黄，脉浮数。

请辨证分型，并为该患者推荐常用的中成药。

2. 某患者，女，60 岁，平时易出汗，畏风寒。一周前患感冒，四肢倦怠，乏力，轻微发热，鼻流清涕，食欲不振，舌体胖大，舌边有齿痕。

请辨证分型，并为该患者推荐常用的中成药。

（二）处方分析

1. 处方：麻黄 9g　桂枝 6g　葛根 6g　紫苏叶 6g　防风 6g　白芷 6g　陈皮 3g　苦杏仁 3g　桔梗 3g　甘草 3g

根据处方主要药物，分析此方适用于感冒的何种证型，并简要说明理由。

2. 荆芥 4.5g　连翘 9g　牛子 9g　桔梗 3g　金银花 9g　苦杏仁 9g　忍冬花 9g　生甘草 3g　薄荷 3g　鲜芦根 30g　淡竹叶 4.5g

审核以上处方，并指出调配时的注意事项。

（刘　瑶）

PPT 课件

第五章 咳嗽类方药

知识要求:

1. 熟悉咳嗽的基本概念、病因病机,理解痰湿咳嗽、痰热咳嗽、阴虚咳嗽、风寒咳嗽、风热咳嗽、风燥咳嗽的辨证要点。
2. 掌握二陈汤、清气化痰丸、百合固金丸、养阴清肺膏、止嗽散、小青龙颗粒、杏苏散、桑杏汤的功能、主治应用及使用注意,理解其组方分析。
3. 熟悉橘红痰咳液、半夏露冲剂、橘红丸、蛇胆川贝散、蛤蚧定喘丸、通宣理肺丸、桂龙咳喘宁胶囊、川贝枇杷糖浆、急支糖浆、二母宁嗽丸、蜜炼川贝枇杷膏的功能主治和使用注意。
4. 熟悉牛黄蛇胆川贝液、麻杏止咳糖浆、羚羊清肺丸、川贝雪梨膏、治咳枇杷露的主治应用。

能力要求:

  熟练掌握咳嗽类处方调配的基本技能,具有分析本类处方的能力,学会以功能主治、剂型规格阐述各中成药的优缺点,正确地对咳嗽患者问病荐药。

学·习·目·标

  咳嗽是指外感或内伤等因素,导致肺失宣肃、肺气上逆,冲击气道发出咳声或伴咳痰为临床特征的一种病证。历代将有声无痰称为"咳",有痰无声称为"嗽",有痰有声谓之"咳嗽"。一般多为痰声并见,难以截然分开,故以"咳嗽"并称。

  病因病机 咳嗽病因复杂,可分外感与内伤,外感咳嗽为外感六淫之邪;内伤咳嗽病因为饮食、情志等导致脏腑功能失调,内生病邪。咳嗽的病位,主脏在肺,并与肝、脾、肾有关,主要病机为肺失肃降、肺气上逆。

  素体脾胃虚弱,脾虚不能输布水谷精微,酿湿生痰,上渍于肺,痰壅肺气,宣降失司,气逆而咳;或由脾虚日久而致肺虚,气不布津,津聚为痰,咳嗽反复发作,咳痰色白而黏腻或稠厚,形成"痰湿咳嗽"。

  肝与肺以经络相联,肝气升发,肺气肃降,升发与肃降相互制约,相互协调。若情志所伤,肝郁气滞,其升发疏泄失职,影响肺气肃降而致咳嗽;或因肝郁气滞,日久化火,木火刑金,灼伤肺阴,炼津成痰,痰火犯肺,肺气上逆,形成"痰热咳嗽"。

  素体阴虚,或因热性病之后,损伤人体阴液而致肺阴亏虚,肺阴亏虚每致阴虚火炎,灼津为痰,肺失濡润,气逆于上引起咳嗽而少痰。肺气亏虚,气不化津,灼聚成痰,肃降无权,引起咳嗽气短,形成"阴虚咳嗽"。

  或因气候突变,或调摄失宜,外感风寒之邪从口鼻或皮毛侵入,内郁肺气,肺卫失宣而致咳嗽,形成风寒咳嗽。

  或因气候突变,或调摄失宜,外感风热之邪从口鼻或皮毛侵入,风热犯肺,热灼肺津,炼液成痰,形成风热咳嗽。

  或因气候突变,或调摄失宜,外感风燥之邪从口鼻或皮毛侵入,肺津耗伤,肺失清润,灼津为痰而致风燥咳嗽。

问病要点　首先问外感还是内伤咳嗽，外感咳嗽多为新病，起病急，病程短，常伴有肺卫表证，属邪实；内伤咳嗽，多为久病，起病缓，病程长，多伴见其他脏腑病证。

其次是问咳嗽的声音及发作时间。咳声高扬者属实，咳声低弱者为虚。咳嗽时作，发于白昼，鼻塞声重者多为外感咳嗽。晨起咳嗽，阵发加剧，咳声重浊，多为痰浊咳嗽。午后或黄昏咳嗽较剧，咳嗽轻微，短气乏力者，多为气虚或阴虚咳嗽；午后、黄昏咳嗽加重，咳嗽轻微、短促者，多为肺燥阴虚。

再次问痰的颜色、性质及数量。咳嗽痰少或干咳无痰者，多属燥热、火、阴虚。痰多者，常属痰湿、痰热和虚寒。痰白稀薄者，属风、属寒。痰白而稠厚者属湿。痰黄而黏稠者，属热。痰中带血多属热伤肺络或阴虚肺燥。

治疗原则及注意事项　咳嗽的治疗应分清虚实。外感咳嗽，病位主要在肺，以邪实为主，治宜宣肺祛邪，按病邪性质可分风寒、风热、风燥施治。内伤咳嗽的治疗，当分虚实和脏腑。邪实为主者，当祛邪止咳，或清肝泻肺，兼以扶正等治法；正虚为主者，则当根据虚之所在脏腑，而选用补肺、健脾、益肾等扶正治法。但在选用咳嗽方药时，要注意外感咳嗽忌敛肺止咳，或病初起使用补涩药，否则易使外邪内郁，肺气不畅，痰浊不易排除，咳嗽加重。

第一节　痰湿咳嗽类方药

痰湿咳嗽症见咳嗽反复发作，痰多易咳，胸脘痞闷，呕吐恶心，肢体困倦，舌苔白腻或白滑，脉缓或滑。此证为脾虚生痰，阻遏肺气所致，故治疗应健脾燥湿，化痰止咳，选用燥湿化痰药（如半夏、天南星），辅以健脾理气（如陈皮、茯苓）等组成方药。

二　陈　汤

【方源】《太平惠民和剂局方》。

【组成】法半夏15g　陈皮15g　茯苓9g　炙甘草5g

【功能与主治】燥湿化痰，理气和中。用于湿痰咳嗽。症见痰多色白易咳，胸膈痞闷，恶心呕吐、肢体困倦，或头眩心悸，舌苔白润，脉滑。

【课堂互动】
何谓湿痰？湿痰证最常见于哪些人群？临床上有哪些表现？

【组方分析】本方为治湿痰的基本方。湿痰证，多由脾失健运，水湿不得运化，则湿聚成痰，郁积而成。湿痰犯肺，致咳嗽痰多。湿浊停胃，最易阻碍清阳，影响胃气失和，故头眩心悸，恶心呕吐。留注肌肉，则肢体困重。治宜燥湿化痰、理气和中。

方中半夏辛温性燥、燥湿化痰、和胃降逆止呕，为君药。陈皮理气和中、燥湿化痰为臣药。君臣配伍加强祛痰、和胃止呕作用，体现了气顺则痰降、气化则痰亦化，此合乎"治痰先治气"之法。茯苓健脾渗湿，渗湿以助化痰之力，健脾以杜生痰之源，使痰无由生。甘草和中补脾，调和诸药。煎加生姜，既能制约半夏之毒，又可协助半夏化痰降逆、和胃止呕。用少许乌梅，收敛肺气，与半夏、陈皮相伍，防其燥散伤正。全方结构严谨，标本兼顾，共奏燥湿化痰、理气和中之功。方中半夏和陈皮皆以陈旧者为佳，故方名"二陈"。

【临床应用】
① 本方是治疗湿痰的基础方。以咳嗽反复发作，痰多色白而黏腻或稠厚为辨证要点。
② 常用于慢性支气管炎、慢性胃炎等属湿痰者。

【用法】水煎加生姜 7 片、乌梅 1 个，热服。

【使用注意】本方性燥，故燥痰者慎用；吐血、消渴、阴虚、血虚者忌用。

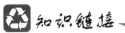

知识链接

　　二陈汤是治疗痰证的基本方，无论寒痰、热痰、湿痰、燥痰均可应用，《医方集解》云："治痰通用二陈。风痰加南星、白附、皂角、竹沥；寒痰加半夏、姜汁；火痰加石膏、青黛；湿痰加苍术、白术；燥痰加栝蒌、杏仁；食痰加山楂、麦芽、神曲；老痰加枳实、海石、芒硝；气痰加香附、枳壳；胁痰在皮里膜外加白芥子；四肢痰加竹沥。"

橘红痰咳液

【方源】《中华人民共和国药典》收载。

【组成】化橘红 300g　百部（蜜炙）30g　茯苓 30g　半夏（制）30g　白前 50g　甘草 10g　苦杏仁 100g　五味子 20g。

【功能与主治】理气化痰，润肺止咳。用于痰浊阻肺所致的咳嗽、气喘、痰多。

【组方分析】方中化橘红理气肃肺、化痰止咳，为君药。苦杏仁、半夏，宣降肺气、止咳化痰；百部润肺止咳，共为臣药。茯苓健脾渗湿化痰，白前祛痰降气止咳，五味子敛肺止咳平喘，为佐药。甘草润肺止咳、和中缓急，调和诸药，为使药。诸药合用，共奏理气化痰、润肺止咳之功。

【临床应用】常用于风、寒、痰、湿所致的咳嗽痰多或咳喘。以咳嗽气喘、痰声重浊、反复发作、舌苔白润、脉滑数为辨证要点；感冒、咽炎、支气管炎、慢性阻塞性肺气肿等有上述证候者。

【性状规格】本品为棕色的液体；气芳香，味甜、微苦。每支装 10ml。

【用法】口服。一次 10～20ml，一日 3 次。

【使用注意】阴虚燥咳者慎用；忌食生冷、辛辣食物。

半夏露冲剂

【方源】《中华人民共和国卫生部药品标准》收载。

【组成】生半夏 79.2g　枇杷叶 47.4g　远志（泡）50.7g　款冬花 47.4g　桔梗 31.5g　麻黄 31.5g　甘草 31.5g　陈皮 47.4g　薄荷油 3ml

【功能与主治】止咳化痰。用于咳嗽多痰，支气管炎。

【组方分析】方中麻黄、薄荷、桔梗具有解表、宣肺、利咽作用；半夏、款冬花具有止咳化痰作用；枇杷叶、陈皮能降气化痰；远志、甘草均有祛痰止咳之效。

【临床应用】常用于痰湿咳嗽。以咳嗽痰多、色白易咳为辨证要点；支气管炎、上呼吸道感染等有上述证候者。

【性状规格】本品为淡黄棕色的颗粒；味甜，具清凉感。每袋装 14g。

【用法】开水冲服。一次 7g，一日 4 次。

【使用注意】本品性温，多用于寒痰，热痰咳嗽慎用。

第二节　痰热咳嗽类方药

　　痰热咳嗽症见咳嗽气粗痰多，咳痰不爽，质黏稠而黄，甚或痰中带血，胸闷，口干苦，咽痛，苔黄腻，脉滑数。此证候为痰热郁肺、壅阻肺气、肺失清肃所致，故治疗应清热肃肺、化痰止咳，选用清化热痰药（如瓜蒌、胆南星等）组成方药。

清气化痰丸

【方源】《景岳全书》清气化痰丸，《中华人民共和国药典》收载。

【组成】黄芩（酒炙）100g　瓜蒌仁霜100g　半夏（制）150g　胆南星150g　陈皮100g　苦杏仁100g　枳实100g　茯苓100g

【课堂互动】
何谓热痰？热痰证最常见于哪些人群？临床上有哪些表现？

【功能与主治】清肺化痰。用于痰热阻肺所致的咳嗽。症见咳嗽痰多、气促息粗，或喉中痰鸣，痰黄黏稠，咳吐不爽或有腥味，胸胁引痛，面赤或有身热，口干欲饮；气粗息痛，胸胁胀满，痰鸣如吼，呛咳频作。

【组方分析】方中胆南星味苦性凉，清热化痰，治实痰实火之壅闭，为君药。瓜蒌仁、黄芩，降肺火、化痰热以助胆南星之功，为臣药。枳实、陈皮下气化痰，寓"善治痰者不治痰而治气，气顺则一身之津液随之而顺矣"之意。茯苓健脾渗湿，杏仁宣肺下气，半夏燥湿化痰，共为佐药。诸药合用，使热清则痰自消，气顺则火自降，痰消则火无所附，共奏清肺化痰之功。

【临床应用】常用于痰热阻肺、肺失宣肃所致的咳嗽。以痰多黏稠，色黄，胸腹满闷，或气促息粗，口干欲饮，舌红苔黄，脉滑数为辨证要点；急、慢性支气管炎见上述证候者。

【性状规格】本品为灰黄色的水丸；气微，味苦。浓缩丸每10丸，重2g。

【用法】口服。一次6～9g，一日2次，小儿酌减。

【使用注意】风寒咳嗽，痰湿阻肺者慎用；孕妇慎用；忌食生冷、辛辣、燥热食物。

橘 红 丸

【方源】《古今医鉴》清金降火汤加减，《中华人民共和国药典》收载。

【组成】化橘红75g　陈皮50g　半夏（制）37.5g　茯苓50g　甘草25g　桔梗37.5g　苦杏仁50g　紫苏子（炒）37.5g　紫菀37.5g　款冬花25g　瓜蒌皮50g　浙贝母50g　地黄50g　麦冬50g　石膏50g

【功能与主治】清肺，化痰，止咳。用于咳嗽痰多，痰不易出，胸闷口干。

【组方分析】本方是在二陈汤的基础上加入清热药、滋阴润燥药及理气健脾药等，从而可用于热痰证和燥痰证。方中化橘红、陈皮，理气和中、燥湿化痰，为君药。款冬花、紫菀，化痰、润肺、止咳，为臣药。半夏、桔梗、杏仁、紫苏子、浙贝母、茯苓、瓜蒌，止咳化痰、理气；生石膏清泻肺火；麦冬、地黄滋阴润燥，共为佐药。甘草祛痰止咳，并调药为使。诸药合用，共奏清肺、化痰、止咳之功。

【临床应用】常用于痰浊阻肺、郁而化热、肺失宣降所致的咳嗽。以痰多色黄、不易咳出、胸闷、口干、纳呆、舌红、苔黄腻、脉弦数为辨证要点；急慢性支气管炎、肺炎、支气管扩张等见上述证候者。

【性状规格】本品为棕褐色的水蜜丸、小蜜丸或大蜜丸；气微香，味甜、微苦。水蜜丸每100丸重10g；大蜜丸每丸重3g、6g。

【用法】口服。水蜜丸一次7.2g，小蜜丸一次12g，大蜜丸一次12g，一日2次。

【使用注意】气虚咳喘及阴虚燥咳者慎用；孕妇慎用；忌食辛辣、油腻食物。

【附方】止咳橘红口服液《中华人民共和国药典》收载）化橘红66g，陈皮44g，法半夏33g，茯苓44g，款冬花22g，甘草22g，瓜蒌皮44g，紫菀33g，麦冬44g，知母22g，桔梗 33g，地黄 44g，石膏 44g，苦杏仁（去皮炒）44g，炒紫苏子 33g。功用：清肺，止咳，化痰。主治：痰热阻肺引起的咳嗽痰多、胸满气短、咽干喉痒。

蛇胆川贝散

【方源】《中华人民共和国药典》收载。

【组成】蛇胆汁 49g　川贝母 295g

【功能与主治】清肺，止咳，祛痰。用于肺热咳嗽，症见咳嗽、痰多、色黄。

【组方分析】本方证为风热犯肺，或风寒化热、邪热蕴肺、肺失宣肃所致。邪热壅肺，肺失宣肃，则咳嗽、痰多、色黄。君药蛇胆汁性凉，味苦微甘，清热止咳化痰。臣药川贝母清热润肺、止咳化痰，为清热化痰之要药。二药合用，共奏清肺、止咳、祛痰之功。

【临床应用】常用于外感风热犯肺，或风寒郁肺化热，所致咳嗽、痰稠黄、咳吐不爽、咽喉疼痛、舌红苔黄腻、脉滑数；支气管炎见上述证候者。

【性状规格】本品为浅黄色至浅棕黄色的粉末；味甘、微苦。每瓶装 0.3g、0.6g。

【用法】口服。一次 0.3～0.6g，一日 2～3 次。

【使用注意】孕妇慎用；痰湿犯肺或久咳不止者慎用；忌食辛辣、油腻食物。

【附方】**牛黄蛇胆川贝液**（《中华人民共和国药典》收载）　人工牛黄、川贝母、蛇胆汁、薄荷脑。功能：清热、化痰、止咳。主治：热痰咳嗽、燥痰咳嗽，痰黄或干咳，咳痰不爽。

麻杏止咳糖浆

【方源】《伤寒论》麻黄杏仁甘草石膏汤，《中华人民共和国卫生部药品标准》收载。

【组成】麻黄 120g　苦杏仁 80g　石膏 240g　甘草（炙）60g

【功能与主治】镇咳，祛痰，平喘。用于肺热咳喘。症见咳嗽频作、咳痰色黄、喘促胸闷，伴身热、口渴等。

【组方分析】方中麻黄甘温，宣肺解表平喘；石膏辛甘大寒，清泄肺胃之热，两药相辅相成，既能宣肺，又能泄热。石膏倍用于麻黄，故为清肺热之剂；麻黄得石膏，宣肺平喘而不助热。杏仁味苦，降利肺气而平喘咳，与麻黄相配则宣降相因，合石膏相伍则清肃协同。炙甘草调和寒热宣降诸药，共奏辛凉宣肺、清热平喘之功。

【临床应用】常用于肺热咳喘。以咳嗽频作、咳痰色黄、喘促胸闷为辨证要点；上呼吸道感染、急慢性支气管炎等有上述证候者。

【性状规格】本品为棕色黏稠的液体；味甜。每瓶装 100ml、120ml。

【用法】口服。一次 15ml，一日 3 次。

【其他剂型】麻杏止咳糖丸、麻杏甘石合剂。

羚羊清肺丸

【方源】《中华人民共和国药典》收载。

【组成】羚羊角粉 6g　浙贝母 40g　桑白皮（蜜炙）25g　前胡 25g　麦冬 30g　天冬 25g　天花粉 50g　地黄 50g　玄参 50g　石斛 100g　桔梗 50g　枇杷叶（蜜炙）50g　苦杏仁（炒）25g　金果榄 25g　金银花 50g　大青叶 25g　栀子 50g　黄芩 25g　板蓝根 25g　牡丹皮 25g　薄荷 25g　甘草 15g　熟大黄 25g　陈皮 30g

【功能与主治】清肺利咽，清瘟止嗽。用于肺胃热盛证。症见身热头晕、四肢酸痛、咳嗽痰盛、咽喉肿痛、鼻衄咯血、口干舌燥。

【组方分析】本方证为肺胃热盛，感受时邪所致。肺胃热盛，又外感时邪，故见身热头晕、咳嗽痰盛。君药羚羊角粉、黄芩、桑白皮清泻肺火。臣药栀子、大黄苦寒，导热下行；

丹皮清热凉血；金银花、大青叶、板蓝根清热解毒。佐药杏仁、枇杷叶、浙贝母清肺化痰止咳；桔梗、金果榄清肺利咽消肿；薄荷、前胡宣散风邪；玄参、地黄、天冬、麦冬、石斛、天花粉清热养阴润肺；陈皮理气化痰。使药甘草止咳化痰，调和药性。诸药合用，共奏清肺利咽、清瘟止嗽之功。

【临床应用】

① 咳嗽。外感时邪、肺胃热盛、肺失宣肃，所致咳嗽气促、痰多黏稠、色黄、咳吐不爽、胸胁胀满，或身热、舌红，苔薄黄腻，脉滑数；上呼吸道感染、急性支气管炎见上述证候者。

② 时行感冒。感受时邪、肺胃热盛所致身热、头晕、四肢酸懒、咳嗽痰多、咽喉肿痛、鼻衄、咯血、口干舌燥，舌质红，苔薄黄腻，脉滑数；流行性感冒见上述证候者。

③ 喉痹。外感时邪、肺胃热盛，所致身热、咽喉红肿疼痛、口干口渴、尿赤、便结；急性咽炎见上述证候者。

【性状规格】本品为黑色的大蜜丸；味微苦。每丸重6g。

【用法】口服。一次1丸，一日3次。

【使用注意】孕妇禁用；外感风寒或寒痰咳嗽者慎用。忌食生冷、辛辣、燥热食物。

第三节　阴虚咳嗽类方药

阴虚咳嗽症见干咳无痰或痰少而黏、痰中带血，口干咽燥，午后潮热，两颧红赤，五心烦热，形体消瘦，神疲乏力等。舌红少苔，脉细数。此证候为阴虚肺燥、肺失宣降所致，故治疗应养阴润肺、化痰止咳，选用滋养肺阴、生津润燥药（如地黄、熟地黄、沙参、麦冬等）组成方药。

百合固金丸

【方源】《慎斋遗书》百合固金汤，《中华人民共和国药典》收载。

【组成】百合100g　地黄200g　熟地黄300g　麦冬150g　玄参80g　川贝母100g　当归100g　白芍100g　桔梗80g　甘草100g

【课堂互动】
百合固金丸的命名依据是什么？

【功能与主治】养阴润肺，化痰止咳。用于肺肾阴虚证。症见燥咳少痰，痰中带血，咽干喉痛。

【组方分析】本方证由肺肾阴虚所致。肺肾阴虚，虚火上炎，肺失清肃，故燥咳少痰，咽干喉痛，甚则灼伤肺络，以致痰中带血。治宜滋养肺肾之阴血，配合清热化痰止咳之法。

方中百合、生熟地滋养肺肾阴液，共为君药。麦冬助百合以养肺阴、清肺热；玄参助生熟地以益肾阴、降虚火，共为臣药。当归、芍药养血和营；贝母、桔梗化痰止咳，为佐。甘草调和诸药为使。诸药合用，滋肾保肺、金水并调，可使阴血渐充、虚火自清、痰化咳止，以达固护肺气之目的，故方名"百合固金汤"。

【临床应用】常用于肺肾阴虚所致的燥咳。以干咳少痰、痰中带血、咳声嘶哑、午后潮热、口燥咽干、舌红少苔、脉细数为辨证要点；肺结核、气管炎、支气管扩张、肺炎中后期、肺癌、咽炎等见上述证候者。

【性状规格】本品为黑褐色的水蜜丸或大蜜丸；味微甜。大蜜丸每丸重9g。

【用法】口服。水蜜丸一次 6g，大蜜丸一次 1 丸，一日 2 次。

【使用注意】本品滋阴碍脾，脾虚便溏、食欲不振者慎用；外感咳嗽、寒湿痰喘者慎用；忌食辛辣、生冷、油腻食物。

养阴清肺膏

【方源】《重楼玉钥》养阴清肺汤，《中华人民共和国药典》收载。

【组成】地黄 100g　麦冬 60g　玄参 80g　川贝母 40g　白芍 40g　牡丹皮 40g　薄荷 25g　甘草 20g

【课堂互动】
如何区别应用百合固金丸与养阴清肺膏？

【功能与主治】养阴润燥，清肺利咽。用于阴虚肺燥咳嗽。症见咽喉干痛、干咳少痰或痰中带血。

【组方分析】方中生地养阴清肺为君药。玄参、麦冬既滋肺肾之阴，又凉血解毒；白芍敛阴泄热，共为臣药。牡丹皮凉血清热，川贝母润肺化痰，薄荷宣肺利咽，共为佐药。甘草祛痰止咳，调和诸药，为使药。诸药合用，共奏养阴润燥、清肺利咽之功。

养阴清肺膏与百合固金丸均可治疗阴虚燥咳。但从组方来看，两者略有不同。百合固金丸中熟地黄滋肾阴，贝母、桔梗清肺化痰止咳，多用于肺肾阴虚、虚火上炎灼肺所致咳嗽痰血等病证；养阴清肺膏中重用地黄养阴清热，牡丹皮清热凉血，少量薄荷宣肺利咽，多用于治疗因久咳伤肺，肺虚不能输精滋肾，而形成肺肾两虚之干咳少痰或痰中带血等病证。

【临床应用】

① 咳嗽。阴虚肺燥所致干咳无痰或痰少而黏，或痰中带血，舌质红，脉细数；慢性支气管炎见上述证候者。

② 咽痛。阴津不足所致咽干咽痛，舌质红，脉细数；扁桃腺炎、咽喉炎等见上述证候者。

【性状规格】本品为棕褐色稠厚的半流体；气香，味甜，有清凉感。每瓶装 50g。

【用法】口服。一次 10～20ml，一日 2～3 次。

【使用注意】脾虚便溏、痰多湿盛咳嗽者慎用；孕妇慎用；忌食辛辣、生冷、油腻食物。

蛤蚧定喘丸

【方源】《中华人民共和国药典》收载。

【组成】蛤蚧 11g　瓜蒌子 50g　紫菀 75g　麻黄 45g　醋鳖甲 50g　黄芩 50g　甘草 50g　麦冬 50g　黄连 30g　百合 75g　炒紫苏子 25g　石膏 25g　炒苦杏仁 50g　煅石膏 25g

【功能与主治】滋阴清肺，止咳平喘。用于肺肾两虚、阴虚肺热所致虚劳久咳、年老哮喘。症见咳嗽气喘，气短烦热，胸满郁闷，盗汗，舌红少苔，脉细数。

【组方分析】本方证为肺肾阴虚，肺失清肃所致。肺肾阴虚，虚火上炎，肺失清肃，故见咳嗽气喘、气短烦热。君药蛤蚧补肺益肾、摄纳肾气而定喘止嗽，为治虚喘之佳品。臣药鳖甲、麦冬、百合，滋补肺阴、生津润燥、除蒸退热。佐药麻黄宣肺平喘；紫菀、紫苏子、瓜蒌子、苦杏仁化痰降逆平喘；黄芩、石膏、黄连清泄肺热。使药甘草祛痰止咳，调和诸药。全方扶正祛邪并用，标本兼治，共奏滋阴清热、止咳定喘之功。

【临床应用】

① 咳嗽。肺肾两虚、阴虚内热所致干咳无痰或痰少黏白，兼见喘息，动则尤甚，不思

饮食，舌质红，苔薄黄，脉细数；慢性支气管炎见上述证候者。

②喘证。肺肾两虚、肾不纳气、痰热内阻所致气喘，动则尤甚，干咳少痰或无痰，自汗盗汗，不思饮食，舌质红，苔薄黄，脉细数；喘息型支气管炎见上述证候者。

【性状规格】本品为棕色至棕黑色的水蜜丸、黑褐色的小蜜丸或大蜜丸；气微，味苦、甜。小蜜丸每60粒重9g；大蜜丸每丸重9g。

【用法】口服。水蜜丸一次5～6g，小蜜丸一次9g，大蜜丸一次1丸，一日2次。

【使用注意】咳嗽新发者慎用；孕妇慎用；忌食辛辣、生冷、油腻食物。

川贝雪梨膏

【方源】《中华人民共和国药典》收载。

【组成】梨清膏400g　川贝母50g　麦冬100g　百合50g　款冬花25g

【功能与主治】润肺止咳，生津利咽。用于阴虚肺热证。症见咳嗽，喘促，口燥咽干。

【组方分析】方中梨清膏甘，微寒，入肺胃经，生津润燥，清热化痰，为君药。川贝母味苦甘、性凉，润肺利咽、止咳化痰，为臣药。麦冬、百合养阴润肺生津；款冬花润肺下气、化痰止咳，共为佐药。以上药味合用，共奏润肺止咳、生津利咽之功。

【临床应用】常用于阴虚肺热所致的咳嗽。以干咳无痰或少痰、咽喉不利、咳声嘶哑、口燥咽干、舌红少苔、脉细数为辨证要点；慢性支气管炎、慢性咽炎等见上述证候者。

【性状规格】本品为棕黄色稠厚的半流体；味甜。每瓶128g。

【用法】口服。一次15g，一日2次。

【使用注意】风寒束肺、寒痰阻肺咳嗽者慎用；脾虚便溏者慎用；忌食辛辣食物。

 知识链接

雪梨，《本草纲目》谓之："润肺凉心、消痰降火，解疮毒、酒毒。"雪梨味甘性寒，具有生津润燥、清热化痰、润肠通便的功效，能改善热病津伤、心烦口渴、肺燥干咳、咽干等症状。

第四节　风寒咳嗽类方药

风寒咳嗽症见咳嗽声重有力，咳痰稀薄色白，咽痒，或伴有头痛、鼻塞、流清涕，骨节酸痛，恶寒无汗。舌苔薄白，脉浮或浮紧。此证候为风寒外束、内郁肺气、肺卫失宣所致，故治疗应疏风散寒、宣肺止咳，选用麻黄、杏仁等组成的方药。

止　嗽　散

【方源】《医学心悟》。

【组成】紫菀15g　百部12g　白前12g　桔梗15g　荆芥10g　陈皮15g　甘草6g

【功能与主治】宣利肺气，疏风止咳。主治风邪犯肺证。咳嗽咽痒，咳痰不爽，或微有恶风发热，舌苔薄白，脉浮缓。

【课堂互动】
引起风寒咳嗽的原因是什么？有哪些临床表现？

【组方分析】本方治证为外感咳嗽，经服解表宣肺药咳仍不止者。风邪犯肺，肺失清肃，虽经发散，因解表不彻而其邪未尽，故仍咽痒咳嗽，而微有恶风发热。治法重在理肺止咳，微加疏表之品。方中紫菀、百部为君，两药味苦，都入肺经，其性温而不热，润而不腻，皆可止咳化痰，对于新久咳嗽都能使用。桔梗味苦辛而性平，善于开宣肺气；白前味辛甘性亦平，长于降气化痰。两者协同，一宣一降，以复肺气之宣降，增强君药止咳化痰之力，为臣药。荆芥辛而微温，疏风解表，以祛在表之余邪；陈皮理气化痰，均为佐药。甘草调和诸药，合桔梗又有利咽止咳之功，是为佐使之用。综观全方，药虽七味，量极轻微，具有温而不燥、润而不腻、散寒不助热、解表不伤正的特点。

【临床应用】

① 本方属宣肺疏风、止咳化痰之剂，可治疗多种咳嗽，尤其适用于疗外感咳嗽，表邪未尽的病证。以咳嗽咽痒、微恶风发热、苔薄白为辨证要点。

② 常用于上呼吸道感染、急慢性支气管炎、百日咳等属表邪未尽，肺气失宣者。

【用法】水煎服。

【使用注意】阴虚劳嗽或肺热咳嗽者，不宜使用。

通宣理肺丸

【方源】《证治准绳》参苏饮加减，《中华人民共和国药典》收载。

【组成】紫苏叶144g　前胡96g　桔梗96g　苦杏仁72g　麻黄96g　甘草72g　陈皮96g　半夏（制）72g　茯苓96g　枳壳（炒）96g　黄芩96g

【功能与主治】解表散寒，宣肺止嗽。用于感冒咳嗽。症见发热恶寒、鼻塞流涕、头痛无汗、肢体酸痛。

【组方分析】本方证为外感风寒、肺气不宣所致咳嗽，治宜解表散寒，宣肺止嗽。方中麻黄、苏叶，怦温辛散、疏风散寒、发汗解表、宣肺平喘，共为君药。前胡、苦杏仁降气化痰平喘，桔梗宣肺化痰利咽，三药相伍，以复肺脏宣发肃降之机；陈皮、半夏燥湿化痰，茯苓健脾渗湿，以绝生痰之源，共为臣药。黄芩清泻肺热，以防外邪内郁而化热，并防麻黄、半夏等温燥太过，枳壳理气，使气行则痰化津复，共为佐药。甘草化痰止咳，调和诸药，为使药。诸药合用，共奏解表散寒、宣肺止嗽之功。

【临床应用】常用于风寒外束、肺气不宣、气逆痰阻所致发热恶寒，恶寒较甚，头痛鼻塞，咳嗽痰白，无汗而喘，骨节身痛，舌苔薄白，脉浮紧；感冒、急性支气管炎等见上述证候者。

【性状规格】本品为黑棕色至黑褐色的水蜜丸或大蜜丸；味微甜、略苦。水蜜丸，每100丸重10g；大蜜丸，每丸重6g。

【用法】口服。水蜜丸一次7g，大蜜丸一次2丸，一日2～3次。

【使用注意】风热感冒及阴虚咳嗽者慎用；孕妇慎用；忌食辛辣、油腻食物。

小青龙颗粒

【方源】《伤寒论》小青龙汤，《中华人民共和国药典》收载。

【组成】麻黄154g　桂枝154g　芍药154g　干姜154g　细辛77g　炙甘草154g　法半夏231g　五味子154g

【功能与主治】解表化饮，止咳平喘。用于外寒内饮证。症见恶寒发热、头身疼痛、无汗、喘咳、痰涎清稀而量多。

【组方分析】本方证为素有痰饮，复感风寒，外寒引动内饮所致。风寒侵袭肌表，卫阳郁遏，营阴郁滞，故见恶寒发热、无汗、头身疼痛；素有水饮者，每致表寒引动内饮，水寒搏结于肺，肺失宣降，故咳喘痰多而稀。治宜解表化饮，表里双解。

方中麻黄、桂枝发汗散寒以解表，且麻黄又能宣肺平喘，桂枝化气行水，二者相须为用，共为君药。干姜、细辛为臣药，温肺化饮，兼助麻、桂解表祛邪。佐以五味子敛肺，芍药养血，既防辛散耗伤肺气，又制其温燥伤津；半夏燥湿化痰、降逆和胃。炙甘草既可益气和中，又调和诸药，为佐使之用。八药合用，使风寒解、水饮去，则诸证自平。

【临床应用】

① 本方是治疗外寒内饮证的代表方。以恶寒发热、无汗、喘咳、痰多而稀、舌苔白滑、脉浮为辨证要点。临床但凡见咳喘、痰多清稀、舌苔白滑，有无表证，皆可使用。

② 常用于支气管炎、支气管炎哮喘、肺炎、肺心病等证属外寒内饮者。

【性状规格】本品为浅棕色至棕色颗粒，或为棕色至棕褐色的颗粒；气微香，味甜、微辛。每袋装 6g（无蔗糖）、13g。

【用法】开水冲服。一次 6g（无蔗糖）或一次 13g，一日 3 次。

【使用注意】内热咳喘及虚喘者慎用；孕妇慎用；忌食辛辣、生冷、油腻食物。

桂龙咳喘宁胶囊

【方源】《中华人民共和国药典》收载。

【组成】桂枝　龙骨　白芍　生姜　大枣　炙甘草　牡蛎　黄连　法半夏　瓜蒌皮　苦杏仁（炒）

【功能与主治】止咳化痰，降气平喘。用于外感风寒、痰湿阻肺引起的咳嗽、气喘、痰涎壅盛。

【组方分析】方中桂枝辛温，散风寒以化痰饮、助阳通经络；龙骨益阴敛营、安心神、敛固外泄营阴，两药合用，既治卫强，又扶营弱。散中有收，汗中寓补，使风寒之表得解，营卫调和，共为君药。生姜助桂枝温肺散风寒以化痰饮；白芍助龙骨益阴敛营；牡蛎软坚散结，并助龙骨安心神、益阴敛营；法半夏燥湿化痰、降逆和胃以止咳祛痰，共为臣药。苦杏仁降气止咳平喘，瓜蒌皮清肺化痰；黄连清热燥湿，大枣益气补中为佐药。炙甘草止咳祛痰，调和诸药，为佐药。诸药合用，共奏止咳化痰、降气平喘之功。

【临床应用】

① 咳嗽。外感风寒、痰湿阻肺所致咳嗽、气喘、痰涎壅盛、苔白滑腻、脉浮滑；急慢性支气管炎见上述证候者。

② 哮喘。外感风寒、痰湿阻肺、肺气上逆所致呼吸急促、苔白滑腻、脉浮滑数；喘息型支气管炎、支气管哮喘见上述证候者。

【性状规格】本品为胶囊剂，内容物为浅棕色的粉末；气芳香，味微苦而甜。每粒装 0.3g（相当于饮片 1g）。

【用法】口服。一次 5 粒，一日 3 次。

【使用注意】外感风热慎用；孕妇慎用；忌油腻、生冷食物。

第五节　风热咳嗽类方药

风热咳嗽症见咳嗽痰黏或黄稠，咳痰不爽，口干咽痛，鼻流黄涕，发热汗出，恶风，头痛，舌苔薄黄，脉浮数。此证候为风热犯肺、肺失清肃、卫表失和所致，故治疗应疏风清热、宣肺止咳，选用辛凉解表药（如川贝、菊花、连翘、金银花等）组成方药。

川贝枇杷糖浆

【方源】《中华人民共和国药典》收载。

【组成】川贝母流浸膏 45ml　桔梗 45g　枇杷叶 300g　薄荷脑 0.34g

　　【功能与主治】清热宣肺，化痰止咳。用于风热犯肺所致的咳嗽。症见咳嗽痰黄或吐痰不爽，咽喉肿痛，胸闷胀痛。

　　【组方分析】方中川贝母味苦甘，性微寒，归肺、心经，功善清热化痰、润肺止咳，为君药。枇杷叶味苦能降，性寒能清，归肺、胃经，可降肺气而止咳，为臣药。桔梗辛散苦泄、化痰利咽，宣开肺气，为舟楫之品；薄荷脑芳香，轻扬升浮，祛风利咽，二药共为佐使药。四药合用，有宣有降，共奏清热宣肺、化痰止咳之功。

　　【临床应用】常用于外感风热之邪、入里犯肺、肺失宣肃而致的咳嗽。以痰黄或稠，咳痰不爽，口渴咽干，咽喉肿痛，胸闷胀痛，舌苔薄黄，脉浮数为辨证要点；感冒、急慢性支气管炎见上述证候者。

　　【性状规格】本品为棕红色的黏稠液体；气香，味甜、微苦，凉。每瓶装150ml。

　　【用法】口服。一次10ml，一日3次。

　　【使用注意】外寒风寒者慎用；忌食辛辣、油腻食物。

急 支 糖 浆

　　【方源】《中华人民共和国药典》收载。

　　【组成】鱼腥草　金荞麦　四季青　麻黄　紫菀　前胡　枳壳　甘草

　　【功能与主治】清热化痰，宣肺止咳。用于外感风热或痰热壅肺所致的咳嗽。症见发热、恶寒、胸膈满闷、咳嗽咽痛。

　　【组方分析】方中鱼腥草长于清肺解毒，为君药。金荞麦、四季青，清热泻火、排脓解毒，加强君药清肺热之功，为臣药。麻黄宣降肺气、止咳平喘；前胡宣散风热、降气化痰、止咳平喘；紫菀化痰止咳；枳壳疏利气机，四药共为佐药。甘草化痰止咳，调和诸药，为佐使药。诸药合用，共奏清热化痰、宣肺止咳之功。

　　【临床应用】常用于外感风热或痰热壅肺所致发热恶寒、咳嗽、痰黄、口渴、咽痛、苔薄黄、脉浮数；或咳嗽胸闷，痰多黄稠，小便短赤，舌红苔黄，脉滑数；急性气管-支气管炎、慢性支气管炎急性发作见上述证候者。

　　【性状规格】本品为棕黑色的黏稠液体；味甜、微苦。每瓶装100ml、200ml。

　　【用法】口服。成人一次20～30ml，一日3～4次；儿童周岁以内一次5ml，一至三岁一次7ml，三至七岁一次10ml，七岁以上一次15ml，一日3～4次。

　　【使用注意】咳嗽属寒者慎用；孕妇慎用；忌食辛辣食物。

治咳枇杷露

　　【方源】《中华人民共和国卫生部药品标准》收载。

　　【组成】枇杷叶131g　百部23g　前胡14g　桔梗9g　桑白皮9g　薄荷脑0.16g

　　【功能与主治】清肺热、止咳、祛痰。用于风热袭肺证。症见口干作渴、咳逆痰多及支气管炎咳嗽。

　　【组方分析】方中枇杷叶味苦性寒、清肺泄热、降气化痰止咳，为君药。百部润肺止咳，前胡清热化痰，为臣药。桔梗开宣肺气、化痰止咳，桑白皮清肺化痰，薄荷脑芳香疏散、祛风利咽，三药共为佐使药。诸药合用，共奏清热、化痰、止咳之功。

　　【临床应用】常用于风热犯肺所致咳嗽、咳痰、口干；支气管炎等有上述证候者。

　　【性状规格】本品为棕褐色的液体；气香，味甜，凉。每瓶装120ml。

【用法】口服。一次 20ml，一日 3 次，小儿减半。

【使用注意】忌食辛辣、油腻食物。

第六节　风燥咳嗽类方药

风燥咳嗽症见咳嗽少痰而黏，不易咳出，口干咽痛，唇鼻干燥，头痛，微寒身热，或痰中带有血丝。舌苔薄黄而干，舌尖红，脉浮数。此证为风燥伤肺、肺津耗伤、肺失清润所致，故治疗应疏风清肺、润燥止咳，选用桑叶、杏仁、浙贝母、沙参等组成方药。

杏　苏　散

【方源】《温病条辨》。

【组成】苏叶　杏仁　半夏　茯苓　前胡各9g　橘皮　苦桔梗　枳壳各6g　甘草　生姜各3g　大枣3枚

【课堂互动】
引起风燥咳嗽的原因是什么？有哪些临床表现？

【功能与主治】轻宣凉燥，理肺化痰。用于外感凉燥证。症见恶寒无汗，头微痛，咳嗽痰稀，鼻塞，咽干，苔白，脉弦。

【组方分析】本方证为凉燥外袭、肺失宣降、痰湿内阻所致。凉燥伤及肌表，故恶寒无汗、头微痛。凉燥伤肺，肺失宣降，津液不布，聚而为痰，则咳嗽痰稀；凉燥束肺，燥邪伤津，故见鼻塞咽干；苔白脉弦为外感凉燥之象。治宜轻宣凉燥，辅以理肺化痰。

方中杏仁苦温而润，宣肺止咳化痰；苏叶辛温不燥，解肌发表，开宣肺气，使凉燥从表而解，为君药。桔梗、枳壳一升一降，助杏仁宣肺止咳，前胡疏风降气化痰，助杏仁、苏叶轻宣达表除痰。半夏、橘皮、茯苓、甘草燥湿化痰，理气和中。生姜、大枣，调和营卫、通行津液，为使药。

【临床应用】

① 本方是治疗轻宣凉燥的代表方，也可治疗风寒咳嗽。以恶寒无汗、咳嗽痰稀、鼻塞、咽干、苔白、脉弦为辨证要点。

② 常用于治疗流行性感冒、慢性支气管炎、肺气肿等有上述证候者。

【用法】水煎服。

桑　杏　汤

【方源】《温病条辨》。

【组成】桑叶6g　杏仁9g　沙参12g　象贝母6g　香豉6g　栀皮6g　梨皮6g

【功能与主治】清宣温燥，润肺止咳。用于外感温燥。症见身热不甚，干咳无痰或痰少而黏，口渴，咽干鼻燥，舌红苔薄白而干，脉浮数而右脉大。

【组方分析】本方证为温燥外袭，肺津受灼所致。秋感温燥之气，伤及肺卫，其病轻浅，故身热不甚；燥气伤肺，耗津灼液，肺失清肃，故口渴、咽干鼻燥、干咳无痰，或痰少而黏。舌红，苔薄白而干，脉浮数，均为外感温燥之象。治宜清宣燥热，润肺止咳。

方中桑叶轻宣燥热，杏仁苦辛温润、宣利肺气，共为君药。淡豆豉助桑叶轻宣解表，贝母清化痰热，沙参润肺止咳生津，共为臣药。栀皮清泄肺热，梨皮清热生津润肺、止咳化痰，共佐使药。诸药合用，共奏"以辛凉甘润之方，气燥自平而愈"之效。

【临床应用】
① 本方是治疗温燥伤肺轻证的常用方。以身微热、干咳无痰或痰少而黏、苔薄白而燥、脉浮数为辨证要点。
② 常用于上呼吸道感染、急性支气管炎、百日咳、支气管扩张等有上述证候者。
【用法】水煎服。

二母宁嗽丸

【方源】《中华人民共和国药典》收载。
【组成】川贝母 225g　知母 225g　石膏 300g　炒栀子 180g　黄芩 180g　蜜桑白皮 150g　茯苓 150g　炒瓜蒌子 150g　陈皮 150g　麸炒枳实 150g　炙甘草 30g　五味子（蒸）30g
【功能与主治】清肺润燥，化痰止咳。用于燥热蕴肺所致咳嗽。症见咳嗽、痰黄而黏不易咳出、胸闷气促、久咳不止、声哑喉痛。
【组方分析】本方证候为秋燥伤肺、肺失濡润所致。燥热蕴肺，煎灼津液，则痰黄黏不易咳出，阻滞气机，则胸闷气促。君药川贝母清润肺燥、化痰止咳；知母甘寒清肺，润肺以治燥。臣药黄芩清肺热；石膏清泻肺火；栀子清热泻火解毒。佐药桑白皮清泻肺热、止咳平喘；瓜蒌子润肺化痰止咳；陈皮、枳实理气化痰除痞，茯苓健脾渗湿，治生痰之源；五味子敛肺止咳。使药炙甘草调和药性。诸药合用，共奏清肺化痰、润肺宁嗽之功。
【临床应用】常用于燥热犯肺所致咳嗽、痰黄而黏不易咳出、胸闷气促、久咳不止、声哑喉痛，舌苔黄，脉滑数；急慢性支气管炎、咽喉炎见上述证候者。
【性状规格】为棕褐色的大蜜丸或水蜜丸；气微香，味甜、微苦。大蜜丸每丸重 9g；水蜜丸每 100 丸重 10g。
【用法】口服。大蜜丸一次 1 丸，水蜜丸一次 6g，一日 2 次。
【使用注意】风寒咳嗽者慎用；忌食辛辣食物。

蜜炼川贝枇杷膏

【方源】《中华人民共和国卫生部药品标准》收载。
【组成】川贝母　枇杷叶　桔梗　陈皮　水半夏　北沙参　五味子　款冬花　杏仁水　薄荷脑
【功能与主治】清热润肺，化痰止咳。用于肺燥咳嗽。症见咳嗽、痰黄而黏、胸闷、咽喉疼痛或痒、声音嘶哑。
【组方分析】本方证候为温燥伤肺所致。燥邪伤肺，灼津为痰，则咳嗽有痰；津伤液少，气道干涩，故见咽喉痛痒、声音嘶哑。方中枇杷叶味苦性寒，能清肺降气、化痰止咳，为君药。半夏与贝母寒温并用，润肺化痰而无温燥之弊；陈皮理气化痰，取气行痰消之效，三药合为臣药。杏仁、款冬花、北沙参润肺止咳，五味子敛肺止咳，薄荷脑疏风利咽，皆为佐药。桔梗宣肺化痰，并为舟楫之剂，为佐使药。诸药合用，共奏清热润肺、化痰止咳之功。
【临床应用】常用于外感燥邪、入里犯肺、肺失宣肃而致咳嗽、咳痰不爽、痰黄而黏、口渴咽干、咽喉疼痛或痒、声音嘶哑，舌苔薄黄，脉数；急慢性支气管炎，咽喉炎见上述证候者。
【性状规格】为棕红色稠厚的半流体；气香，味甜，具清凉感。每瓶装 75ml、100ml。
【用法】口服。一次 15ml，一日 3 次，小儿酌减。
【使用注意】风寒咳嗽者慎用；忌食辛辣、油腻食物。

学习小结

咳嗽分外感咳嗽与内伤咳嗽。外感咳嗽系外感六淫致肺气壅遏不宣；内伤咳嗽或由肺脏自病，或因肝、脾、肾等脏腑功能失调，形成痰火犯肺。无论外感咳嗽还是内伤咳嗽，共同病机是肺失宣肃，肺气上逆。因病因、患者体质的不同，咳嗽分为风寒、风热、风燥、痰湿、痰热、阴虚咳嗽等不同证候。外感咳嗽以祛邪利肺为治疗原则，即祛风寒、散风热、除风燥以宣降肺气；内伤咳嗽祛邪扶正为治疗原则，分清邪实与正虚的主次，酌用祛痰、清火、清肝、健脾、补肺、益肾等治法。应用时须注意，外感咳嗽慎用敛肺止咳之法，以免留邪为患；内伤咳嗽慎用宣散之法，以防发散伤正。

证型	病证要点	常用方药
痰湿咳嗽	咳嗽反复发作，痰多易咳，胸脘痞闷，呕吐恶心，肢体困倦，舌苔白腻或白滑，脉缓或滑	二陈汤、橘红痰咳液、半夏露冲剂
痰热咳嗽	咳嗽气粗痰多，咳痰不爽，质黏稠而黄，甚或痰中带血，胸闷，口干苦，咽痛，苔黄腻，脉滑数	清气化痰丸、橘红丸、止咳橘红口服液、蛇胆川贝散、牛黄蛇胆川贝液、麻杏止咳糖浆、羚羊清肺丸
阴虚咳嗽	干咳无痰，或痰少而黏，痰中带血，口干咽燥，午后潮热，两颧红赤，五心烦热，失眠盗汗，形体消瘦，神疲乏力。舌红少苔，脉细数	百合固金丸、养阴清肺膏、蛤蚧定喘丸、川贝雪梨膏
风寒咳嗽	咳嗽声重有力，咳痰稀薄色白，咽痒，或伴有头痛、鼻塞、流清涕，骨节酸痛，恶寒无汗。舌苔薄白，脉浮或浮紧	止嗽散、通宣理肺丸、小青龙颗粒、桂龙咳喘宁胶囊
风热咳嗽	咳嗽痰黏或黄稠，咳痰不爽，口干咽痛，鼻流黄涕，发热汗出，恶风，头痛。舌苔薄黄，脉浮数	川贝枇杷糖浆、急支糖浆、治咳枇杷露
风燥咳嗽	咳嗽少痰而黏，不易咳出，口干咽痛，唇鼻干燥，头痛，微寒身热，或痰中带有血丝。舌苔薄黄而干，舌尖红，脉浮数	杏苏散、桑杏汤、二母宁嗽丸、蜜炼川贝枇杷膏

目 标 检 测

一、单项选择题

1. 治疗咳嗽凉燥证的最佳方药是（　　）。
   A. 杏苏散　　　　B. 桑杏汤　　　　C. 清气化痰丸　　　　D. 急支糖浆

2. 咳嗽初起，忌用（　　）。
   A. 半夏、陈皮　　B. 沙参、麦冬　　C. 银花、连翘　　　D. 诃子、五味子

3. 咳嗽少痰，黏稠难出，痰中带血丝，鼻燥咽干，恶风发热，舌质红少津，脉浮数，此属何种咳嗽？（　　）
   A. 阴虚感冒　　　B. 风燥咳嗽　　　C. 风热咳嗽　　　　D. 痰热咳嗽

4. 患者70岁，形体肥胖，咳嗽反复，咳声重浊，痰多稠厚，胸闷纳呆，身重肢倦，苔白腻，宜选方药是（　　）。
   A. 二陈汤　　　　B. 蛇胆川贝散　　C. 百合固金丸　　　D. 川贝枇杷糖浆

5. 治疗阴虚咳嗽的主方是（　　）。
   A. 百合固金丸　　B. 止嗽散　　　　C. 橘红丸　　　　　D. 桑杏汤

6. 干咳少痰，口鼻咽干燥，无汗，口渴，兼见发热恶寒，此属（　　）。
   A. 风寒咳嗽　　　B. 风热咳嗽　　　C. 风燥咳嗽　　　　D. 阴虚咳嗽

7. 二陈汤中"二陈"是指（　　）。
   A. 陈皮、半夏　　B. 陈皮、瓜蒌　　C. 半夏、化橘红　　D. 茯苓、杏仁

8. 清气化痰丸的功效是（　　）。
   A. 清肺化痰　　　　　　　　　　　　B. 宣通肺气，止咳平喘

  C. 养阴润肺，化痰止咳   D. 理气化痰，润肺止咳

9. 常用于治疗肺结核的方药是（   ）。

  A. 小青龙颗粒   B. 二母宁嗽丸   C. 川贝枇杷糖浆   D. 百合固金丸

10. 常用于治疗风寒感冒咳嗽的方药是（   ）。

  A. 通宣理肺丸   B. 麻杏止咳糖浆   C. 急支糖浆   D. 桑杏汤

11. 蜜炼川贝枇杷膏治疗何种咳嗽？（   ）

  A. 风燥咳嗽   B. 痰湿咳嗽   C. 痰热咳嗽   D. 风热咳嗽

12. 急支糖浆治疗何种咳嗽？（   ）

  A. 风热咳嗽   B. 痰湿咳嗽   C. 阴虚咳嗽   D. 风寒咳嗽

13. 治疗痰湿咳嗽的方药是（   ）。

  A. 橘红丸   B. 橘红痰咳液   C. 百合固金丸   D. 川贝枇杷糖浆

14. 治疗风燥咳嗽的方药是（   ）。

  A. 养阴清肺膏   B. 清气化痰丸   C. 通宣理肺丸   D. 桑杏汤

15. 治疗痰热咳嗽的方药是（   ）。

  A. 清气化痰丸   B. 百合固金丸   C. 通宣理肺丸   D. 半夏露冲剂

16. 养阴清肺膏治疗何种咳嗽？（   ）

  A. 风热咳嗽   B. 痰湿咳嗽   C. 风燥咳嗽   D. 阴虚咳嗽

17. 治咳枇杷露治疗何种咳嗽？（   ）

  A. 痰热咳嗽   B. 痰湿咳嗽   C. 风燥咳嗽   D. 风热咳嗽

18. 橘红丸治疗何种咳嗽？（   ）

  A. 风寒咳嗽   B. 痰湿咳嗽   C. 风燥咳嗽   D. 痰热咳嗽

二、多项选择题

1. 治疗外感咳嗽，正确的方法是（   ）。

  A. 不宜过早使用滋补之品   B. 宜及时调理脏腑

  C. 不宜过早使用收涩镇咳药   D. 不宜过早使用苦寒药

  E. 疏散外邪，宣通肺气

2. 常用于治疗风寒咳嗽的方药有（   ）。

  A. 通宣理肺丸   B. 小青龙颗粒   C. 桂龙咳喘宁胶囊

  D. 橘红丸   E. 止嗽散

3. 常用于阴虚咳嗽的方药有（   ）。

  A. 百合固金丸   B. 川贝雪梨膏   C. 养阴清肺膏

  D. 蛇胆川贝散   E. 杏苏散

4. 二陈汤组成含有（   ）。

  A. 茯苓   B. 陈皮   C. 半夏

  D. 甘草   E. 人参

5. 痰湿咳嗽具有以下哪些症状？（   ）

  A. 咳嗽   B. 痰多   C. 痞闷

  D. 肢体困倦   E. 呕逆

三、分析题

（一）病例分析

1. 某患者，女，40 岁。咳嗽声重，咳痰清稀色白，咽痒，鼻塞流清涕，恶风寒，无汗，口淡不渴，舌苔薄白，脉浮紧。

请辨证分型，并为该患者推荐常用的中成药。

2. 某患者，男，37 岁。咳嗽气粗，痰黄稠，咳吐不爽，鼻流黄涕，发热微恶寒，汗出

口微渴。

请辨证分型，并为该患者推荐常用的中成药。

3. 某患者，女，50岁。干咳日久，痰少质黏色白，时或痰中带有血丝，口干咽燥，伴潮热，盗汗，消瘦，舌红少苔，脉细数。

请辨证分型，并为该患者推荐常用的中成药。

（二）处方分析

1. 处方：麻黄6g　桔梗10g　前胡6g　黄芩9g　半夏9g　苦杏仁12g　陈皮10g　茯苓12g　紫苏叶9g　甘草6g

根据方中药物，分析此方适用于咳嗽的何种证型，并简要说明理由。

2. 处方：天南星12g　黄芩9g　半夏9g　陈皮10g　苦杏仁9g　全瓜蒌15g　茯苓12g　瓜蒌子12g　甘草10g

审核以上处方，并指出调配时的注意事项。

（卢素宏）

PPT 课件

第六章　热证类方药

　　热证, 是指感受热邪或阳盛阴虚, 人体的功能活动亢进所表现的证候。

　　热证根据病因可分为表热证、实火证、脏腑热证、暑热证、虚热证。各类热证的证候表现不尽一致, 常见的有恶热喜冷, 口渴喜冷饮, 面红目赤, 烦躁不宁, 痰、涕黄稠, 吐血衄血, 小便短赤, 大便干结, 舌红, 苔黄而干燥, 脉数等。本证可见于西医的多种疾病, 凡见有上述证候者均可参照本证进行辨证论治。表热证因另有章节讲解, 故本章不再赘述。

　　病因病机　热证的病因是多方面的, 多因外感火热之邪; 或寒邪化热入里; 或因七情过激, 郁而化热; 或饮食不节, 积蓄为热; 或房劳伤阴, 阴虚阳亢所致。

　　阳热偏盛, 则恶热喜冷。大热伤阴, 津液被耗, 故小便短赤; 津伤则须引水自救, 故口渴饮冷。火性上炎, 则见面红目赤。热扰心神, 则烦躁不宁。津液被阳热煎熬, 则痰、涕等分泌物黄稠。火热之邪灼伤血络, 迫血妄行, 则吐血衄血。肠热津亏, 传导失司, 势必大便燥结。舌红苔黄为热证, 舌干少津为伤阴。阳热亢盛, 加速血行, 故见数脉。

　　问病要点　首问寒热, 辨别病证寒热属性或证型。患者发热轻、恶寒重、则为表寒证; 患者发热重、恶寒轻, 为表热证; 患者但热不寒, 为里热证。

　　其次问起病新久, 实火证多为急性起病, 虚热证多为病程日久。

　　再次, 问热型, 结合临床表现, 辨热证虚实。如实热证的特点是高热, 多见于外感急性发热性疾病, 或脏腑功能失调所致的内热火毒证; 而虚热证的特点是低热, 多见于久病或大病之后。

　　此外, 问病还需结合季节特点、舌诊、脉诊等进行辨证, 如夏季暑热证较多见; 舌绛而干, 多属热伤营阴; 舌红少苔, 多见于虚热证。

　　治疗原则及注意事项　热证用方药一般是在表证已解, 热已入里, 或里热已盛尚未结实的情况下使用。若邪热在表, 应当解表; 里热已成腑实, 则宜攻下; 表邪未解, 热已入里, 又宜表里双解。

　　使用清热剂时应注意以下事项: 一是要辨清热证之部位。若热在气而凉血, 则必然引邪入里；而热在血而清气，则必使邪不外透而痼结深伏。二是辨别热证之真假。真假最为重要，若辨错误投，轻则加重病情，重则危及生命，切不可误用于真寒假热之证。三是辨明热证之虚实。实热宜清之，若屡用清热泻火之剂而热仍不退者，则是阴液耗伤、虚热内生，此乃王冰所说"寒之不寒是无水也"，切忌再投苦寒，以免化燥伤阴，当改甘寒壮水之法，滋阴透热。四是权衡热证之程度，病情之轻重，量证投药，药证相符。热盛而量轻，则无异于杯水车薪；热轻而量重，势必热去而伤阳，伐之过度。五是注意护胃、保津。寒凉苦燥之药最易伤阳败胃劫津，不宜久服，必要时可配和胃护阴之品。六是根据病情需要，有时需要使用"反佐"之法，即在组方时配少许热药或采用凉药热服之法，是为了消除因邪热炽盛出现的寒热格拒现象。此时"反佐"之药用量宜轻、宜少，选择药品亦应巧应妙，方能起到"反佐"之用。

第一节　实火证类方药

实火证是指阳热之邪侵袭人体，由表入里后所致的热证。症见壮热喜冷、口渴饮冷、面红目赤、烦躁或神昏谵语、腹胀满痛拒按、大便秘结、小便短赤、舌红、苔黄而干、脉洪滑数实。本证乃邪热内盛所致，治宜清热泻火。常用黄芩、黄连、石膏等苦寒或大寒之品治疗。

白　虎　汤

【方源】《伤寒论》。

【组成】知母18g　石膏50g　甘草（炙）6g　粳米9g

【课堂互动】

何谓阳明气分热盛证？其病机如何？本方中石膏用量较大的意义是什么？

【功能与主治】清热生津。用于气分热盛证。症见壮热面赤、烦渴引饮、汗出恶热、脉洪有力。

【组方分析】本方证为伤寒化热或温邪入里，里热炽盛所致。里热内盛，既热灼津伤，又逼津外泄，则以"大热、大渴、大汗、脉洪大"为其用药要点。君药石膏辛甘大寒，入肺胃二经，既清肺胃邪热、解肌透表，又可生津止渴。臣药知母苦寒质润，既助石膏清泄里热，又滋阴润燥、除烦止渴。石膏与知母相须为用，清热生津之功倍增。佐药粳米、炙甘草益胃护津，并可防石膏、知母过寒伤胃。炙甘草兼以调和诸药为佐使药。四药合用，泻火之中寓有生津之效，清热而无苦寒燥津之弊，使邪热清解，津液恢复，则诸症自除。

【临床应用】

① 本方为清法的代表方，是治阳明气分热证的基础方。以身大热、汗大出、口大渴、脉洪大为证治要点。

② 常用于治疗感染性疾病，如大叶性肺炎、流行性乙型脑炎、流行性出血热。

【用法】水煎服。

【使用注意】表证未解的无汗发热、口不渴者，脉见浮细或沉者；血虚发热，脉洪不胜重按者；真寒假热的阴盛格阳证，均不宜用。

【附方】

① **白虎加桂枝汤**（《金匮要略》）　知母18g，甘草（炙）6g，石膏50g，粳米6g，桂枝5～9g（去皮）。功用：清热，通络，和营卫。主治：温疟，其脉如平，身无寒但热，骨节

疼烦，时呕，以及风湿热痹，壮热，气粗烦躁，关节肿痛，口渴苔白，脉弦数者。

② **白虎加人参汤**（《伤寒论》） 知母 18g，石膏 50g，甘草（炙）6g，粳米 9g，人参 10g。功用：清热益气生津。主治：汗吐下后，里热炽盛，而见大热、大渴、大汗、脉洪大者。白虎汤证见有背微恶寒，或饮不解渴，或脉浮大而芤，以及暑热病见有身大热属气津两伤者。

③ **白虎加苍术汤**（《类证活人书》） 知母 18g，甘草（炙）6g，石膏 50g，苍术 9g，粳米 9g。功用：清热祛湿。主治：湿温病，症见身热胸痞，汗多，舌红苔白腻等，以及风湿热痹、身大热、关节肿痛等。

知识链接

关于白虎汤石膏之用量，古今认识的分歧较多，大部分医家认为用量宜大。也有人认为石膏用量过大有副作用。因而要根据病情、年龄、体质、季节等，斟酌使用石膏之用量，一般每剂在 30～120g 为妥。

清 营 汤

【方源】《温病条辨》。

【组成】犀角 2g　生地黄 15g　元参 9g　竹叶心 3g　麦冬 9g　丹参 6g　黄连 5g　银花 9g　连翘 6g

【课堂互动】

何谓热入营分证？其病机如何？本方中使用丹参的意义是什么？

【功能与主治】清营解毒，透热养阴。用于热入营分证。身热夜甚，神烦少寐，时有谵语，口渴或不渴，斑疹隐隐，脉细数，舌绛而干。

【组方分析】本方证乃邪热内传营分，耗伤营阴所致。邪热传营，伏于阴分，入夜阳气内归营阴，与热相合，故身热夜甚；营气通于心，热扰心营，故神烦少寐、时有谵语；邪热深入营分，则蒸腾营阴，使血中津液上承于口，故本应口渴而反不渴；若邪热初入营分，气分热邪未尽，灼伤肺胃阴津，则必见身热口渴、苔黄燥；斑疹隐隐，乃热伤血络，血不循经，溢出脉外之征；舌绛而干，脉数，亦为热伤营阴之象。方中水牛角清解营分之热毒，为君药。生地黄凉血滋阴、麦冬清热养阴生津、玄参滋阴降火解毒，三药共用，既可养阴保津，又可助君药清营凉血解毒，共为臣药。君臣相配，清营热而滋营阴，祛邪扶正兼顾。温邪初入营分，故用银花、连翘、竹叶清热解毒、轻清透泄，使营分热邪有外达之机，促其透出气分而解，此即"入营犹可透热转气"之具体应用；黄连苦寒，清心解毒；丹参清热凉血，并能活血散瘀，可防热与血结。上述五味均为佐药。本方的配伍特点是以清营解毒为主，配以养阴生津和透热转气，使入营之邪透出气分而解，诸症自愈。

【临床应用】

① 本方是治疗热邪初入营分证的常用方。以身热夜甚、神烦少寐、斑疹隐隐、舌绛而干、脉数为证治要点。

② 常用于乙型脑炎、流行性脑脊髓膜炎、败血症、伤寒或其他热性病具有高热烦躁、舌绛而干等营分见症者。

【用法】水煎服。

【使用注意】本方多柔润之品，舌苔白滑湿盛者不宜使用。

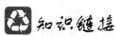 知识链接

古方中之犀角因要源较少，价格昂贵，现多用水牛角代之。水牛角为牛科动物水牛的角。它的成分、性味、功效和药理作用与犀牛角基本相同，其计量应增至犀角的10倍。因水牛角作用和缓，一般热病发烧不退，确有较好的退热效果；但本品毕竟效力远逊于犀角，对于热毒深陷血分之危急重症，仍以犀角为优。

黄连解毒汤

【方源】《外台秘要》引崔氏方。

【组成】黄连9g 黄芩6g 黄柏6g 栀子9g

【课堂互动】

本方所治之三焦火毒证与大承气汤所治之里热积滞实证有何区别？方中为何选用黄连为君药？

【功能与主治】泻火解毒。用于三焦火毒证。症见大热烦躁、口燥咽干、错语不眠；或热病吐血、衄血；或热甚发斑，或身热下利，或湿热黄疸；或外科痈疡疔毒，小便黄赤，舌红苔黄，脉数有力。

【组方分析】本方证乃火毒充斥三焦所致。火毒炽盛，内外皆热，上扰神明，故烦热错语；血为热迫，随火上逆，则为吐衄；热伤络脉，血溢肌肤，则为发斑；热盛则津伤，故口燥咽干；热壅肌肉，则为痈肿疔毒；舌红苔黄，脉数有力，皆为火毒炽盛之证。综上诸症，皆为实热火毒为患，治宜泻火解毒。方中以大苦大寒之黄连清泻心火为君，兼泻中焦之火。臣以黄芩清上焦之火。佐以黄柏泻下焦之火；栀子清泻三焦之火，导热下行，引邪热从小便而出。四药合用，苦寒直折，三焦之火邪去而热毒解，诸症可愈。

【临床应用】

① 本方为苦寒直折、清热解毒的基础方。以大热烦躁、口燥咽干、舌红苔黄、脉数有力为辨证要点。

② 常用于败血症、脓毒血症、痢疾、肺炎、泌尿系感染、流行性脑脊髓膜炎、乙型脑炎以及感染性炎症等属热毒的患者。

【用法】水煎服。

【使用注意】本方四药皆大苦大寒之品，易化燥伤阴，对于非火毒炽盛或津液受损较重者，不宜使用本方。

牛黄解毒片

【方源】《证治准绳》牛黄解毒丸，《中华人民共和国药典》收载。

【组成】牛黄5g 雄黄50g 石膏200g 大黄200g 黄芩150g 桔梗100g 冰片25g 甘草50g

【功能与主治】清热解毒。用于火热内盛证。症见咽喉肿痛、牙龈肿痛、口舌生疮、目赤肿痛。

【组方分析】本方主治火热毒邪炽盛于内，上扰清窍引起的风热乳蛾、风热喉痹、牙宣、口疮。方中牛黄味苦气凉，入肝、心经，功善清热凉心解毒，为君药。生石膏味辛能散，气大寒，清热泻火，除烦止渴；黄芩味苦气寒，清热燥湿，泻火解毒；大黄苦寒沉降，清热泻火，泻下通便，开实火下行之途，共为臣药。雄黄、冰片清热解毒，消肿止痛；桔梗味苦

辛，归肺经，宣肺利咽，共为佐药。甘草味甘性平，调和诸药，为使药。诸药合用，共奏清热解毒泻火之效。

【临床应用】

① 喉痹。热毒蕴结所致咽喉肿痛，一侧或两例咽喉部红肿，或有白物渗出（脓点），或小舌（悬雍垂）红肿，甚则水饮不能入，声音嘶哑，身热、面赤；急性扁桃体炎、咽炎等见上述证候者。

② 牙龈病。胃热上攻所致牙龈肿痛，甚则牙龈化脓，患侧面部、颊部亦肿；牙周炎、牙周间隙脓肿等见上述证候者。

③ 口疮。心火上犯所致口舌生疮，或口舌起溃疡点，口疮处疼痛；口腔溃疡见上述证候者。

此外，本品外用还可治疗腮腺炎、乳腺炎、疖肿、带状疱疹等。

【性状规格】本品为棕黄色粉末。有冰片香气，味苦、辛。每片重 0.4g。

【用法】口服。大片一次 2 片，小片一次 3 片，一日 2～3 次。

【使用注意】孕妇禁用。

【其他剂型】牛黄解毒丸、胶囊、软胶囊。

三　黄　片

【方源】《金匮要略》泻心汤加减，《中华人民共和国药典》收载。

【组成】大黄 300g　盐酸小檗碱 5g　黄芩总苷 21g（相当于黄芩苷 15g）

【功能与主治】清热解毒，泻火通便。用于三焦热盛、目赤肿痛、口鼻生疮、咽喉肿痛、牙龈出血、心烦口渴、尿黄便秘、急性胃肠炎、痢疾。

【组方分析】热邪上攻，故见目赤肿痛，口鼻生疮，咽喉肿痛；热盛入血、迫血妄行，故牙龈出血；热盛扰心，故见心烦；热盛伤津，则口渴；热在下焦，则尿黄便秘。治法宜清热解毒，泻火通便。方中以大黄攻积导滞、泻热通便、清利三焦为主。辅以黄连清中焦之火，黄芩清上焦之火，共收清热解毒、泻火通便之效。

【临床应用】

① 便秘。火热内结所致大便干结、小便短赤、口臭、唇疮、面赤、身热、舌苔黄燥、脉滑实；功能性便秘见上述证候者。

② 泄泻。湿热阻滞、气机失调所致腹痛、泄泻、泻下不爽、肛门灼热、烦热、口渴、小便短赤；急性胃肠炎见上述证候者。

③ 痢疾。饮食不洁、大肠湿热所致下痢赤白、腹痛、里急后重、肛门灼热、小便黄赤；细菌性痢疾见上述证候者。

④ 口疮。三角热盛所致的口舌生疮、大便秘结、小便短赤；口腔溃疡见上述证候者。

⑤ 牙痛。肺胃火热亢盛所致牙龈肿痛、身热、面赤、口干口渴、尿赤、便结；牙周炎见上述证候者。

⑥ 喉痹。胃肠积热、肺胃热盛所致咽喉肿痛、大便秘结、头晕、耳鸣；急性咽炎见上述证候者。

【性状规格】本品为糖衣片，除去糖衣后显棕色；味苦、微涩。片剂，每片重 0.25g。

【用法】口服。一次 4 片，一日 2 次，小儿酌减。

【使用注意】孕妇禁用；冷积便秘、寒湿痢疾、虚火口疮、喉痹者慎用；忌食荤腥油腻食物。

银黄口服液

【方源】《中华人民共和国药典》收载。

【组成】金银花提取物（以绿原酸计）2.4g　黄芩提取物（以黄芩苷计）24g

【功能与主治】清热，解毒，消炎。用于外感风热、肺胃热盛所致的咽干、咽痛、喉核肿大、口渴、发热；急慢性扁桃体炎、急慢性咽喉炎、上呼吸道感染见上述证候者。

【组方分析】方中金银花性寒，功善清热解毒，又兼疏风散热、透散表邪，为君药。黄芩味苦气寒，既除上焦湿热火毒，又清肺热、泻肺火，为臣药。二药合用，共奏清热解毒、疏风散热之效。

【临床应用】

① 乳蛾。外感风热、邪热入里、肺胃热盛所致咽喉疼痛剧烈、咽痛连及耳根、颌下、吞咽困难、喉核红肿较甚、表面有黄白色脓点、高热、渴饮、口臭、舌质红赤、苔黄厚、脉洪大而数；急慢性扁桃体炎见上述证候者。

② 喉痹。外感风热、邪热入里、肺胃热盛所致咽部红肿、疼痛较剧、发热较高、口干、大便秘结、小便黄、舌赤苔黄、脉洪数；急慢性喉炎见上述证候者。

③ 感冒。外感风热、邪热入里化热、肺胃热盛所致身热较著、微恶风、头胀痛、咳嗽、痰黏或黄、咽燥，或咽喉红肿疼痛、鼻塞、流黄浊涕、口渴欲饮、舌苔黄、脉浮数；上呼吸道感染见上述证候者。

【性状规格】本品为红棕色的澄清液体；味甜，微苦。每支装 10ml。

【用法】口服。一次 10～20ml，一日 3 次；小儿酌减。

【使用注意】素体脾胃虚寒者慎用；忌食辛辣、厚味、油腻食物。

【其他剂型】银黄含片、颗粒、片、注射液。

♻ 知识链接

现代研究证明金银花其活性成分主要为绿原酸、异绿原酸，具有抗病原微生物、抗炎、解热等功效；黄芩中的主要成分为黄芩苷，具有抗病原微生物、增强机体免疫力、解痉、抗氧化等多种作用。两者合用，对金黄色葡萄球菌、痢疾杆菌和大肠埃希菌均呈现协同抗菌作用。临床观察表明，本品对感冒，特别是风热型及风热挟湿热型等疗效显著，临床症状缓解快，安全可靠，服用方便，是理想的感冒良药。对急慢性扁桃体炎、急慢性咽喉炎、上呼吸道感染、流行性腮腺炎、肺炎等也有较好的疗效。

清开灵口服液

【方源】《中华人民共和国药典》收载。

【组成】胆酸　珍珠母　猪去氧胆酸　栀子　水牛角　板蓝根　黄芩苷　金银花

【功能与主治】清热解毒，镇痛安神。用于温热病引起的高热不退、烦躁不安、咽喉肿痛、舌红或绛、苔黄、脉数者。

【组方分析】方中胆酸、猪去氧胆酸清热解毒开窍、定惊安神为君。水牛角清热凉血解毒；栀子、板蓝根、黄芩苷、金银花清热解毒为臣。珍珠母息风化痰、镇惊安神为佐。诸药合用，共奏清热解毒、镇静安神之功。

【临床应用】

① 感冒。外感风热所致发热、微恶风或高热不退、烦躁不安、咳嗽痰黄、咽喉肿痛、便结、尿黄、舌红绛、苔黄、脉浮数；上呼吸道感染见上述证候者。

② 乳蛾。外感风热、肺胃热盛所致咽喉肿痛、喉核红肿、发热；急性化脓性扁桃体炎见上述证候者。

③ 喉痹。外感风热时毒、火毒内盛所致咽喉红肿疼痛、发热；急性咽炎见上述证候者。

④ 咳嗽。感受风热、痰热阻肺所致咳嗽、胸闷、痰多色黄；急性支气管炎见上述证

候者。

【性状规格】本品为棕红色的液体；味甜、微苦。每支 10ml。

【用法】口服。一次 10～20ml，一日 2～3 次；儿童酌减。

【使用注意】孕妇禁用；体虚便溏者慎用；忌食辛辣、油腻食物。

【其他剂型】清开灵胶囊、颗粒、片、泡腾片、滴丸、注射液。

♻ *知识链接*

清开灵口服液原是北京中医学院在 20 世纪 70 年代对《温病条辨》中古方"安宫牛黄丸"进行改良制成清开灵注射液的基础上，再进行改良制成的口服液。安宫牛黄丸为传统中成药，由于组方中部分药材稀缺，价格昂贵，为此进行处方调整及剂型改革。清开灵注射液用于临床具有起效快、疗程短、解热作用稳定、疗效显著之特点，尤适合于发热重的儿科急症用药。

第二节　脏腑热证类方药

脏腑热证是指邪热偏盛于某一脏腑而产生的火热证，其临床表现根据邪热偏胜于某一脏腑而有所不同。治宜清解脏腑邪热。本类方药药物配伍运用，是根据所属脏腑火热证候的不同及脏腑生理特点而分别使用不同的清热药组成。如心经火热者，常用泻火清心之黄连、栀子、竹叶、木通等；肝胆火热者，常用泻火清肝之龙胆草、夏枯草、青黛等；脾胃火热者，常用清胃泻火及清胃滋阴之石膏、山栀、黄连、升麻、麦冬等。

茵 陈 蒿 汤

【方源】《伤寒论》。

【组成】茵陈 18g　栀子 12g　大黄 6g

【功能与主治】清热，利湿，退黄。用于湿热黄疸。症见一身面目俱黄、黄色鲜明、发热、无汗或但头汗出、口渴欲饮、恶心呕吐、腹微满、小便短赤、大便不爽或秘结、舌红苔黄腻、脉沉数或滑数有力。

【课堂互动】
何谓阴黄、阳黄？两者病机及病证表现有何不同？

【组方分析】本方为治疗湿热黄疸之常用方。病因皆缘于邪热入里，与脾湿相合，湿热壅滞中焦所致。湿热壅结，气机受阻，故腹微满、恶心呕吐、大便不爽甚或秘结；无汗而热不得外越，小便不利则湿不得下泄，以致湿热熏蒸肝胆、胆汁外溢、浸渍肌肤，则一身面目俱黄、黄色鲜明；湿热内郁，津液不化，则口中渴。舌苔黄腻、脉沉数为湿热内蕴之征。治宜清热，利湿，退黄。

方中重用茵陈为君药，本品苦泄下降，善能清热利湿，为治黄疸要药。臣以栀子清热降火，通利三焦，助茵陈引湿热从小便而去。佐以大黄泻热逐瘀，通利大便，导瘀热从大便而下。三药合用，利湿与泄热并进，通利二便，前后分消，湿邪得除，瘀热得去，黄疸自退。

【临床应用】

① 本方是治疗湿热黄疸的常用方，其证属湿热并重。以一身面目俱黄、黄色鲜明、舌苔黄腻、脉沉数或滑数有力为辨证要点。

② 常用于急性黄疸型传染性肝炎、胆囊炎、胆石症、钩端螺旋体病等所引起的黄疸，证属湿热内蕴者。

【用法】水煎服，茵陈先煎。

【使用注意】方中大黄为苦寒泻下药，久用或大量应用易伤正气；大黄的利胆功效以剂量稍大、煎煮时后下为强，故应结合患者的具体情况灵活应用；阴黄不宜用本方；孕妇慎用。

【附方】

① **茵陈四逆汤**（《伤寒微旨论》） 茵陈 6g，甘草 6g，干姜 4.5g，炮附子 9g。功用：温里助阳，利湿退黄。主治：阴黄证，症见黄色晦暗，皮肤冷，背恶寒，手足不温，身体沉重，神倦食少，脉紧细或沉细无力。

② **复方茵陈糖浆**（《中华人民共和国卫生部药品标准》收载） 龙胆 150g，丹参 225g，茵陈 225g，大青叶 200g，车前草 225g。功用：清热解毒，祛瘀凉血，利湿退黄。主治：肝胆湿热证，胁肋胀痛，恶心呕吐，纳呆腹胀，大便溏泄，小便短赤，或见黄疸，舌质红，苔黄腻，脉弦数或滑数；急性传染性肝炎见上述证候者。

③ **茵陈五苓丸**（《中华人民共和国卫生部药品标准》收载） 茵陈 160g，泽泻 250g，茯苓 210g，猪苓 150g，白术（炒）150g，肉桂 150g。功用：清湿热，利小便退黄。主治：肝胆湿热，湿重于热引起的湿热黄疸、脘腹胀满、小便不利。

♻ *知识链接*

茵陈自古以来为治黄疸要药。现代研究发现，茵陈的化学成分主要有 6,7-二甲氧基香豆素、绿原酸、咖啡酸、挥发油、对羟基苯乙酮等。茵陈在本方中要求先煎，主要是因为先煎能有效增加茵陈的利胆成分，并能破坏挥发油，减少对胃肠道的刺激。

龙胆泻肝丸

【方源】《医方集解》龙胆泻肝汤，《中华人民共和国药典》收载。

【组成】龙胆 120g　柴胡 120g　黄芩 60g　栀子（炒）60g　泽泻 120g　木通 60g　车前子（盐炒）60g　当归（酒炒）60g　地黄 120g　甘草（蜜炙）60g

【课堂互动】

龙胆泻肝丸为清肝胆湿热之方，为何方中要选用益阴养血之生地黄和当归？

【功能与主治】清肝胆，利湿热。用于肝胆湿热、头晕目赤、耳鸣耳聋、牙肿疼痛、胁痛口苦、尿赤涩痛、湿热带下。

【组方分析】方中龙胆上清肝胆实火，下泄肝胆湿热，为君药。黄芩、栀子清热泻火除湿，以助君药之力，为臣药。泽泻、木通、车前子，清热利水、导湿热下行，使湿热之邪从小便而解；肝胆火盛必劫阴液，方中燥湿利湿之品亦恐伤阴，故又佐以生地黄、当归，益阴养血、祛邪而不伤正；柴胡引诸药入肝胆经，并能条达肝郁，顺应了肝主藏血、喜条达之性。用甘草和中解毒，调和诸药。各药合用，具有清泻肝胆实火、清利湿热之功。

【临床应用】

① 眩晕头痛。肝胆实火上炎所致头痛眩晕、面红目赤、烦躁易怒、口苦而干、耳鸣耳聋；原发性高血压、神经性头痛、偏头痛见上述证候者。

② 暴风客热。外感风热、上攻头目所致目赤肿痛、头痛、口苦、烦躁易怒、便干、尿

赤；急性结膜炎见上述证候者。

③ 耳鸣耳聋。情志所伤、肝郁化火、上扰耳窍所致耳鸣如风雷声、耳聋时轻时重，每于郁怒后加重，心烦易怒；神经性耳聋见上述证候者。

④ 脓耳、耳疖。肝胆湿热、蕴结耳窍所致耳内流脓，或耳肿疼痛，口苦咽干；化脓性中耳炎、外耳道疖肿见上述证候者。

⑤ 胁痛。肝胆湿热、肝失疏泄所致胁痛、口苦、胸闷纳呆、恶心呕吐、目赤或目黄身黄、小便黄赤；急性黄疸型肝炎、急性胆囊炎、带状疱疹见上述证候者。

⑥ 淋证。肝胆湿热下注、膀胱气化失司所致小便赤涩热痛、淋漓不畅、小腹急满、口苦而干；急性肾盂肾炎、急性膀胱炎、尿道炎、急性前列腺炎见上述证候者。

⑦ 带下阴痒。肝胆湿热下注所致带下色黄、黏稠臭秽、外阴瘙痒难忍、口苦口干；外阴炎、阴道炎、急性盆腔炎见上述证候者。

【性状规格】本品为黑棕色；味苦。水丸、蜜丸，每丸重6g。

【用法】水丸：口服，一次3～6g，一日2次。蜜丸：口服，一次1～2丸，一日2次。

【使用注意】孕妇慎用；脾胃虚寒者慎用；体弱年老者慎用。忌食辛辣、油腻食物。

【其他剂型】龙胆泻肝片、颗粒、口服液。

左 金 丸

【方源】《丹溪心法》左金丸，《中华人民共和国药典》收载。

【组成】黄连600g 吴茱萸100g

【功能与主治】泻火，疏肝，和胃，止痛。用于肝火犯胃证。症见脘胁疼痛、口苦嘈杂、呕吐酸水、不思饮食。

【课堂互动】
本方选用黄连为君药的用意是什么？

【组方分析】本方证是由肝郁化火、横逆犯胃、肝胃不和所致。肝之经脉布于胁肋，肝经自病则胁肋胀痛；犯胃则胃失和降，故嘈杂吞酸、呕吐口苦；舌红苔黄、脉象弦数乃肝经火郁之候。《素问·至真要大论》说："诸逆冲上，皆属于火""诸呕吐酸，暴注下迫，皆属于热。"火热当清，气逆当降，故治宜以清泻肝火为主，兼以降逆止呕。

方中重用黄连为君，清泻肝火，使肝火得清，自不横逆犯胃；黄连亦善清泻胃热，胃火降则其气自和，一药而两清肝胃，标本兼顾。然气郁化火之证，纯用大苦大寒既恐郁结不开，又虑折伤中阳，故又少佐辛热之吴茱萸，一者疏肝解郁，以使肝气条达、郁结得开；二者反佐以制黄连之寒，使泻火而无凉遏之弊；三者取其下气之用，以和胃降逆；四者可引领黄连入肝经。如此一味而功兼四用，以为佐使。二药合用，共收清泻肝火、降逆止呕之效。

本方的配伍特点是辛开苦降、肝胃同治、泻火而不致凉遏、降逆而不碍火郁，相反相成，使肝火得清，胃气得降，则诸症自愈。

【临床应用】常用于肝火犯胃所致胃脘疼痛、胁肋胀满、烦躁易怒、吞酸、胃中嘈杂、呕吐酸水、口苦、不喜热饮；急慢性胃炎、胃及十二指肠溃疡见上述证候者。

【性状规格】本品为黄褐色的水丸。气特异，味苦，辛。每50粒重3g，每袋18g。

【用法】口服。一次3～6g，一日2次。

【使用注意】脾胃虚寒胃痛及肝阴不足胁痛者慎用；孕妇及肝血虚所致胁痛不宜使用。忌食生冷、辛辣、油腻饮食。

【其他剂型】左金胶囊。

♻ **知识链接** ━━━━━━━━

　　药理实验表明，左金丸具有抗溃疡、抑制胃酸分泌及明显抑制小鼠胃排空和推进小肠运动作用。本品水提取液能促进实验性大白鼠胃小弯溃疡的愈合。对幽门结扎术大白鼠，左金丸能明显抑制胃液分泌，与雷尼替丁比较，作用更为明显。这可能是其抗溃疡作用机制之一。此外，本品还有镇痛、抗炎和抑菌作用。

八正合剂

　　【方源】《太平惠民和剂局方》八正散，《中华人民共和国药典》收载。

　　【组成】瞿麦 118g　车前子（炒）118g　萹蓄 118g　大黄 118g　滑石 118g　川木通 118g　栀子 118g　甘草 118g　灯心草 59g

　　【功能与主治】清热，利水，通淋。用于湿热淋证。症见尿频尿急、溺时涩痛、淋漓不畅、尿色浑赤，甚则癃闭不通，小腹急满，口燥咽干，舌苔黄腻，脉滑数。

　　【组方分析】本方为治疗热淋的常用方。湿热下注蕴于膀胱，水道不利，故尿频尿急、溺时涩痛、淋漓不畅，甚则癃闭不通；湿热蕴蒸，故尿色浑赤；湿热郁遏，气机不畅，则少腹急满；津液不布，则口燥咽干。

　　方中以滑石、木通为君药。滑石善滑利窍道、清热渗湿、利水通淋；木通上清心火、下利湿热，使湿热之邪从小便而去。萹蓄、瞿麦、车前子为臣，三者均为清热利水通淋之常用品。佐以栀子清泄三焦，通利水道，以增强君、臣药清热利水通淋之功；大黄荡涤邪热，并能使湿热从大便而去。甘草调和诸药，兼能清热、缓急止痛，是为佐使之用。加少量灯心草可导热下行。

　　【临床应用】

　　① 热淋。湿热下注、蕴结下焦所致小便短数、尿色黄赤、淋漓涩痛；下尿路感染见上述证候者。

　　② 血淋。湿热下注、迫血妄行所致尿中带血、淋漓涩痛、尿感灼热；尿路感染见上述证候者。

　　③ 石淋。湿热下注、煎熬尿液所致小便短赤、淋漓不畅、尿中断续、少腹拘急，伴腰腹绞痛；尿路结石见上述证候者。

　　【性状规格】本品为棕褐色的澄清液体，味苦。液体合剂，每瓶装 100ml、120ml、200ml。

　　【用法】口服。一次 15～20ml，一日 3 次，用时摇匀。

　　【使用注意】久病体虚者、儿童及老年人慎用；中病即止，不可过量、久用；忌食辛辣、油腻食物。

导 赤 丸

　　【方源】《中华人民共和国药典》收载。

　　【组成】连翘 120g　黄连 60g　栀子（姜炒）120g　木通 60g　玄参 120g　天花粉 120g　赤芍 60g　大黄 60g　黄芩 120g　滑石 120g

　　【功能与主治】清热泻火，利尿通便。用于火热内盛所致的口舌生疮、咽喉疼痛、心胸烦热、小便短赤、大便秘结。

　　【组方分析】方中黄连、栀子、黄芩，清心、肺、三焦之火热，为君药。连翘、木通上清心肺之热，下清小肠之火，通淋止痛；大黄既泻心脾之火，又泻胃肠之火，三药合用，利水通淋、泻下通便，以助君药清热泻火之效；玄参、赤芍，清热凉血、解毒消肿，共为臣药。滑石利水通淋，天花粉清热生津，以防火热伤津，共为佐药。全方配伍有清热泻火、利尿通便之功。

【临床应用】

① 口疮。心经热盛、心火上炎所致口舌生疮或糜烂、疼痛、灼热、便秘、尿赤；口腔炎、口腔溃疡、小儿鹅口疮等见上述证候者。

② 喉痹。肺胃火盛所致咽喉疼痛、口干喜饮、便秘、尿赤；急性咽炎见上述证候者。

③ 淋痛。下焦湿热所致心胸烦热、小便短赤、尿道灼痛；尿路感染见上述证候者。

【性状规格】本品为黑褐色的水蜜丸或大蜜丸。味甘、苦。水蜜丸每 10 粒重 1g；大蜜丸每丸重 3g。

【使用注意】脾虚便溏者慎用；体弱年迈者慎用。忌食辛辣、油腻食物。

安宫牛黄丸

【方源】《温病条辨》安宫牛黄丸，《中华人民共和国药典》收载。

【组成】人工牛黄 30g　水牛角浓缩粉 60g　麝香 7.5g　珍珠（制）15g　朱砂（水飞）30g　雄黄（水飞）30g　黄连 30g　黄芩 30g　栀子 30g　郁金 30g　冰片 7.5g

【功能与主治】清热解毒，镇惊开窍。用于热病，邪入心包，高热惊厥，神昏谵语。中风昏迷及脑炎、脑膜炎、中毒性脑病、脑出血、败血症见上述证候者。

【组方分析】本方证因温热邪毒内闭心包所致。方中牛黄清心凉肝、豁痰开窍、息风止痉；水牛角，清营凉血、解毒定惊；麝香，芳香开窍、通络醒神，共为君药。黄连、黄芩、栀子清热解火解毒，雄黄解毒豁痰，共为臣药。冰片、郁金，通窍醒神、化浊开郁；朱砂、珍珠，镇心安神、定惊止搐，共为佐药。诸药合用，共奏清热解毒、镇惊开窍之功。

【临床应用】

① 神昏。风温、春温、暑温疫毒、内陷心包、上蒙清窍所致高热烦躁、神昏谵语、喉间痰鸣、痉厥抽搐、斑疹吐衄、舌绛苔焦；流行性脑脊髓膜炎、乙型脑炎、中毒性脑病、败血症见上述证候者。

② 中风。痰火内盛、肝阳化风、上扰神明所致突然昏迷、不省人事、两拳握固、牙关紧闭、面赤气粗、口舌歪斜、喉间痰鸣，舌质红，苔黄腻，脉弦滑而数；脑梗死、脑出血见上述证候者。

③ 惊风。小儿外感热病，热极生风、兼痰热内盛、闭塞神明所致高热烦躁、头痛咳嗽、喉间痰鸣、神昏谵语、惊厥抽搐，舌红绛，苔焦黄；流行性脑脊髓膜炎、乙型脑炎见上述证候者。

此外，本品可用于颅脑损伤、重型肝炎、肺性脑病等引起的高热、神昏。

【性状规格】本品为黄橙色至红褐色的大蜜丸；气芳香浓郁，味微苦。每丸重 3g。

【用法】口服。一次 5～6 片；三岁以内小儿一次 1～2 片；四岁至六岁，一次 3 片；一日 1 次。或遵医嘱。

【使用注意】孕妇禁用；寒闭神昏不宜使用；服药期间饮食宜清淡；本品含朱砂、雄黄，不宜过量、久用，肝肾功能不全者慎用；在治疗过程中，如出现肢寒畏冷、面色苍白、冷汗不止、脉微欲绝，由闭证变为脱证时应立即停药。

【其他剂型】安宫牛黄片、胶囊、散。

【附方】

① 紫雪散（《外台秘要》紫雪，《中华人民共和国药典》收载）石膏 144g，北寒水石 144g，滑石 144g，磁石 144g，玄参 48g，木香 15g，沉香 15g，升麻 48g，甘草 24g，丁香 3g，芒硝（制）480g，硝石（精制）96g，水牛角浓缩粉 9g，羚羊角 4.5g，人工麝香 3.6g，朱砂 9g。功用：清热开窍、止痉安神。主治：热入心包，热动肝风证，高热烦躁、神昏谵语、惊风抽搐、斑疹吐衄、尿赤便秘。

② 局方至宝散（《太平惠民和剂局方》至宝丹，《中华人民共和国药典》收载） 水牛角浓缩粉 200g，牛黄 50g，玳瑁 100g，人工麝香 10g，朱砂 100g，雄黄 100g，琥珀 100g，安息香 150g，冰片 10g。功用：清热解毒，开窍镇惊。主治：热病属热入心包，热盛动风证。症见高热惊厥、烦躁不安、神昏谵语及小儿急热惊风。

安宫牛黄丸、紫雪散、局方至宝散均能清热开窍，治疗热闭证，合称"凉开三宝"。从清热解毒之力而言，吴瑭指出"安宫牛黄丸最凉，紫雪次之，至宝又次之"。但从功用方面分析，则各有所长。其中安宫牛黄丸长于清热解毒，适用于邪热偏盛而身热较重者；紫雪散长于息风止痉，适用于兼有热动肝风而痉厥抽搐者；局方至宝散长于芳香开窍、化浊辟秽，适用于痰浊偏盛而昏迷较重者。

万氏牛黄清心丸

【方源】《中华人民共和国药典》收载。

【组成】牛黄 10g　朱砂 60g　黄连 200g　栀子 120g　郁金 80g　黄芩 120g

【功能与主治】清热解毒，镇惊安神。用于热入心包、热盛动风证，症见高热烦躁、神昏谵语及小儿高热惊厥。

【组方分析】方中牛黄清心解毒、豁痰开窍，为君药。黄连、黄芩、栀子清热解毒，为臣药。朱砂镇心安神，郁金行气解郁，兼以开窍，共为佐药。诸药合用，共奏清热解毒、镇静安神之功。

【临床应用】常用于外感热病、热邪入里所致高热头痛、烦躁不安，舌红，苔黄，脉数；流行性乙型脑炎、麻疹病毒性脑炎、麻疹后并发支气管肺炎、百日咳并发脑膜炎见上述证候者。

【性状规格】本品为红棕色至棕褐色的大蜜丸，气特异，味甜、微涩、苦。每丸重 1.5g 或 3g。

【用法】口服。一次 2 丸（每丸重 1.5g），或一次 1 丸（每丸重 3g），一日 2～3 次。

【使用注意】虚风内动、脱证神昏者不宜使用；外感热病，表证未解时慎用；本品含牛黄、朱砂，不宜长期服用；肝、肾功能不全者及造血系统疾病患者慎用；高热急症者应采取综合治疗。

第三节　暑热证类方药

暑热证为夏日感受暑热之邪所致。暑为阳邪，其性炎热。故暑热证表现为身热、汗出、面赤、心烦、小便短赤、舌红、脉数或洪大等一系列阳热证候，暑邪每易伤津耗气，常见口渴喜饮，体倦少气等气津两伤证。暑热证常有多种兼证，如暑热挟湿。对暑病的治疗，在祛暑清热的基础上，当据其兼挟它邪之性质，耗气伤阴之偏重而采用不同的治法。如暑热挟湿邪者，当清暑利湿。

六　一　散

【方源】《黄帝素问宣明论方》六一散，《中华人民共和国药典》收载。

【组成】滑石粉 600g　甘草 100g

【功能与主治】清暑利湿。内服暑热身倦，口渴泄泻，小便黄少；外治痱子刺痒。

【课堂互动】
本方清暑热为何要利小便？

【组方分析】本方为暑热挟湿之证而设。方中滑石，味甘淡性寒，质重而滑，能清热利小便，使三焦湿热从小便而出，为君药。甘草既可清热泻火和中，又可缓滑石之寒滑重坠太过，为佐使药。二药配伍共奏清暑利湿之功。

本方用六份滑石、一份甘草，研为散服，故名"六一散"。配伍特点在于，六份质重寒滑的滑石，与一份甘缓和中的甘草相配，清热利水、甘寒生津，使清热而不留湿，利水而不伤正。

【临床应用】

① 本方是治疗暑湿及湿热壅滞所致小便不利的基础方。以身热烦渴、小便不利为证治要点。

② 常用于胃肠型感冒、胃肠炎、中暑、药物不良反应、膀胱炎、尿道炎、泌尿系结石，以及某些皮肤病等证属湿热者。外用扑撒可治疗痱子。夏季饮用可预防中暑。

【性状规格】本品为浅黄白色的粉末；具甘草甜味，手捻油润滑感。散剂，每袋9g、15g、25g、30g、50g、60g。

【用法】调服或包煎服。一次6～9g，一日1～2次。外用，扑撒患处。

【使用注意】小便清长者慎用；孕妇慎用。忌食辛辣食物。

【附方】益元散（《医宗金鉴》，《中华人民共和国药典》收载）　滑石600g，甘草100g，朱砂30g。功用：清暑利湿。主治：暑湿证见心烦不安者。本品即六一散原方加朱砂而成，在清暑利尿基础上，兼有安神镇惊之功。

知识链接

现代研究表明，滑石不仅有利尿作用，还有抗菌及保护黏膜的作用。滑石对伤寒杆菌、副伤寒杆菌有抑制作用，且对脑膜炎双球菌有轻度抑制作用；滑石的主要成分硅酸镁有吸附和收敛作用，能保护肠道，止泻而不引起鼓肠；滑石粉细腻光滑，可在黏膜、皮肤处形成膜，起到保护皮肤及黏膜的作用，另外滑石撒布创面能形成覆膜，有保护创面、吸收分泌物、促进结痂的作用。

十　滴　水

【方源】《中华人民共和国药典》收载。

【组成】樟脑200g　干姜200g　大黄160g　小茴香80g　肉桂80g　辣椒40g　薄荷油或桉叶油100ml

【功能与主治】健胃，祛风，清凉。用于中暑引起的绞肠痧症、恶心呕吐、腹痛泄泻及胃肠不适等。

【组方分析】方中樟脑辛香辟秽、开窍祛暑，为君药。干姜温脾和中、化湿除满；桉油透邪疏风、清热解暑，二药共为臣药。小茴香，理气开胃、辛香止痛；肉桂温中理气；辣椒消食开胃、辟毒；大黄荡涤实浊，四药共为佐药。全方配伍共奏健胃祛暑之功。

【临床应用】常用于夏秋季节感受暑湿所致头晕恶心、头重如裹、脘腹胀痛、胃肠不适或泄泻、身热不扬，舌苔白腻，脉濡缓。还可用于治疗皮炎、烧烫伤、冻疮。

【性状规格】酊剂，黄褐色透明溶液，每瓶装5～10ml。

【用法】口服。一次1小瓶（2.5～5ml），温开水送下，儿童酌减。

【使用注意】孕妇禁用；忌食辛辣、油腻食物。

【其他剂型】十滴水软胶囊。

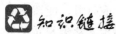知识链接

　　药理实验表明，樟脑对于胃肠道黏膜有刺激作用，使胃部感到温暖及舒适，大量则使人产生恶心及呕吐。口服有祛风作用及轻微的祛痰作用。樟脑对人体的全身作用主要是兴奋中枢神经系统，对于高级中枢神经尤为显著。薄荷油对离体兔肠有解痉作用，并推测其健胃作用可能是由于其嗅、味感觉继发性引起的。大黄对多数革兰阳性细菌及某些革兰阴性细菌均有抗菌作用，对若干常见的致病性真菌也有抑制作用，茴香油可作祛风剂，在腹气胀时排除气体，减轻疼痛。它能降低胃的张力，随后又刺激肠，而使其蠕动正常化，因而促进气体的排出。有时在兴奋后蠕动又降低，因而有助于缓解痉挛，减轻疼痛。

仁　丹

　　【方源】《中华人民共和国卫生部药品标准》收载。

　　【组成】陈皮 50g　檀香 100g　砂仁 100g　豆蔻（去果皮）100g　甘草 80g　木香 30g　丁香 50g　广藿香叶 100g　儿茶 150g　肉桂 300g　薄荷脑 80g　冰片 20g　朱砂 100g

　　【功能与主治】清暑开窍，辟秽排浊。用于中暑呕吐、烦躁恶心、胸中满闷、头目眩晕、晕车晕船、水土不服。

　　【组方分析】方中以广藿香叶、薄荷脑，解暑清热、芳香化湿、散风解表，共为主药。辅以檀香、丁香、肉桂、豆蔻、砂仁、木香、陈皮等，理气醒脾、和胃散寒、降逆止呕、祛湿解暑。佐以儿茶、朱砂、冰片，清凉祛暑、解毒开窍、醒脑安神。使以甘草和中解毒、调和诸药。全方配伍共奏清热祛暑、除烦止呕、生津止渴、提神醒脑之功。

　　【临床应用】

　　① 中暑。夏月感受暑湿、中焦阻遏所致头痛头晕、恶心呕吐、胸中满闷、胃纳不佳或见腹痛泄泻、肢体倦怠，舌苔白或腻，脉濡缓。

　　② 水土不服。劳倦内伤脾胃、复感暑湿邪气所致食欲不振、食少纳呆、腹胀腹痛、呕吐泄泻、肢体倦怠，舌苔白或白厚腻，脉濡缓。

　　【性状规格】本品为朱红色的水丸，除去外衣，显黄褐色；味甘、凉。每 10 粒重 0.3g，每袋重 1.5g，每瓶重 15g。

　　【用法】含化或用温开水送服，一次 10~20 粒。平时含化 3~5 粒，不拘时间。

　　【使用注意】不宜在服药期间同时服用滋补性中成药。

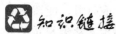知识链接

　　仁丹与十滴水均可用于治疗中暑。仁丹所治之中暑，证为夏月感受暑湿、中焦阻遏；而十滴水所治之中暑，证为感受暑湿夹寒。而且从二者的药物组成看，前者更有陈皮、砂仁、豆蔻等健脾化湿和胃之品，因此仁丹所治之中暑，其食欲不振、胃纳不佳之症状较十滴水更为明显。

清暑益气丸

　　【方源】《脾胃论》清暑益气丸，《中华人民共和国药典》收载。

　　【组成】人参 36g　黄芪（蜜炙）150g　白术（麸炒）360g　苍术（米泔炙）144g　麦冬 72g　泽泻 60g　五味子（醋炙）36g　当归 48g　黄柏 60g　葛根 348g　青皮（醋炙）72g　陈皮 72g　六神曲（麸炒）84g　升麻 60g　甘草 120g

　　【功能与主治】祛暑利湿，补气生津。用于体弱受暑引起的头晕身热、四肢倦怠、自汗

心烦、咽干口渴。

【组方分析】方中炙黄芪益气健脾、固表止汗，为君药。人参、白术益气健脾；葛根、苍术、升麻，燥湿健脾、解肌升阳，五药共为臣药。当归、麦冬、醋五味子养血生津敛汗；泽泻、黄柏清热利湿；陈皮、醋青皮、六神曲，理气健脾、消食化滞，八药共为佐药。甘草益气和中、调和诸药，为使药。全方配伍共奏祛暑利湿、补气生津之功。

【临床应用】常用于感受暑湿、暑热伤气所致的中暑。症见身热、微恶风、头昏重胀痛、四肢倦怠、自汗、心烦、咽干口渴、舌苔薄白微黄、脉虚数。

【性状规格】本品为黄褐色的大蜜丸；气微香，味甜。大蜜丸，每丸重9g；药汁丸，每500粒约30g，每袋重18g。

【用法】口服。大蜜丸，一次1～2丸，一日2次。药汁丸，一次9g，一日1次，以温开水送服。

【使用注意】孕妇慎用；忌食辛辣、油腻食物。

第四节 虚热证类方药

虚热证是指由于体内阴液亏虚所致的一种证候。症见两颧红赤、形体消瘦、潮热盗汗、五心烦热、咽干口燥、舌红少苔、脉细数。本证见于热病后期，因邪留未尽、阴液已伤或肝肾阴虚所致。治宜养阴透热。常用滋阴清热的鳖甲、知母、生地黄与清透伏热的青蒿、秦艽、柴胡、地骨皮等配伍治疗。

青蒿鳖甲汤

【方源】《温病条辨》。

【组成】青蒿6g 鳖甲15g 细生地12g 知母6g 牡丹皮9g

【功能与主治】养阴透热。用于温病后期，邪伏阴分证。症见夜热早凉、热退无汗、舌红苔少、脉细数。

【课堂互动】
本方中药物配伍如何体现"养阴透热"？

【组方分析】本方所治证候为温病后期，阴液已伤，而余邪深伏阴分。人体卫阳之气，日行于表，而夜入于里。阴分本有伏热，阳气入阴则助长邪热，两阳相加，阴不制阳，故入夜身热。早晨卫气行于表、阳出于阴，则热退身凉；温病后期，阴液已伤，加之邪热深伏阴分，则阴津益耗，无以作汗，故见热退无汗；舌红少苔，脉象细数皆为阴虚有热之候。

此阴虚邪伏之证，若纯用滋阴，则滋腻恋邪；若单用苦寒，则又有化燥伤阴之弊。必须养阴与透邪并进。方中鳖甲咸寒，直入阴分，滋阴退热，入络搜邪；青蒿苦辛而寒，其气芳香，清中有透散之力，清热透络，引邪外出。两药相配，滋阴清热，内清外透，使阴分伏热有外达之机，共为君药。生地甘寒，滋阴凉血；知母苦寒质润，滋阴降火，共助鳖甲以养阴退虚热，为臣药。丹皮泄血中伏火，以助青蒿清透阴分伏热，为佐药。诸药合用，共奏养阴透热之功。

本方的配伍特点是滋清兼备、标本兼顾、清中有透，使养阴而不恋邪、祛邪而不伤正，阴复邪去而热退。

【临床应用】
① 本方适用于温热病后期，余热未尽而阴液不足之虚热证。以夜热早凉、热退无汗、

舌红少苔、脉细数为辨证要点。

②常用于原因不明的发热、各种传染病恢复期低热、慢性肾盂肾炎、肾结核等，属阴虚内热、低热不退者。

【用法】水煎服。

【使用注意】青蒿不耐高温，用沸水泡服，余药煎服；温病初起发热忌服；阴虚动风者不宜使用。

 知识链接

青蒿的化学成分有挥发性和非挥发性两大类。前一类主要是挥发油，由蒿酮、异蒿酮、茨烯、β-蒎烯、β-丁香烯、左旋樟脑等组成。其中茨烯、异蒿酮、左旋樟脑、丁香烯及蒎烯约占挥发油的70%。非挥发性成分有青蒿素、青蒿甲素、青蒿乙素、青蒿丙素、氢化青蒿素、青蒿酸、香豆素等。青蒿素已被药理和临床证明具有抗疟作用，是一种具有过氧基的新型倍半萜内酯类化合物。

养血退热丸

【方源】《中华人民共和国卫生部药品标准》收载。

【组成】熟地黄80g 鳖甲（醋制）80g 地骨皮60g 牡蛎（煅）60g 六神曲40g 谷芽（炒）60g 茯苓40g 山药60g 丹参40g 牡丹皮60g 陈皮40g 酸枣仁60g 党参60g 麦冬60g 山楂60g

【功能与主治】滋阴养血，退虚热。用于阴血亏虚、骨蒸潮热、盗汗、眩晕、咳嗽痰少。

【组方分析】方中熟地黄、鳖甲，补肾益髓、滋阴养血，共为君药；丹参、牡丹皮、地骨皮三药配伍，滋阴清热凉血；脾胃为气血生化之源，故用党参、茯苓、山药、陈皮、麦冬益气养阴，共为臣药；并佐用六神曲、谷芽、山楂消食健脾，牡蛎、酸枣仁敛阴养血安神。诸药合用，共奏滋阴养血、退虚热之功。

【临床应用】常用于多种疾病热病后期，一般病程较长。以骨蒸潮热、盗汗、眩晕、咳嗽痰少为辨证要点。

【性状规格】本品为黑色的大蜜丸；气微腥，味微甘、苦。每丸重9g。

【用法】口服。一次1丸，一日2～3次。

【使用注意】忌食辛辣食物。

学习小结

热证一般指人体感受温邪、暑气或寒邪化热而引起的热性证候。以身热烦躁、面目红赤、唇红而干、咽燥口渴、喜冷饮、大便秘结、小便短赤、舌红苔黄、脉数等为常见症状。热证用方药一般是在表证已解，热已入里，或里热已盛尚未结实的情况下使用。用药时要注意辨别热证的表里虚实、真假寒热，以便因证施治。热证用方药性味寒凉，要注意顾护胃气，可适量采用"反佐"药味。

证型	病证特点	常用方药
实火证	气分实热证:壮热面赤,多汗烦渴,脉洪大而滑数	白虎汤
	热入营分证:身热夜甚,神烦少寐,时有谵语或斑疹隐隐	清营汤
	热毒证:狂乱烦躁,错语不眠,吐衄发斑,头面红肿掀痛,咽喉肿痛,口舌生疮,便秘溲赤,舌红苔黄,脉数有力	黄连解毒汤、牛黄解毒片、三黄片、银黄口服液、清开灵口服液

续表

证型	病证特点	常用方药
脏腑热证	湿热黄疸:一身面目俱黄,黄色鲜明,舌苔黄腻,脉沉数或滑数有力	茵陈蒿汤、复方茵陈糖浆、茵陈五苓丸
	肝胆湿热:头晕目赤,耳鸣耳聋,牙肿疼痛,胁痛口苦,尿赤涩痛,湿热带下	龙胆泻肝丸
	肝火犯胃证:脘胁疼痛,口苦嘈杂,呕吐酸水,不思饮食	左金丸
	湿热淋证:尿频尿急,溺时涩痛,舌苔黄腻,脉滑数	八正合剂
	心经热盛:口舌生疮,咽喉疼痛,心胸烦热	导赤丸
	热入心包:高热惊厥,神昏谵语	安宫牛黄丸、万氏牛黄清心丸
暑热证	身热,汗出,面赤,心烦,小便短赤,舌红,脉数或洪大等	六一散、十滴水、仁丹、清暑益气丸
虚热证	两颧红赤,形体消瘦,潮热盗汗,五心烦热,咽干口燥,舌红少苔,脉细数	青蒿鳖甲汤、养血退热丸

目 标 检 测

一、单项选择题

1. 主治阳明气分热盛证的方剂是（　　）。
　　A. 青蒿鳖甲汤　　　　B. 白虎汤　　　　C. 清营汤　　　　D. 黄连解毒汤

2. 主治膀胱湿热的中成药是（　　）。
　　A. 三黄片　　　　　　B. 牛黄解毒片　　C. 八正散　　　　D. 左金丸

3. 龙胆泻肝丸的主治病证是（　　）。
　　A. 三焦热盛　　　　　B. 阴虚火旺　　　C. 肝胆湿热　　　D. 心火上炎

4. 黄连解毒汤的组成药物是（　　）。
　　A. 黄连、黄芩、黄柏、秦皮　　　　　　B. 黄连、黄芩、黄柏、白头翁
　　C. 黄连、秦皮、黄柏、白头翁　　　　　D. 黄连、黄芩、黄柏、栀子

5. 热毒壅盛三焦,充斥表里上下,宜选用（　　）。
　　A. 龙胆泻肝丸　　　　B. 栀子金花丸　　C. 白虎汤　　　　D. 黄连解毒汤

6. 温病后期,邪伏阴分,见夜热早凉、热退无汗、舌红苔少、脉细数,治宜用（　　）。
　　A. 牛黄解毒片　　　　B. 黄连上清丸　　C. 安宫牛黄丸　　D. 青蒿鳖甲汤

7. 六一散中,甘草与滑石的比例是（　　）。
　　A. 6∶1　　　　　　　B. 5∶1　　　　　C. 3∶1　　　　　D. 1∶6

8. 湿热黄疸治疗宜选用（　　）。
　　A. 八正散　　　　　　B. 黄连上清丸　　C. 茵陈蒿汤　　　D. 青蒿鳖甲汤

9. 症见咽喉肿痛、牙龈肿痛、口舌生疮、目赤肿痛,治当首选（　　）。
　　A. 安宫牛黄丸　　　　B. 仁丹　　　　　C. 养血退热丸　　D. 牛黄解毒片

10. 为朱红色的水丸,具有清暑开窍之功,主治暑湿证的成药是（　　）。
　　A. 养血退热丸　　　　B. 仁丹　　　　　C. 安宫牛黄丸　　D. 六一散

二、多项选择题

1. 孕妇忌服的中成药有（　　）。
　　A. 三黄片　　　　　　B. 牛黄解毒片　　C. 安宫牛黄丸
　　D. 十滴水　　　　　　E. 牛黄上清丸

2. 清虚热的方药有（　　）。

A. 青蒿鳖甲汤　　　　B. 导赤丸　　　　C. 左金丸

D. 地骨皮露　　　　　E. 养血退热丸

3. 导赤丸主治心经热盛引起的病症有（　　）。

A. 口舌生疮　　　　　B. 咽喉疼痛　　　　C. 心胸烦热

D. 小便短赤　　　　　E. 大便秘结

4. 下列有关龙胆泻肝丸的叙述，正确的是（　　）。

A. 主治肝胆湿热　　　B. 孕妇慎用　　　　C. 脾胃虚弱者可长期服用

D. 忌辛辣食物　　　　E. 亦可用于湿热带下患者

5. 清暑热的方药有（　　）。

A. 六一散　　　　　　B. 十滴水　　　　　C. 仁丹

D. 清暑益气丸　　　　E. 黄连上清丸

三、分析题

（一）病例分析

1. 某患者，男，35岁。头晕目赤，耳鸣耳聋，牙肿疼痛，胁痛口苦，尿赤涩痛，舌红苔黄。

请辨证分型，并为该患者推荐常用的中成药。

2. 某患者，女，40岁，脘胁疼痛，口苦嘈杂，呕吐酸水，不思饮食。

请辨证分型，并为该患者推荐常用的中成药。

3. 某患者，男，58岁。高温天外出劳作后，出现头晕身热，四肢倦怠，自汗心烦，咽干口渴。

请辨证分型，并为该患者推荐常用的中成药。

（二）处方分析

1. 处方：地黄18g　麦冬9g　丹参6g　黄连5g　金银花9g　水牛角20g　玄参15g　竹叶心5g　连翘6g

根据方中药物，分析此方适用何种证型，并简要说明理由。

2. 处方：石膏30g　薄荷6g　菊花9g　荆芥12g　白芷9g　川芎9g　栀子10g　黄连9g　黄柏9g　黄芩9g　连翘6g　地黄15g　桔梗9g　甘草6g

审核以上处方，并指出调配时的注意事项。

（周媛、曹华）

PPT 课件

第七章　便秘类方药

　　便秘是指粪便在肠内滞留过久，排便周期延长，或粪质干结、排出困难，或经常便而不畅的病症。本病大致相当于现代医学的功能性便秘。

　　病因病机　便秘病因是多方面的，其中主要有外感寒热之邪，内伤饮食情志，病后体虚，阴阳气血不足等。本病病位在大肠，并与脾胃肺肝肾密切相关。

　　素体阳盛，或热病之后，余热留恋，或肺热肺燥，下移大肠，或过食醇酒厚味，或过食辛辣，或过服热药，均可致肠胃积热，耗伤津液，肠道干涩失润，粪质干燥，难于排出，形成所谓"热秘"。

　　忧愁思虑，或郁怒伤肝，或久坐少动，均可导致腑气郁滞，传导失职，糟粕内停，或欲便不出，或出而不畅，或大便干结而成"气秘"。

　　恣食生冷，或过服寒凉，寒滞胃肠，或外感寒邪，直中肠胃，均可导致阴寒积滞胃肠，传导失常，糟粕不行，而成"冷秘"。

　　素体阳虚，或饮食劳倦伤脾，或年老体弱阳衰，或过食生冷伤阳，致气虚阳衰，阴寒内结，便下无力，使排便时间延长，而成便秘。

　　素体阴虚，或病后产后血亏，或年高体弱血虚，或失血夺汗，或过食燥热伤血，均可致阴亏血少，肠道失润，大便干结，便下困难，形成便秘。

　　上述各种病因病机之间常常相兼为病，或互相转化，如肠胃积热与气机郁滞可以并见，阴寒积滞与阳气虚衰可以相兼；气秘日久化热，可导致热结；热结日久，耗伤阴津，又可转化成阴虚。然而，便秘总以虚实为纲，热秘、冷秘、气秘属实，阴阳气血不足所致的虚秘则属虚。

　　问病要点　首问大便艰难与否。对于排便周期，不能因两三天排便一次就谓之便秘。若两三天排便一次，虽然大便干燥，但并无大便艰难，腹部无不适或无他证者，不属便秘证。

　　其次结合患者体质，问粪质及排便时的情况，辨寒热虚实。粪质干燥坚硬，排便时肛门有热感者，属燥热内结；粪质干结，排出艰难，腹部冷痛者，多为阴寒凝滞；年高体弱，久病新产，粪质不干，欲便不出，便下无力，伴心悸气短、腰膝酸软、四肢不温，或大便干结、潮热盗汗，多属虚；年轻气盛，腹胀腹痛，嗳气频作，面赤口臭，舌苔厚，多属实。

此外注意观察舌质与舌苔。舌红少津，无苔或少苔者，多血虚津枯；舌淡白苔少者，多属阳气不足；舌苔白滑不腻者，多为阴寒内结；舌苔黄厚垢腻者，属肠胃积热。

治疗原则及注意事项 便秘的治疗以通下为总则，具体应根据热、冷、气、虚秘之不同，选用具有泻下作用的方药而治。使用泻下类方药，必待表邪已解，里实已成。若表证未解，里实已成，则应视表里证的轻重，先表后里，或表里双解；对老年体虚、孕妇、产妇或正值经期，病后伤津及亡血者，以养正为先，依阴阳气血亏虚的不同，主用滋阴养血、益气温阳之法，酌用润肠之药，标本兼治，正盛便通。泻下药尤其攻下类大都易伤胃气，故得效即止，慎勿过量，以大便软为度。同时，服药期间应忌食油腻及不消化的食物，以防重伤胃气。

第一节　实热便秘类方药

实热便秘症见大便干结，腹胀腹痛，面红身热，口干口臭，心烦不安，小便短赤。舌红苔黄燥，脉滑数。此证候为燥热内结、腑气闭塞不通所致，故治疗应荡涤肠胃燥热，选用寒下药（如大黄、芒硝），辅以行气之枳实、厚朴等组成方药。

大承气汤

【方源】《伤寒论》。
【组成】大黄12g　厚朴24g　枳实12g　芒硝6g

【课堂互动】
何谓厥证、痉病？两者病机及病证表现有何相似之处？

【功能与主治】峻下热结。
① 阳明腑实证。症见大便不通，频转矢气，脘腹痞满，腹痛拒按，脘腹痞满而硬，甚或潮热谵语，手足汗出，舌苔黄燥起刺或焦黑燥裂，脉沉实或滑数。
② 热结旁流证。症见下利清水，色纯青或黄褐，其气臭秽，脐周疼痛，按之坚硬有块，口舌干燥，脉滑数。
③ 热厥、痉病或发狂而见里热实证。

【组方分析】本方为寒下的常用代表方剂。在《伤寒论》中主治阳明腑实证，系由伤寒邪传阳明之腑，入里化热，与肠中燥屎相结，腑气不通所致。证属实热燥屎结聚，其特点为痞、满、燥、实。其中"痞"即心下闷塞坚硬，"满"即脘腹胀满，"燥"即是肠有燥屎干结不下，"实"为大便不通、腹中硬满、痛而拒按。"热结旁流"一证，乃腑热炽盛，积滞内结不出，迫肠中津液从旁而下所致。热厥、痉病、发狂均为邪热积滞，闭阻于内，致诸证丛生。其证虽异，病机则同，治当急下邪热积滞，以救阴液，即"釜底抽薪，急下存阴"之法。

方中大黄苦寒，泻热通便，荡涤肠胃，为君药。芒硝咸寒，软坚泻下，为臣药。两者相须为用，则峻下热结之力更强。厚朴、枳实，行气导滞、消痞除满，并助大黄、芒硝推荡积滞、攻下热结，共为佐药。本方配伍中，大黄、芒硝治燥实，厚朴、枳实除痞满，四药合用，泻下行气并重，便闭者通、塞者畅，则里热积滞之证可愈。六腑以通为用，胃气以下降为顺。本方峻下热结，承顺胃气下行，故方名"大承气"。

【临床应用】

① 本方为急下存阴之方。以数日不大便，脘腹胀满，苔黄厚而干，或焦黑燥裂，脉沉数有力为证治要点。凡气虚阴亏、燥结不甚者，以及年老、体弱、孕妇等，均应慎用。

② 常用于急性单纯性肠梗阻、粘连性肠梗阻、蛔虫性肠梗阻、急性胆囊炎、急性胰腺炎，以及某些热性疾病过程中出现高热、谵语、神昏、惊厥、发狂而见大便不通、苔黄脉实者。

【用法】水煎，大黄后下，芒硝溶服。

【使用注意】本方攻伐力猛，正气不足者，非其所宜。中病即止，以免伤正。

【附方】

① **小承气汤**（《伤寒论》）　大黄 12g，枳实 9g，厚朴 6g。功用：轻下热结。主治：痞、满、实之阳明腑实轻证，症见大便不通、脘腹痞满、潮热谵语等。

② **调胃承气汤**（《伤寒论》）　大黄 12g，芒硝 10g，炙甘草 6g。功用：缓下热结。主治：燥、实为主之阳明腑实轻缓证，症见恶热口渴、大便秘结等。

♻ 知识链接

大黄生药在加热水煮过程中，其结合状态蒽醌苷是不稳定的，随着温度升高和时间延长，其含量逐渐减低。大承气汤的大黄采用后下法，所测得的大黄蒽醌苷总量较高，尤以结合状态成分保留得多，而鞣质的煎出率较低。调胃承气汤测定的蒽醌苷含量较低，而鞣质的煎出率稍高。由于大黄的蒽醌苷是泻下成分、鞣质是收敛成分，两者关系至为密切，直接影响临床疗效。

大黄清胃丸

【方源】《中华人民共和国药典》收载。

【组成】大黄 504g　黄芩 96g　牵牛子（炒）、胆南星、羌活、白芷各 42g　芒硝、槟榔、木通各 63g　滑石粉 168g

【功能与主治】清热解毒，通便止痛。用于胃火炽盛所致的便秘。症见口燥舌干、头痛目眩、大便燥结。

【组方分析】方中大黄、芒硝，清热泻火、软坚散结，为君药。牵牛子泻下通便，助君药加强泻下之力；黄芩清心火，泻胃火；胆南星化痰和胃、息风定惊，共为臣药。羌活、白芷祛风止痛；槟榔行气导滞；木通、滑石，利水通淋、导热下行，为佐药。蜂蜜制丸，调和诸药，润肠通便为使药。全方共奏清热泻火、通便止痛之功。

【临床应用】本品常用于胃火炽盛所致大便燥结、胃中灼痛、嘈杂反酸、消谷善饥、口干口苦、渴喜冷饮、口气秽浊、头痛目眩、小便短赤，或牙龈肿痛，甚则糜烂出血，舌红苔黄燥，脉数；习惯性便秘见上述证候者。

【性状规格】本品为黑褐色的大蜜丸；味苦，辛。每丸重 9g。

【用法】口服，一次 1 丸，一日 2 次。

【使用注意】孕妇禁用；脾胃虚寒便秘者慎用；年老体弱者慎用。忌食辛辣香燥刺激性食物。

当归龙荟丸

【方源】《医学六书》当归龙荟丸，《中华人民共和国药典》收载。

【组成】龙胆（酒炒）100g　栀子100g　黄连（酒炒）100g　黄芩（酒炒）100g　黄柏（盐炒）100g　当归（酒炒）100g　芦荟50g　青黛50g　大黄（酒炒）50g　木香25g　麝香5g

【课堂互动】
　　当归龙荟丸主治肝胆火旺所致的便秘，为何方中要选用养血和血之当归？

【功能与主治】泻火通便。用于肝胆火旺、心烦不宁、头晕目眩、耳鸣耳聋、胁肋疼痛、脘腹胀痛、大便秘结。

【组方分析】方中龙胆、芦荟、青黛清肝泄热，为君药。栀子、黄连、黄芩、黄柏，清泻三焦火热之邪、利水除烦；大黄泻腑通便，共为臣药。当归和血养肝；木香、麝香，辛香走窜、行气止痛，麝香兼能开窍醒神，共为佐药。全方共奏泻火通便之功。

【临床应用】常用于肝胆实火证。以面红目赤、口苦咽干、胁肋疼痛、烦躁易怒、大便干结、舌红苔黄、脉弦数为辨证要点；习惯性便秘、原发性高血压等见上述证候者。

【性状规格】本品为黄绿色至深褐色的水丸；气微，味苦。每50粒重3g。

【用法】口服。一次6g，一日2次。

【使用注意】孕妇禁用。冷积、冷秘者慎用；素体脾虚、年迈体弱者慎用；忌食辛辣、油腻食物。

知识链接

　　现市场上流通的当归龙荟片、当归龙荟胶囊与当归龙荟丸均有清肝明目、泻火通便的作用。但三者不仅仅是剂型的差异，方中所含药物也略有不同。较之当归龙荟丸，当归龙荟片处方中不含麝香，当归龙荟胶囊处方中减去了麝香、青黛两味药物。因此，临证应视具体情况合理选用。

第二节　气滞便秘类方药

　　气滞便秘症见大便干结，或不甚干结，欲便不得出，或便而不爽，肠鸣矢气，甚则少腹作胀，嗳气频作。此证候为气机郁滞致津液不布、肠道失润，故治疗应以顺气解郁为主，加以破气行滞类药。

六　磨　汤

【方源】《世医得效方》。

【组成】槟榔9g　沉香3g　木香9g　乌药6g　枳实10g　大黄6g

【课堂互动】
　　六磨汤方名的由来是什么？

【功能与主治】破气宽中通便。用于气滞腹胀、大便秘结而有热者。症见大便秘结、欲便不得、嗳气频作、胸胁痞满，甚则腹中胀痛、纳呆。苔薄腻，脉弦。

【组方分析】本方为理气通便的常用代表方。主治气滞便秘证，系由情志失和、肝脾气机郁结，导致大肠传导失司所致，故大便秘结、欲便不得。腑气不通、气逆上行，故见嗳气、胸胁痞满。苔薄腻，脉弦为肝脾不和，内有湿滞之象，当理气导滞。

方中槟榔行气破滞而降气，为君药。臣以沉香降气；乌药疏散宣通，入肝、脾而疏胸膜之逆气，可使逆气顺、肝气舒、肝脾和。佐以木香调气，枳实理气行滞，调胃肠气机。大黄苦寒，少许以引诸药入大肠下行为使药。诸药合用，共奏调肝理脾、通便导滞之功。

【临床应用】

① 本方所治证以大便秘结、欲便不得、嗳气频作、胸胁痞满、脉弦为证治要点。

② 常用于结肠肝曲、脾曲综合征，功能性消化不良。

【用法】上六味，各用水磨取汁 75ml，和匀，温服。

【使用注意】方中诸药皆为辛温芳香走窜之品，中病即止，不可久服，以防耗损正气。

宽胸舒气化滞丸

【方源】《中华人民共和国卫生部药品标准》收载。

【组成】牵牛子（炒）120g 青皮（醋炙）12g 陈皮12g 沉香6g 木香6g

【功能与主治】舒气宽中，消积化滞。用于肝胃不和，气郁结滞证。症见两胁胀满、呃逆积滞、胃脘刺痛、积聚痞块、大便秘结。

【组方分析】方中重用牵牛子苦寒泻下、通便消积，为君药。青皮、陈皮，疏肝行气、和胃止痛，合为臣药。沉香、木香，芳香辛散、温中行气、和胃导滞、降气宽中，合为佐药。诸药合用，共奏舒气宽中、消积化滞之功。

【临床应用】

① 便秘。肝胃气滞、腑气不通所致大便干结不通，或艰涩不畅、脘痛胁胀；功能性便秘见上述证候者。

② 胃痛。肝胃不和、气郁食滞所致胃脘胀满疼痛、痛连胁下、嗳气频作；急慢性胃炎、消化不良见上述证候者。

【性状规格】本品为浅黄色的大蜜丸；气香，味甜、微苦辛。每丸重6g。

【用法】口服。一次1～2丸，一日2次。

【使用注意】孕妇禁用；冷秘者慎用；小儿、老人及体质虚弱者慎用。

木香槟榔丸

【方源】《儒门事亲》木香槟榔丸，《中华人民共和国药典》收载。

【组成】木香50g 槟榔50g 枳壳（炒）50g 陈皮50g 青皮（醋炒）50g 香附（醋制）150g 醋三棱50g 莪术（醋制）50g 黄连50g 黄柏（酒炒）150g 大黄150g 炒牵牛子200g 芒硝100g

【功能与主治】行气导滞，泻热通便。用于湿热内停、赤白痢疾、里急后重、胃肠积滞、脘腹胀痛、大便不通。

【组方分析】方中木香辛苦而温，行气消食止痛；槟榔苦辛，化滞消食，降气除满，合为君药。牵牛子、大黄，攻积导滞、泻热通便，合枳壳宽肠下气；黄连、黄柏，清热燥湿、和中止痢，共为臣药。青陈皮、香附，疏肝和胃、理气宽中，三棱、莪术消积破血化瘀，芒硝泻热导下，是为佐使。诸药合用，共奏行气导滞、泻热通便之功。

【临床应用】

① 便秘。热盛伤津、腑气不通所致大便秘结、腹部胀满、疼痛时作；习惯性便秘、消化不良见上述证候者。

② 痢疾。湿热蕴结大肠所致大便脓血、里急后重、腹痛、腹胀、口苦口黏、舌苔黄腻、脉弦滑；细菌性痢疾、急性胃肠炎见上述证候者。

③ 胃痛。湿热壅滞、气滞食积所致胃脘疼痛、胀满、大便不畅、脉弦滑；胃炎、消化不良见上述证候者。

【性状规格】本品为灰棕色的水丸；味苦、微咸。每20粒重3g。

【用法】口服。一次3～6g，一日2～3次。

【使用注意】孕妇禁用；寒湿内蕴胃痛、痢疾及冷秘者慎用；年老体弱及脾胃虚弱者慎用。

第三节　肠燥便秘类方药

肠燥便秘症见大便干结，状如羊粪，或见身热、口干、小便短赤，或见头晕耳鸣、潮热盗汗等。若肠燥便秘因热邪伤津，或素体火盛、胃肠干燥所致者，常用润下药（如火麻仁等）为主，辅以寒下之品；若因年高体弱精血不足，或病后虚损、阴亏血少、肠道失润所致者，则宜选用滋补润肠通便之品（如肉苁蓉、当归等）组成方药。

麻　仁　丸

【方源】《伤寒论》麻子仁丸，《中华人民共和国药典》收载。

【组成】火麻仁200g　苦杏仁100g　大黄200g　枳实200g　厚朴100g　白芍200g

【功能与主治】润肠泻热，行气通便。用于胃肠燥热，脾约便秘证。症见大便秘结、小便频数。

【组方分析】本方所治之证，《伤寒论》称之为"脾约"。为胃中燥热，肠失濡润；脾不能运化升清，津液不能四布而下走膀胱。故大便秘结、小便频数。

【课堂互动】
何谓"脾约"证、阳明腑实证？两者病机及病证表现有何异同？

方中火麻仁质润，润燥通便为君。大黄苦寒泄热、攻积通便；杏仁降肺气，使大肠之气下行，又助麻仁润肠通便；白芍养阴敛津、调和肝脾，共为臣药。佐以枳实、厚朴行气除满，以加强降泄通便之力。以蜜为丸，润燥滑肠，调和诸药，为佐药。诸药合用，重在滋脾润肠，配伍大黄、枳实、厚朴泄热导滞，润攻并施，脾津不足、肠胃燥热之证可愈。

【临床应用】常用于胃肠燥热、津液亏虚所致大便干结难下、腹部胀满不舒、舌苔微黄少津；习惯性便秘、老年人便秘、痔疮便秘见上述证候者。

【性状规格】本品为黄褐色的水蜜丸、小蜜丸或大蜜丸；味苦。大蜜丸每丸重9g。

【用法】口服。水蜜丸一次6g，小蜜丸一次9g，大蜜丸一次1丸，一日1～2次。

【使用注意】孕妇慎用；虚寒性便秘慎用。忌食辛辣香燥刺激性食物。

【其他剂型】麻仁胶囊，麻仁软胶囊。

【附方】

① 麻仁润肠丸（《中华人民共和国药典》收载）　火麻仁120g　苦杏仁（去皮炒）60g　大黄120g　木香60g　陈皮120g　白芍60g　功用：润肠通便。主治：肠胃积热所致的便秘。症见胸腹胀满，口苦，尿黄，舌红苔黄或黄燥，脉滑数。孕妇禁用。

② 五仁润肠丸（《中华人民共和国卫生部药品标准》收载）　地黄200g　桃仁50g　火麻仁50g　郁李仁15g　柏子仁25g　肉苁蓉（酒蒸）50g　陈皮200g　大黄（酒蒸）50g　当归50g　松子仁15g　功用：润肠通便。主治：津枯便秘，大肠燥热。症见便秘腹胀，食少，消化不良，舌燥少津，脉细涩。孕妇禁用。

麻仁丸、麻仁润肠丸、五仁润肠丸均为润肠通便之剂。麻仁丸以麻子仁、杏仁、蜂蜜、白芍益阴润肠为主，兼配小承气汤泻热通便，补中有泻，攻润相合，善于治疗肠胃燥热、大便燥实之便秘；麻仁润肠丸佐用行肠胃气滞的木香、陈皮，侧重于体虚或产后久卧气机不畅、痞满较甚者；五仁润肠丸集富含油脂的果仁于一方，配伍理气行滞的陈皮，润下与行气相合，以润燥滑肠为用，善治津亏肠燥便秘。

通便灵胶囊

【方源】《中华人民共和国卫生部药品标准》收载。

【组成】番泻叶 1200g　当归 150g　肉苁蓉 150g

【功能与主治】泻热导滞，润肠通便。用于热结便秘、长期卧床便秘、一时性腹胀便秘、老年习惯性便秘。

【组方分析】方中重用番泻叶，既能泻下导滞，又能清导实热，为君药。当归补血养血、润肠通便；肉苁蓉补益精血、润燥滑肠，共为臣药。诸药合用，共奏清热导滞、滑肠通便之功。

【临床应用】常用于长期卧床、老年体虚、气血不足、胃肠蕴热所致大便干结、心悸气短、面色㿠白、周身倦怠、舌淡苔少、脉沉细数；习惯性便秘见上述证候者。

【性状规格】本品为胶囊剂，内容物为黑褐色的颗粒或粉末；气微，味微苦、咸。每粒装 0.25g。

【用法】口服。一次 5~6 粒，一日 1 次。

【使用注意】脾胃虚寒者慎用；忌食辛辣、油腻食物。

苁蓉通便口服液

【方源】《新药品种》收载。

【组成】肉苁蓉 750g　何首乌 1500g　枳实（麸炒）250g　蜂蜜 500g

【功能与主治】滋阴补肾，润汤通便。用于肾精亏虚引起的便秘。

【组方分析】本证为肾虚气弱或阴津耗伤，肠道失养所致。方以肉苁蓉咸温润降、益肾填精、润肠通便，为君药。何首乌补肾阴、益精血，为臣药。枳实导滞通便，蜂蜜润肠益脾胃，共为佐使。诸药合用，阴阳双补，滋阴润燥，使得阳气津液充足，气机调畅，便秘症状明显好转。

【临床应用】常用于气伤血亏、阴阳两虚所致大便干结、心悸、气短、周身倦怠；中老年人、产后虚性便秘及习惯性便秘见上述证候者。

【性状规格】本品为深棕色液体；味甜，微苦涩。每支 10ml。

【用法】口服。一次 10~20ml，一日 1 次，睡前或清晨服用。

【使用注意】孕妇慎用；实热积滞所致大便燥结者慎用。

增 液 颗 粒

【方源】《温病条辨》增液汤，《中华人民共和国卫生部药品标准》收载。

【组成】玄参 270g　麦冬 216g　地黄 216g

【功能与主治】养阴生津，清热润燥。用于热邪伤阴、津液不足所引起的阴虚内热、口干咽燥、大便燥结。

【课堂互动】
何谓"增水行舟"之法？在哪些泻下方药中得以体现？

【组方分析】本方君以玄参滋阴增液、润肠通便；臣以麦冬、地黄助玄参滋阴增液，使阴液充足，肠道得润，燥屎才能下行。三药并用，咸寒苦甘，养阴增液，使肠道得润，大便自下，故名"增液"，有"增水行舟"之意。正如《温病条辨》所谓"水不足以行舟，而结粪不下者"，当用增液润燥之法。

【临床应用】常用于高热后邪热伤津，津亏肠燥所致大便秘结、排便困难，兼见口渴咽干、口唇干燥、小便短赤、舌红少津；习惯性便秘见上述证候者。

【性状规格】本品为棕黄色的颗粒；味甜、微苦涩。每袋重 20g。

【用法】开水冲服。一次 20g，一日 3 次。

【使用注意】服药期间，忌食辛辣刺激性食物。

【其他剂型】增液口服液。

第四节　阳虚便秘类方药

阳虚便秘症见大便艰涩，难以排出，便质干或不干，面色萎黄无华，心悸，甚则少腹冷痛，小便清长，畏寒肢冷，舌质淡，苔白润，脉沉迟。本类证型由阳虚寒凝所致，寒凝者非温不散，积滞者非下不除，故用本类方剂以温散寒积、下其里实为主。选用泻下药配伍温里药组成方剂。

温 脾 汤

【方源】《备急千金要方》。

【组成】大黄 15g　当归 9g　干姜 9g　附子 6g　人参 6g　芒硝 6g　甘草 6g

【课堂互动】
　　若腹中胀痛，宜如何加减；腹中冷痛者，又宜如何加减？

【功能与主治】温补脾阳，攻下冷积。用于阳虚寒积证。症见腹痛便秘、脐下绞结、绕脐不止、手足不温、苔白不渴、脉沉弦而迟。

【组方分析】本方证治由于脾阳不足、冷积内停所致。阳气不运、腑气不通、脾虚失运。方中附子大辛大热、温阳散寒；大黄苦寒泻下、荡涤积滞，虽有苦寒之性，但配伍附子，而成温下之剂，共为君药。干姜温中散寒；当归、芒硝，补血润肠、软坚散结，共为臣药。人参、炙甘草，温补脾胃阳气、补气升阳，为佐药。甘草调和药性，兼以为使。全方由温补脾阳药配伍寒下攻积药组成，温阳（附子、干姜）、泻下（大黄、芒硝）与补益（当归、人参、甘草）三法兼备，寓温补于攻下之中，是温下著名代表方剂。

【临床应用】

① 本方为治疗脾阳不足、寒积中阻的常用方。以腹痛、便秘、手足不温、畏寒喜热、苔白、脉沉弦而迟为证治要点。

② 常用于急性单纯性肠梗阻或不全梗阻、幽门梗阻，胆道蛔虫症，消化性溃疡，慢性痢疾等属脾阳虚而有积滞者。

【用法】水煎，大黄后下。

【使用注意】里热实证，津伤便秘者，不宜服用。

济 川 煎

【方源】《景岳全书》

【组成】当归 9～15g　牛膝 6g　肉苁蓉 6～9g　泽泻 4.5g　升麻 1.5～3g　枳壳 3g

【功能与主治】温肾益精，润肠通便。用于肾虚便秘。症见大便秘结、小便清长、腰膝酸软、头目眩晕、舌淡苔白、脉沉迟。

【组方分析】方中肉苁蓉味甘、咸，性温，能温肾益精、暖腰润肠，为君药。当归补血润燥、润肠通便；牛膝补益肝肾、壮腰膝，性善下行，共为臣药。枳壳下气宽肠而助通便；泽泻渗利小便而泻肾浊；妙用升麻以升清阳，清阳升则浊阴自降，相反相成，以助通便之效，以上共为佐药。诸药合用，既可温肾益精治其本，又能润肠通便以治标。本方用药灵巧，补中有泻，降中有升。

【临床应用】

① 本方为温润通便、治疗肾虚便秘的常用方。以大便秘结、小便清长、腰膝酸软、舌淡苔白、脉沉迟为辩证要点。

② 常用于习惯性便秘、老年便秘、产后便秘等属肾虚精亏肠燥者。

【用法】水煎服。

【使用注意】凡热邪伤津及阴虚者忌用。

学习小结

便秘的发病原因较多，外感寒热之邪、内伤饮食情志、病后体虚、阴阳气血不足等均可导致便秘，荐药时须分清虚实论治。实证常见的有肠道实热型和肠道气滞型，虚证常见的有阴虚肠燥型和脾肾阳虚型。其治疗方法各有不同，热结便秘者，宜泻热通腑；气滞便秘者，宜行气导滞；津亏便秘者，宜滋阴生津、润肠通便；阳虚便秘者，宜温补肾阳、润肠通便。

证型	病证要点	常用方药
实热便秘	大便干结，腹胀腹痛，面红身热，口干口臭，心烦不安，小便短赤，舌红苔黄燥，脉滑数	大承气汤、小承气汤、调胃承气汤、大黄清胃丸、当归龙荟丸、三黄片、牛黄解毒片
气滞便秘	大便干结，欲便不得出，或便而不爽，肠鸣矢气，少腹作胀，苔白，脉弦	六磨汤、宽胸舒气化滞丸、木香槟榔丸
肠燥便秘	大便干结，状如羊粪，腹胀或痛，或见身热、口干、小便短赤，或见头晕耳鸣，潮热盗汗，舌红，苔少，脉细数	麻仁丸、麻仁润肠丸、五仁润肠丸、通便灵胶囊、苁蓉通便口服液、增液颗粒
阳虚便秘	大便艰涩，难以排出，便质干或不干，面色萎黄无华，心悸，甚则少腹冷痛，小便清长，畏寒肢冷，舌质淡，苔白润，脉沉迟	温脾汤、济川煎

目标检测

一、单项选择题

1. 大承气汤的功效是（　　）。
　　A. 清热泻火　　　B. 润肠通便　　　　C. 峻下热结　　　　D. 攻下寒积

2. 用于年老、产后血虚或肠燥津枯便秘的方药是（　　）。
　　A. 当归龙荟丸　　B. 五仁润肠丸　　　C. 三黄片　　　　　D. 大黄清胃丸

3. 大承气汤煎服方法正确的是（　　）。
　　A. 先煮枳实、厚朴，再下芒硝，最后下大黄
　　B. 先煮大黄、芒硝，最后下枳实、厚朴
　　C. 先煮枳实、厚朴，再下大黄，芒硝溶服

D. 所有药物一起煎

4. 大黄清胃丸中，牵牛子起泻下通便之功，在方中属于（　　）。
    A. 君药　　　　　　　　B. 臣药　　　　　　　　C. 佐制药　　　　　　　　D. 反佐药

5. 大黄清胃丸适用于治疗（　　）。
    A. 肠热积滞证　　　　　　　　　　　　　　B. 肝胆实火证
    C. 胃火实热所致之便秘　　　　　　　　　　D. 湿热食积便秘

6. 大黄清胃丸因方中含有（　　），服用量大可中毒，孕妇忌用。
    A. 大黄　　　　　　B. 芒硝　　　　　　　　C. 牵牛子　　　　　　　　D. 白芷

7. 尤其适合中老年人病后、妇女产后虚性便秘的是（　　）。
    A. 宽胸舒气化滞丸　　　　　　　　　　　　B. 苁蓉通便口服液
    C. 木香槟榔丸　　　　　　　　　　　　　　D. 当归龙荟丸

8. 能温补脾阳、攻下冷积，主治阳虚寒积证的是（　　）。
    A. 当归龙荟丸　　B. 苁蓉通便口服液　　C. 木香槟榔丸　　　　D. 温脾汤

9. 下列不属于孕妇忌用或禁用的方药是（　　）。
    A. 增液颗粒　　　　B. 木香槟榔丸　　　　　C. 枳实导滞丸　　　　　　D. 麻仁丸

二、多项选择题

1. 接待便秘型患者并推荐药物过程中，需要了解患者的（　　）。
    A. 饮食爱好　　　　　　　　　　　　　　　B. 舌质与舌苔
    C. 结合患者体质，问粪质及排便时的情况
    D. 寒热虚实　　　　　　　　　　　　　　　E. 大便艰难与否

2. 当归龙荟丸适用于肝胆火旺的便秘，症见（　　）。
    A. 心烦不宁　　　　B. 大便秘结，欲便不得
    C. 耳鸣耳聋　　　　D. 胁肋疼痛　　　　　E. 嗳气频作

3. 属于润下的便秘类方药有（　　）。
    A. 当归龙荟丸　　　B. 麻仁润肠丸　　　　C. 五仁润肠丸
    D. 增液颗粒　　　　E. 麻子仁丸

PPT 课件

4. 不适应使用宽胸舒气化滞丸的人群包括（　　）。
    A. 老年便秘者　　　B. 产后血枯者　　　　C. 阳虚便秘者
    D. 小儿便秘者　　　E. 肝胃气滞便秘者

三、分析题

（一）病例分析

1. 某患者，男，26 岁。大便干结，腹胀腹痛，面红身热，口臭，厌食，舌红苔黄。请辨证分型，并为该患者推荐常用中成药。

2. 某患者，女，40 岁，经常性大便干结。现 5 日大便未下，腹胀满，心烦，食少，舌红苔微黄。
请辨证分型，并为该患者推荐常用中成药。

3. 某患者，男，72 岁。大便排出困难，便下无力，腰膝酸软，舌淡苔白。
请辨证分型，并为该患者推荐常用的中成药。

（二）处方分析

1. 处方：木香 9g，枳壳 9g，乌药 6g，槟榔 12g，大黄 6g，沉香 1g
根据方中药物，分析此方适用于便秘的何种证型，并简要说明理由。

2. 处方：大黄 15g，白附片 6g，干姜 6g，党参 10g，当归 12g，半夏曲 6g，乌药 6g
审核以上处方，并指出调配时的注意事项。

（刘瑶）

第八章　消食类方药

　　伤食即伤于饮食，是临床属于消化不良的一种病证。主要表现为胃脘胀满、疼痛，拒按、恶心、厌食、嗳腐吐馊，或肠鸣腹痛、泻下粪便臭气刺鼻，或大便秘结、舌苔厚腻、脉滑或弦滑。

　　病因病机　伤食多因饮食不节，暴饮暴食，或脾虚饮食难消所致。脾有运化水谷精微之功，脾气健运则运化功能强健；胃主收纳，腐熟水谷，为水谷之海，以和降为顺。二者共同完成对饮食的消化、吸收和转输。若因饮食过量，则脾运不及。运化无力，则停滞而为食积，即所谓"饮食自倍，肠胃乃伤"（《素问·痹论》）。食停中脘，阻遏气机，则胸痞脘闷腹胀，甚则腹痛，胃纳脾运，一降一升，以维持正常的消化功能，饮食所伤，纳运不调，升降失司，则嗳腐吞酸、厌食吐泻；而苔腻、脉滑则为伤食征象。食积内停，易伤脾胃，脾胃虚弱，运化无力，又导致食积内停而成脾虚食滞之虚实错杂之证。

　　问病要点　首问病程及有无伤食病史，注意与脾胃素虚之厌食相区别。伤食一般伴有口气臭秽、嗳腐吞酸、腹胀等。

　　其次辨清证属虚、实。食积内停的实证，以胸脘痞闷、嗳腐吞酸、恶食呕逆、腹痛泄泻、舌苔厚腻为主要症状。脾虚食滞证，以脘腹痞满、不思饮食、面黄体瘦、倦怠乏力、大便溏薄为辨证要点。

　　治疗原则及注意事项　伤食在治疗上以消食化积、健脾开胃为原则。食积内停易使气机阻滞，气机阻滞又可导致积滞不化。故本章方药所用药物除以消食化积为主，又常配伍理气药，使气行而积消；若食积内停，伤及脾胃，可致脾胃虚弱；若脾胃素虚，运化无力，也可食滞内停，出现虚实夹杂之证，治宜健脾消食，消补并施，则需配伍人参、白术、山药等益气健脾之品。

　　此外，伤食类方药属于攻伐之剂，不宜久服，纯虚无实者禁用。身体虚弱、反复伤食、儿童、老人及孕妇伤食者，宜在医生指导下选用或去医院就诊。

保　和　丸

【方源】《丹溪心法》保和丸，《中华人民共和国药典》收载。

【组成】山楂（焦）300g　　六神曲（炒）100g　　半夏（制）100g　　茯苓100g　　陈皮

50g　连翘50g　莱菔子（炒）50g　麦芽（炒）50g

【课堂互动】
　　保和丸中哪几味药具有消食的作用？

　　【功能与主治】消食导滞，和胃清热。用于食积证。症见胸脘痞满、腹胀时痛、嗳气吞酸、厌食呕恶，或大便泄泻，舌苔厚腻微黄，脉滑。

　　【组方分析】本方所治诸证均为食停中脘所致，故应采用消食化滞、理气和胃之治法。方中重用山楂为君，酸甘微温，药力较强，能消各种饮食积滞，对肉食油腻之积，尤为适宜。神曲辛甘而温，消食健脾，长于化酒食陈腐之积；莱菔子下气消食，偏于消谷面之积，以上二药，共为臣药，与山楂相伍，效力更著。佐以半夏和胃降逆以止呕；陈皮理气健脾，使气机通畅，既可消胀，又利于消食化积；茯苓健脾渗湿以止泻，连翘清热散结，针对食积易生湿化热而设，亦为佐药。全方共奏消食和胃之功，使食积得消、胃气和降、热清湿去，诸症自愈。

　　本方的配伍特点为：以消食药为主，着重于祛除食积内停之本，配合行气、化湿、清热之品，以兼顾气滞、湿阻、化热之标。总之，本方能消食和胃，使胃气和顺，全身恬神安适，得以保和，故方名"保和丸"。

　　【临床应用】
　　① 本方为消导平剂，是治疗食积轻证的常用药。以脘腹胀满、嗳腐吞酸、厌食吐泻、苔腻为证治要点。
　　② 常用于消化不良、急慢性胃肠炎等消化系统疾患属食积内停者。
　　【性状规格】本品为棕黑色的浓缩丸；气微香，味微酸、涩。每8丸相当于原药材3g。
　　【用法】口服。一次8丸，一日3次。
　　【使用注意】本方消导之力较缓，适宜于食积不甚、正气未虚而偏热者。若正已虚，或偏寒者，则不适宜。

知识链接

　　现代药理研究表明，保和丸有助消化、调节胃肠功能、保肝、利胆、抗溃疡及抑菌等作用。近年来，该药还常用于治疗胆道系统感染，幽门不完全梗阻，胃石症，小儿荨麻疹，小儿咳嗽，肝炎及胃、十二指肠溃疡等疾病。

枳实导滞丸

　　【方源】《内外伤辨惑论》枳实导滞丸，《中华人民共和国药典》收载。
　　【组成】枳实（炒）100g　大黄200g　黄连（姜汁炒）60g　黄芩60g　六神曲（炒）100g　白术（炒）100g　茯苓60g　泽泻40g
　　【功能与主治】消导化积，清热利湿。用于脘腹胀痛、不思饮食、大便秘结、痢疾里急后重。
　　【组方分析】湿热饮食积滞内停，气机壅塞，故见脘腹胀满疼痛；食积不消，湿热不化，下迫于大肠，则大便泄泻或下痢；若热壅气阻，又可见大便秘结。
　　方中重用大黄，苦寒泻下，攻积泻热，使积热从大便而下，为君药。枳实行气导滞，除脘腹之胀满；神曲消食化滞而和胃，使食消则脾胃和，为臣药。佐以苦寒之黄连、黄芩清热燥湿，又可厚肠止痢；茯苓、泽泻甘淡，渗利水湿而止泻；白术健脾燥湿，使攻积而不伤正。诸药相伍，积去食消，湿去热清，诸症自解。

【临床应用】

① 食积。宿食停滞肠胃、气机阻滞所致脘腹胀满疼痛而拒按、恶心、嗳腐吞酸、纳呆、舌苔腻、脉滑；功能性消化不良、肠麻痹等见上述证候者。

② 痢疾。胃肠湿热、阻遏气机、升降失常、凝滞气血、化为脓血所致腹痛、里急后重、下痢脓血、肛门灼热、小便短赤、脉滑数；细菌性痢疾见上述证候者。

【性状规格】本品为浅褐色至深褐色的水丸；气微香，味苦。每丸 6g。

【用法】口服。一次 6～9g，一日 2 次。

【使用注意】孕妇慎用；虚寒痢疾者慎用；久病正虚、年老体弱者慎用。

六味安消散

【方源】蒙古族、藏族验方，《中华人民共和国药典》收载。

【组成】藏木香 50g　大黄 200g　山奈 100g　北寒水石（煅）250g　诃子 150g　碱花 300g

【功能与主治】和胃健脾，消积导滞，活血止痛。用于脾胃不和、积滞内停所致的胃痛胀满、消化不良、便秘、痛经。

【组方分析】方中藏木香，味辛、苦，性温，健脾和胃，行气止痛，为君药；大黄苦寒，攻积导滞，且能活血化瘀，辅助君药行气导滞止痛，为臣药。山奈辛温走窜、行气消食、温中止痛，佐藏木香和胃健脾；北寒水石辛咸大寒、清热泻火、除烦止渴，助大黄清积滞中之伏热；诃子苦酸涩温、涩肠止泻，以防泻下太过伤正；碱花苦咸甘平、微毒、温中消滞、制酸和胃、化痰通便，四者共为佐药。诸药相合，共奏和胃健脾、消积导滞、活血止痛之功。

【临床应用】

① 便秘。脾胃不和、积滞内停所致的大便干结难解、腹胀腹痛、嗳腐吞酸、恶心呕吐，或口干口臭、心烦不安、苔厚腻、脉滑实；功能性消化不良、便秘见上述证候者。

② 胃痛。脾胃不和、积滞内停所致胃脘不适、疼痛胀闷、嗳腐吞酸或吐不消化食物，吐食或矢气后痛减，或见口臭而渴，心烦，大便臭秽或溏薄或秘结，苔厚腻，脉滑实；急、慢性胃炎见上述证候者。

③ 痛经。冲任瘀阻或寒凝经脉，使气血运行不畅，胞宫经血瘀滞所致经前或经期小腹胀痛，拒按，经量少或经行不畅，经色紫暗或夹有血块，或伴有胸胁乳房胀痛，舌紫暗或有瘀点，脉弦或弦涩。

【性状规格】本品为灰黄色或黄棕色的粉末；气香，味苦涩、微咸。每袋装 1.5g、3g、18g。

【用法】口服。一次 1.5～3g，一日 2～3 次。

【使用注意】孕妇禁用；脾胃虚寒的胃痛、便秘及热结血瘀痛经者慎用。

【其他剂型】六味安消胶囊。

槟榔四消丸

【方源】《中华人民共和国药典》收载。

【组成】槟榔 200g　酒大黄 400g　炒牵牛子 400g　猪牙皂（炒）50g　醋香附 200g　五灵脂（醋炙）200g

【功能与主治】消食导滞，行气泻水。用于食积痰饮、消化不良、脘腹胀满、嗳气吞酸、大便秘结。

【组方分析】方中槟榔辛散苦泻、破气除胀、消积导滞、行气利水，为君药。牵牛子苦寒泻下、逐水消积；大黄苦寒泻下、攻积导滞，共为臣药。香附辛微苦平，疏肝理气；猪牙皂辛咸而温，祛痰顺气；五灵脂咸温，化瘀止痛，共为佐药。诸药合用，共奏消食导滞、行气泻水之功。

【临床应用】常用于宿食痰阻、脾胃升降失司所致的胃脘疼痛、脘腹胀满、纳少嗳气、大便秘结、舌苔厚腻、脉弦而滑；消化不良见上述证候者。

【性状规格】本品为黄褐色的大蜜丸；气微香，味甜、苦、微辛。每丸重9g。

【用法】口服。一次1丸，一日2次。

【使用注意】孕妇禁用；肝肾功能不全者禁用。

【其他剂型】槟榔四消片、水丸。

健 脾 丸

【方源】《医方集解》健脾丸，《中华人民共和国药典》收载。

【组成】党参200g 白术（炒）300g 陈皮200g 枳实（炒）200g 山楂150g 麦芽（炒）200g

【功能与主治】健脾开胃。用于脾胃虚弱、脘腹胀满、食少便溏。

【组方分析】本方为治疗脾虚食滞之代表方，所治诸证因脾胃虚弱、运化失常、食积内停所致。方中党参健脾益气为君药。白术健脾化湿，陈皮理气和胃，共为臣药。枳实理气消积散痞，山楂、麦芽消食化滞，共为佐药。诸药合用，共奏健脾开胃之功。

【临床应用】

① 胃痛。脾胃气虚、运化失司、饮食积滞所致胃脘部胀满疼痛、食少便溏、舌淡苔白、脉细或虚弱；消化不良、慢性胃炎、胃及十二指肠溃疡见上述证候者。

② 泄泻。脾胃虚弱、运化无权、水谷不化、清浊不分所致大便溏薄、完谷不化、饮食减少，食后脘闷不舒、神疲倦怠；慢性肠炎、慢性结肠炎、肠结核见上述证候者。

【性状规格】本品为深棕色的浓缩丸；味微酸、稍苦。大蜜丸每丸重9g。

【用法】口服。一次8丸，一日3次。

【使用注意】湿热内蕴所致胃痛、痞满、泄泻者慎用；忌食油腻、生冷及不易消化食物。

启 脾 丸

【方源】《中华人民共和国药典》收载。

【组成】人参100g 白术（炒）100g 茯苓100g 甘草50g 陈皮50g 山药100g 莲子（炒）100g 山楂（炒）50g 六神曲（炒）80g 麦芽（炒）50g 泽泻50g

【功能与主治】健脾和胃。用于脾胃虚弱、消化不良、腹胀便溏。

【组方分析】脾虚不运、食阻气机，则消化不良、腹胀便溏。方中人参甘温，大补元气，补脾益胃；白术甘温微苦，健脾益气，燥湿和中，共为君药。茯苓健脾渗湿；山药、莲子健脾止泻，同为臣药。陈皮理气和胃而健脾；山楂消积散瘀，治肉食积滞；六神曲消食调中、健脾和胃；麦芽开胃消食，治面食积滞，泽泻利水渗湿，以治泄泻，共为佐药。甘草佐助人参、白术、茯苓益气健脾养胃，兼能调和诸药，而为使药。全方补消并用，寓消于补，共奏健脾和胃之功。

【临床应用】

① 食滞、厌食。脾胃虚弱、水谷不运、饮食不消所致食欲不振、食量减少、厌食或拒食、面色萎黄、倦怠乏力、腹胀、便溏，或宿食不消；小儿厌食症、消化不良、慢性胃炎、慢性肠炎见上述证候者。

② 疳积。脾胃虚弱、运化失职、气血失养所致，症见形体干瘦、面色萎黄、毛发焦枯、精神萎靡、纳食减少、食后不消、腹胀大、大便溏薄或不调。营养不良、慢性消化不良、寄生虫病见上述证候者。

③ 泄泻。脾胃虚弱、水湿不运所致，症见泄泻时作、大便溏薄、脘腹痞胀、饮食不消、食欲不振；小儿腹泻、消化不良、慢性肠炎见上述证候者。

【性状规格】本品为棕色的小蜜丸或大蜜丸；味甜。小蜜丸，每 100 丸重 20g；蜜丸，每丸重 3g。

【用法】口服。小蜜丸一次 3g（15 丸），大蜜丸一次 1 丸，一日 2～3 次；三岁以内小儿酌减。

【使用注意】湿热泄泻不宜使用；忌食生冷、油腻、不易消化食物。

♻ *知识链接*

"启脾"是启动、振奋、醒脾之意，就是启发脾气，使之振奋，以复脾胃功能。现代研究证明，启脾丸有促进消化、调节肠胃的功能，可有效抑制溃疡的形成，保肝健脾养胃、抑制肠道内细菌，还有强身壮体的作用。

健胃消食片

【方源】《中华人民共和国药典》收载。

【组成】太子参 228.6g　陈皮 22.9g　山药 171.4g　炒麦芽 171.4g　山楂 114.3g

【功能与主治】健胃消食。用于脾胃虚弱、消化不良，小儿厌食症。

【组方分析】方中太子参补气健脾，为君药。山药益气健脾养阴，陈皮理气和胃，共为臣药。山楂、麦芽消食化积，共为佐使。诸药相合，共奏补脾益胃、消食化滞之功。

【临床应用】

① 食积。脾胃虚弱、饮食停滞所致食欲不振、食入难化、恶心呕吐、脘部痞闷、嗳腐吞酸、大便不畅、舌淡苔白腻、脉弦；功能性消化不良见上述证候者。

② 疳疾。脾胃虚弱、纳运失常所致发育迟缓、面黄肌瘦、毛发稀黄、食纳不佳、腹胀、便稀、舌苔白厚；营养不良、慢性消化不良见上述证候者。

【性状规格】本品为淡棕黄色的片；气略香，味微甜、酸。每片重 0.5g。

【用法】口服。一次 4～6 片，一日 3 次，小儿酌减。

香砂枳术丸

【方源】《中华人民共和国药典》收载。

【组成】木香 150g　枳实（麸炒）150g　砂仁 150g　白术（麸炒）150g

【功能与主治】健脾开胃，行气消痞。用于脾虚气滞、脘腹痞闷、食欲不振、大便溏软。

【组方分析】方中白术健脾燥湿补气，以助脾之运化，为君药。木香行气调中，砂仁醒脾开胃，二者共为臣药。枳实破气散结、消痞除满，为佐使药。诸药合用，共奏健脾开胃、行气消痞之功。

【临床应用】

① 痞满。脾胃虚弱、饮食气滞所致不思饮食、餐后饱胀、胸脘痞满、苔白、脉细弦；功能性消化不良、慢性浅表性胃炎见上述证候者。

② 胃痛。脾虚不运、气机阻滞所致胃脘疼痛、不思饮食、脘腹胀满、大便溏软、苔白、脉细弦；胃炎见上述证候者。

【性状规格】本品为黄棕色的水丸；气微香，味苦、微辛。每袋装 10g。

【用法】口服。一次 1 袋，一日 2 次。

【使用注意】忌食生冷食物。

学 习 小 结

　　伤食即伤于饮食，临床属于消化不良的一种病证。主要表现为胃脘胀满、疼痛，拒按、恶心、厌食、嗳腐吐馊，或肠鸣腹痛、泻下粪便臭气刺鼻，或大便秘结、舌苔厚腻、脉滑或弦滑。伤食主要由饮食不节、暴饮暴食，或脾虚饮食难消所致。伤食类方药分为消食化滞、健脾消食两类。消食化滞类方药适用于食积内停之证，健脾消食类方药适用于脾胃虚弱、饮食内停之证。伤食类方药属于攻伐之剂，不宜久服。身体虚弱、反复伤食、儿童、老人及孕妇伤食者，宜在医生指导下选用或去医院就诊。

证型	病证要点	常用方药
食积内停	脘腹痞闷，嗳腐吞酸，恶食呕逆，腹痛泄泻	保和丸、枳实导滞丸、六味安消散、槟榔四消丸
脾虚食积	脘腹痞满，不思饮食，面黄体瘦，倦怠乏力，大便溏薄	健脾丸、启脾丸、健胃消食片、香砂枳术丸

目 标 检 测

一、单项选择题

1. 保和丸的功效是（　　　）。
　　A. 消食，导滞，和胃　　　　　　　　B. 消导化积，清利湿热
　　C. 消食，行气，通便　　　　　　　　D. 健脾开胃

2. 用于脾胃虚弱、消化不良、腹胀便溏的方药是（　　　）。
　　A. 保和丸　　　　　B. 枳实导滞丸　　　　C. 槟榔四消丸　　　　D. 启脾丸

3. 健脾丸主要用于治疗（　　　）。
　　A. 饮食过度，食积内停　　　　　　　B. 湿热食积
　　C. 赤白痢疾　　　　　　　　　　　　D. 脾虚食积

二、多项选择题

1. 具有消食化滞功效的成药有（　　　）。
　　A. 保和丸　　　　　B. 槟榔四消丸　　　　C. 枳实导滞丸
　　D. 香砂枳术丸　　　E. 六味安消散

2. 脾胃虚弱饮食内停者，可选用的中成药有（　　　）。
　　A. 保和丸　　　　　B. 保济丸　　　　　　C. 健脾丸
　　D. 健胃消食片　　　E. 麻仁丸

PPT 课件

三、分析题

（一）病例分析

1. 某患者因饮食过度而脘腹胀满、嗳腐吞酸、不欲饮食。
请辨证分型，并为该患者推荐常用的中成药。

2. 某患者食少不化、脘腹痞满、大便溏薄、苔腻微黄、脉虚弱。
请辨证分型，并为该患者推荐常用的中成药。

（二）处方分析

1. 处方：党参 10g　白术 15g　陈皮 10g　枳实 10g　山楂 8g　麦芽 10g。
根据处方主要药物，分析此方剂适用于伤食的何种证型，并简要说明理由。

2. 处方：山楂 12g　神曲 10g　槟榔 10g　山药 10g　白扁豆 10g　鸡内金（炒）10g
枳壳（麸炒）10g　麦芽（炒）10g　砂仁 5g
审核以上处方，并指出调配时的注意事项。

（刘瑶）

第九章 泄泻类方药

学·习·目·标

知识要求：

1. 熟悉泄泻的基本概念、病因病机，理解湿热泄泻、寒湿泄泻、食积泄泻、脾虚泄泻、脾肾阳虚泄泻、肝脾不和泄泻的辨证要点。
2. 掌握泄泻的主要证型，各证型的代表方药。
3. 掌握葛根黄芩黄连汤、参苓白术散、四神丸、痛泻要方的功能、主治应用及使用注意，理解其组方分析。
4. 熟悉香连丸、复方黄连素片、补脾益肠丸、固本益肠片、固肠止泻丸的功能主治和使用注意。

能力要求：

熟练掌握泄泻类处方调配的基本技能，具有分析本类处方的能力，学会以功能、剂型规格阐述中成药的用药特点，正确地对泄泻患者问病荐药。

泄泻是由于外感时邪、内伤饮食情志、脏腑功能失调而导致脾失健运，引起以排便次数增多、粪质稀薄或完谷不化、甚泻如水样为特征的病证。本证可见于西医的多种疾病，凡因消化器官功能性或器质性病变导致腹泻时，如急慢性肠炎、肠功能紊乱、肠结核、结肠过敏等，均可参照本证进行辨证论治。

病因病机　泄泻的病因是多方面的，主要有感受外邪、饮食所伤、情志失调、脾胃虚弱、命门火衰等。这些病因导致脾虚湿盛、脾失健运，大小肠传化失常、升降失调、清浊不分，而成泄泻。

感受外邪：引起泄泻的外邪以暑、湿、寒、热较为常见，其中又以感受湿邪致泄者最多。脾喜燥而恶湿，外来湿邪最易困阻脾土，以致升降失调、清浊不分、水谷杂下而发生泄泻，故有"湿多成五泄"之说。寒邪和暑热之邪，虽然除了侵袭皮毛肺卫之外，亦能直接损伤脾胃肠，使其功能障碍，但若引起泄泻，必夹湿邪才能为患。

饮食所伤：或饮食过量，停滞肠胃；或恣食肥甘，湿热内生；或过食生冷，寒邪伤中；或误食腐馊不洁，食伤脾胃肠，化生食滞、寒湿、湿热之邪，致运化失职、升降失调、清浊不分，而发生泄泻。

情志失调：烦恼郁怒，肝气不舒，横逆克脾，脾失健运，升降失调；或忧郁思虑，脾气不运，土虚木乘，升降失职；或素体脾虚，逢怒进食，更伤脾土，引起脾失健运、升降失调、清浊不分，而成泄泻。

脾胃虚弱：长期饮食不节，饥饱失调，或劳倦内伤，或久病体虚，或素体脾胃肠虚弱，使胃肠功能减退，不能纳受水谷，也不能运化精微，反聚水成湿，积谷为滞，致脾胃升降失司，清浊不分，混杂而下，遂成泄泻。如《景岳全书·泄泻》曰："泄泻之本，无不由于脾胃"。

命门火衰：命门之火，助脾胃之运化以腐熟水谷。若年老体弱，肾气不足；或久病之后，肾阳受损；或房事无度，命门火衰，致脾失温煦、运化失职、水谷不化、升降失调、清浊不分，而成泄泻。且肾为胃之关，主司二便，若肾气不足、关门不利，则可发生大便滑泄、洞泄。

泄泻的病因有外感、内伤之分，外感之中湿邪最为重要，内伤当中脾虚最为关键。同时，在发病和病变过程中，外邪与内伤、外湿与内湿之间常相互影响，外湿最易伤脾，脾虚又易生湿，互为因果。本病的基本病机是脾虚湿盛致使脾失健运，大小肠传化失常，升降失调，清浊不分。脾虚湿盛是导致本病发生的关键因素。

问病要点　首问病史、诱因。起病或急或缓。暴泄者多有暴饮暴食或误食不洁食物病史。迁延日久，时发时止者，常由外邪、饮食、情志等因素而诱发。

其次结合患者体质，问粪质及排便时的情况，辨寒热虚实。粪质清稀如水，或稀薄清冷，完谷不化，腹中冷痛，肠鸣，畏寒喜温，常因饮食生冷而诱发者，多属寒证；粪便黄褐，臭味较重，泻下急迫，肛门灼热，常因进食辛辣燥热食物而诱发者，多属热证；病程较长，腹痛不堪且喜按，小便利，口不渴，稍进油腻或饮食稍多即泻者，多属虚证；起病急，病程短，脘腹胀满，腹痛拒按，泻后痛减，泻下物臭秽者，多属实证。

此外，问泻下物的性状。大便清稀，或如水样，泻物腥秽者，多属寒湿之证；大便稀溏，其色黄褐，泻物臭秽者，多系湿热之证；大便溏垢，完谷不化，臭如败卵，多为伤食之证。

治疗原则及注意事项　根据泄泻脾虚湿盛、脾失健运的病机特点，治疗应以运脾祛湿为原则。急性泄泻以湿盛为主，重用祛湿，辅以健脾，再依寒湿、湿热的不同，分别采用温化寒湿与清化湿热之法。兼夹表邪、暑邪、食滞者，又应分别佐以疏表、清暑、消导之剂。慢性泄泻以脾虚为主，当予运脾补虚，辅以祛湿，并根据不同证候，分别施以益气健脾升提、温肾健脾、抑肝扶脾之法，久泻不止者，尚宜固涩。同时还应注意急性泄泻不可骤用补涩，以免闭留邪气；慢性泄泻不可分利太过，以防耗其津气；清热不可过用苦寒，以免损伤脾阳；补虚不可纯用甘温，以免助湿。若病情处于寒热虚实兼夹或互相转化时，当随证而施治。治疗期间不饮生水，忌食腐馊变质饮食，少食生冷瓜果；居处冷暖适宜；并可结合食疗健脾益胃。一些急性泄泻患者可暂禁食，以利于病情的恢复；对重度泄泻者，应注意防止津液亏损，及时补充体液。一般情况下可给予流质或半流质饮食。

第一节　湿热泄泻类方药

湿热泄泻症见泄泻腹痛、泻下急迫或泻而不爽、粪色黄褐、气味臭秽、肛门灼热或身热口渴、小便短黄、苔黄腻、脉滑数或濡数。此证候为肠道湿热互结所致，故治疗应清肠利湿，选用清热止泻药（如葛根），辅以清热燥湿之黄芩、黄连等组成方药。

葛根黄芩黄连汤

【方源】《伤寒论》。

【组成】葛根15g　黄芩9g　黄连9g　甘草（炙）6g

【功能与主治】解表清里。主治协热下利。症见身热下利、胸脘烦热、口干作渴、喘而汗出、舌红苔黄、脉数或促。

【课堂互动】
何谓"协热下利"？其病机如何？方中为何选用葛根为君药？

【组方分析】本方证是因伤寒表证未解、邪陷阳明所致。外感表证，理应解表，如误用攻下，以致表邪内陷阳明而致"协热下利"。此时表邪未解，里热已炽，表里俱热，故身热、胸脘烦热、口渴、舌红、苔黄、脉数；热邪内迫，大肠传导失司，故"下利臭秽"；肺与大肠相表里，里热上蒸于肺，肺气不利则喘，外蒸于肌表则汗出。原书云本证"脉促"，说明其阳气亢盛，有抗邪外达之势，表邪未能全部内陷，故曰"表未解也"，可见本方治证为表邪未解、里热炽盛之证。治当外解肌表之邪、内清胃肠之热。

方中重用葛根为君，以其甘辛而凉，入脾胃经，既能解肌发表以散热，又可升发脾胃清阳之气而止泻利。臣以苦寒之黄芩、黄连，清热燥湿、厚肠止利。甘草甘缓和中，调和诸药。四药合用，外疏内清，表里同治，使表解里和，则身热下利自愈。

本方为解表清里、表里同治之剂，然从方中所用药物看，是以清里热为主、解表散邪为辅，所主治的证候应以里热下利为主。

【临床应用】
① 本方是治疗湿热泄泻的常用方。以身热下利、苔黄脉数为证治要点。
② 常用于急性肠炎、细菌性痢疾、肠伤寒、胃肠型感冒等属表证未解、里热又甚者。

【用法】水煎服。

【使用注意】下利而不发热、脉沉迟或微弱、病属虚寒者，不宜应用本方。

【其他剂型】葛根芩连胶囊、片、口服液。

♻ **知识链接**

葛根含多种黄酮类成分，主要活性成分为大豆素、大豆苷、葛根素、葛根素-7-木糖苷等。现代药理研究发现葛根对心脑血管系统疾病有良好的作用。此外，葛根还有降血糖、降血脂、抗氧化作用等。葛根不仅被人们广泛用于医疗方面治疗各种疾病，在食品保健、化妆品、环境保护方面也受到大家的青睐。如功能性葛根饮料、葛根山药冰淇淋、葛根奶粉、葛根挂面等。葛根是一种尚未完全开发利用的天然野生植物资源，随着葛根的药理、药化、临床应用，以及有效成分提取、分离和检测技术等方面研究的不断深入，其药理功能、保健作用和应用价值将会日益引起人们的重视。

香 连 丸

【方源】《太平惠民和剂局方》香连丸，《中华人民共和国药典》收载。

【组成】黄连（吴茱萸制）800g 木香 200g

【课堂互动】
香连丸的组成中，黄连为什么要用吴茱萸制？

【功能与主治】清热化湿，行气止痛。用于大肠湿热所致的痢疾。症见大便脓血、里急后重、发热腹痛。

【组方分析】方中主以苦寒的黄连清化肠中湿热，解毒止痢；配辛热的吴茱萸同炒，可佐制黄连苦寒之性，并能利气；湿热之邪，壅滞肠中，每致气机不畅，故配伍辛温的木香调理气机，消胀止痛。

【临床应用】常用于湿热内滞大肠、气血壅滞、传导失常所致的泄泻、痢疾。以腹痛、泄泻、泻下急迫或下痢赤白、脓血相杂、舌红苔黄腻、脉滑数为辨证要点；急性肠炎、细菌性痢疾见上述证候者。

【性状规格】本品为深棕色的浓缩丸；气微，味苦。每6丸相当于原生药3g。

【用法】口服。一次6～12丸，一日2～3次，儿童酌减。

【使用注意】寒湿及虚寒下痢者慎用；忌食生冷、油腻。

【其他剂型】香连片。

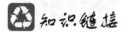 知识链接

　　近年来，香连丸在临床上还常用于治疗急性细菌性痢疾、急性肠炎、单纯性消化不良、肠伤寒等病，证属胃肠湿热者。此外，本药对伤寒病后的慢性带菌者有一定疗效。香连丸与藿香正气水均为治疗泄泻的常用成药。但香连丸所治之泄泻，多因湿热内伤肠胃，常伴有泻下急迫或泻而不爽、粪色黄褐、烦渴尿赤等症状，热象比较明显；而藿香正气水所治之泄泻，为暑月外感风寒、湿阻气机，常伴有便下清稀、肠鸣腹痛、脘闷纳呆或恶寒发热、周身酸楚等湿阻及表证之见症，而无明显的热证表现。香连丸与葛根芩连丸均可用于治疗痢疾。葛根芩连丸所治之痢疾，证为表证未除、邪热入里，临症可伴有表热症状；而香连丸所治之痢疾，多为外感湿热、内伤饮食，损伤脾胃及肠腑而成，临症表证已解，而痢疾症状比较严重。

复方黄连素片

【方源】《中华人民共和国卫生部药品标准》收载。

【组成】盐酸小檗碱17g　木香114g　白芍160g　吴茱萸40g

【功能与主治】清热燥湿，行气止痛，止痢止泻。用于大肠湿热、赤白下利、里急后重或暴注下泻、肛门灼热。

【组方分析】本品为中西药复方制剂，方中盐酸小檗碱为君药，为治疗痢疾的有效药物。臣以木香、白芍，行气止痛、缓解脐周胀痛及痢疾里急后重。佐以吴茱萸温中散寒，并制黄连之苦寒。诸药合用，共奏清肠热、行气缓急、止痛止泻之功。

【临床应用】常用于大肠湿热所致泄泻、痢疾。以大便稀软，甚则如稀水样，气味酸腐臭或泻下脓血样大便，里急后重，脐周作痛，恶心呕吐，舌红苔黄，脉数为辨证要点；肠炎见上述证候者。

【性状规格】本品为糖衣片，除去糖衣后，显棕色；气微，味苦、微辛。每片含盐酸小檗碱17mg。

【用法】口服。一次3～4片，一日2～3次。

【使用注意】虚寒性泻痢者慎用；本药苦寒，易伤胃气，不可过量、久用；严重脱水者应采取相应的治疗措施；忌食辛辣、油腻食物。

第二节　脾虚泄泻类方药

　　脾虚泄泻症见因稍进油腻食物或饮食稍多，大便次数即明显增多而发生泄泻，伴有不消化食物，大便时泻时溏，迁延反复，饮食减少，食后脘闷不舒，面色萎黄，神疲倦怠，舌淡苔白，脉细弱。其证候为脾虚失运、清浊不分所致，故治疗应益气健脾，选用补脾益气药（如人参），辅以健脾渗湿之白术、茯苓等组成方药。

参苓白术散

【方源】《太平惠民和剂局方》。

【组成】人参15g　白茯苓15g　白术15g　莲子肉9g　桔梗6g　白扁豆12g　山药15g　薏苡仁9g　砂仁6g　甘草9g

【功能与主治】益气健脾，渗湿止泻。用于脾虚夹湿证。症见饮食不化，胸脘痞闷，肠鸣泄泻，面色萎黄，舌淡苔白腻。

【组方分析】脾主运化，胃主受纳。若脾胃虚弱，纳运失司，一则津液不化而凝聚成湿，故有"诸湿肿满，皆属于脾"之论；二则饮食不化而气血乏源，故有"脾为后天之本"之说。湿阻中焦、升降失调、清浊不分，则胃气上逆而为呕吐、湿浊下趋而为泄泻；湿聚成痰、上贮于肺，则咳嗽痰多色白；湿性重浊黏滞、阻遏气机，故胸闷不舒、脘痞失畅；气血不足，肢体失于濡养，故四肢无力、形体消瘦、面色萎黄。舌淡、苔白腻、脉虚缓等皆为脾虚夹湿之象。因此，脾胃气虚、运化失司、湿浊内生为本证的基本病机。

【课堂互动】
何谓脾虚夹湿证？其病机如何？方中为什么要用桔梗？

本方是为脾虚夹湿之证而设，治当补益脾胃，兼以渗湿为法。方中人参甘温，主入脾经，擅补脾胃之气；白术甘温而性燥，既可益气补虚，又能健脾燥湿；茯苓甘淡，为利水渗湿、健脾助运之要药。参、术相合，益气补脾之功益著；苓、术为伍，除湿运脾之效更彰，三味合而用之，脾气充则有化湿之力、湿浊去则有健脾之功，共同发挥益气健脾渗湿作用，同为君药，故本以此三药为名。山药甘平，为平补脾胃之品；莲子肉甘平而涩，长于补脾厚肠胃、涩肠止泻，又能健脾开胃、增进食欲，二药助人参、白术以健脾益气，兼以厚肠止泻；扁豆甘平补中、健脾化湿，薏苡仁甘淡微寒、健脾利湿，二药助白术、茯苓，以健脾助运、渗湿止泻，四药共为臣药。砂仁辛温芳香，化湿醒脾、行气和胃，既能助白术、茯苓、白扁豆、薏苡仁除湿之力，又可畅达湿遏之气机；桔梗宣开肺气、通利水道，并载诸药上行而成培土生金之功，与砂仁俱为佐药。炙甘草益气和中、调和诸药为使。大枣煎汤调药，更增补益脾胃之效。诸药配伍，补中焦之虚，助脾气之运，渗停聚之湿，行气机之滞，恢复脾胃受纳与健运之职，则诸症自除。

本方配伍特点有三：一是以益气补脾之品配伍渗湿止泻药物，虚实并治；二是伍用桔梗上行入肺，宣通肺气，与诸药配伍而发挥多方面的治疗作用；三是用药甘淡平和补而不滞、利而不峻，久服无不良反应。

【临床应用】

① 本方药性平和、温而不燥，临床运用除脾胃气虚症状外，以泄泻或咳嗽咳痰色白、舌苔白腻、脉虚缓为辨证要点。

② 常用于慢性胃肠炎、贫血、肺结核、慢性支气管炎、慢性肾炎及妇女带下等属脾虚夹湿证者。

现代还可用于治疗胃下垂、小儿厌食症、小儿缺锌症、消化不良、老年人急性腹泻等。

【用法】上为细末。每服二钱（6g），枣汤调下。小儿量岁数加减服之（现代用法：作汤剂，水煎服）。

【使用注意】实热便秘者忌用；高血压者及孕妇忌用。忌食生冷食物。

【其他剂型】参苓白术丸。

参苓健脾胃颗粒

【方源】《中华人民共和国卫生部药品标准》收载。

【组成】北沙参113g　山药（炒）94g　薏苡仁（炒）63g　茯苓94g　砂仁（盐炙）63g　扁豆（炒）94g　甘草63g　陈皮63g　白术125g　莲子94g

【功能与主治】补脾健胃，利湿止泻。用于脾胃虚弱，饮食不消，或泻或吐，形瘦色萎，神疲乏力。

【组方分析】本方主证为脾胃气虚，兼证为湿盛吐泻。故本方以北沙参、茯苓、白术，补脾健胃利湿为君药。扁豆、薏苡仁、山药、莲子，助君药健脾、利湿、益气，兼能止泻为臣药。佐药为砂仁、陈皮，具有醒脾和胃、行气化滞的功效。使药甘草则发挥健脾和中、调和诸药的作用。诸药合用，健脾和胃、利湿止泻。

【临床应用】

① 泄泻。脾胃虚弱、气阴两虚所致大便溏泻、水谷不化，稍进油腻或不易消化之物，则大便次数增多，食少，脘腹胀闷，面色萎黄，肢倦乏力，舌淡苔白腻，脉细弱；胃肠功能紊乱、慢性肠炎见上述证候者。

② 纳呆。脾胃气阴不足，不能腐熟运化水谷所致食欲不振，食后脘痞腹胀，气短，乏力，大便不调，口干不欲饮，舌淡红苔薄，脉细弱；神经性厌食、小儿厌食症见上述证候者。

③ 呕吐。脾虚湿滞、胃失和降、伤及气阴所致呕吐时作，饮食稍有不适即易呕吐，面色苍白，倦怠乏力，口干不欲饮，大便不调，舌淡红，脉濡弱；胆囊炎、慢性胃炎见上述证候者。

【性状规格】本品为浅棕黄色颗粒；气芳香，味甜。每袋装 10g（相当于原生药 10g）。

【用法】开水冲服。一次 10g，一日 2 次。

【使用注意】湿热中阻所致纳呆、泄泻、呕吐者不宜使用；孕妇慎用。忌食辛辣、生冷、油腻食物；本品宜饭前服用。

补脾益肠丸

【方源】《中华人民共和国药典》收载。

【组成】外层：黄芪　党参（米炒）　砂仁　白芍　当归（土炒）　白术（土炒）　肉桂　内层：延胡索（制）　荔枝核　干姜（炮）　甘草（炙）　防风　木香　补骨脂（盐制）　赤石脂（煅）

【功能与主治】补中益气，健脾和胃，涩肠止泻，止痛止血，生肌消肿。用于脾胃气虚、清阳不升、中气虚陷之腹泻腹痛、腹胀、肠鸣；气血不和之黏液血便，或脾阳不足、冷积便秘等。

【组方分析】方中以黄芪、党参健脾胃为君药。白术、砂仁化湿和胃为臣药。肉桂、干姜、补骨脂温补脾肾；白芍、当归、延胡索调和气血；其中党参、当归、白术，米炒、土炒旨在入脾胃经；荔枝核、木香，行气散结、散寒止痛；赤石脂固涩下焦，煅用更增其止泻、止血之功；防风辛能治风，为"风中润剂"，善治肠风下血、肝强脾弱之腹痛腹泻，以上均为佐药。甘草缓急，调和诸药为使。诸药合用，共成补中益气、健脾和胃、涩肠止泻、止痛止血、生肌消肿之功。

【临床应用】常用于脾胃虚弱、寒邪困脾所致泄泻、黏液血便；腹胀、腹痛、肠鸣、慢性结肠炎、溃疡性结肠炎、过敏性结肠炎见上述证候者。

【性状规格】本品为胃肠分溶型水蜜丸；断面可见两层，外层为黑褐色、内层为红棕色；气香、味甘辛、微苦。每瓶装 72g、90g 或 130g。

【用法】口服。一次 6g，一天 3 次；儿童酌减；重症加量或遵医嘱。30 天为一疗程，一般连服 2～3 个疗程。

【使用注意】胃肠实热、感冒发热者慎用；忌食生冷、辛辣、油腻。

第三节　脾肾阳虚泄泻类方药

脾主运化的功能正常与否与肾阳的强弱有着密切关系。脾阳虚不能充养肾阳，肾阳虚不能温养脾阳，导致脾肾阳气俱伤，而发泄泻。脾肾阳虚泄泻，症见黎明之前脐腹作痛、肠鸣即泻，泻下完谷、泻后即安，小腹冷痛，形寒肢冷，腰膝酸软，舌淡苔白，脉细弱。此证候为命门火衰，脾失温煦所致，故治疗应温补脾肾、固涩止泻。选用温补肾阳脾阳之补骨脂、鹿茸、党参、黄芪等主药，辅以涩肠止泻之肉豆蔻等组成方药。

四 神 丸

【方源】《内科摘要》四神丸，《中华人民共和国药典》收载。

【组成】肉豆蔻（煨）200g 吴茱萸（制）100g 补骨脂（盐炒）400g 大枣（去核）200g 五味子（醋制）200g

【功能与主治】温肾暖脾，固肠止泻。用于脾肾阳虚之肾泄证。五更泄泻，不思饮食，食不消化，或久泻不愈，腹痛肢冷，神疲乏力，舌淡，苔薄白，脉沉迟无力。

【课堂互动】
何谓"五更泄"？其病因病机如何？

【组方分析】肾泄，又称五更泄、鸡鸣泻、晨泄。肾为阳气之根，能温煦脾土；五更是阴气极盛、阳气萌发之际，现命门火衰，脾肾阳虚，阴寒内生，阳气当至而不至，阴气极而下行，故为泄泻。肾阳虚衰，命门之火不能上温脾土，脾失健运，故不思饮食、食不消化。脾肾阳虚，阴寒凝聚于内则腹痛，不能温养四肢则肢冷。脾肾阳虚，阳气不能化精微以养神，以致神疲乏力。脾肾阳气虚衰，下元不固，大肠滑脱，则久泻；而泻久不愈，亦必致脾肾阳虚。舌淡，苔薄白，脉沉迟无力，均为脾肾阳虚之证。

本方为命门火衰、不温煦脾土之肾泄而设，证属脾肾阳虚；以温肾暖脾、固肠止泻立法。方中补骨脂辛苦大温，可温补肾阳，补命门之火以温养脾土，重用为君药。肉豆蔻辛温、温脾暖胃、涩肠止泻，配合补骨脂则温肾暖脾、固涩止泻之功益彰，故为臣药。五味子酸温，固肾益气、涩精止泻；吴茱萸辛苦大热，温暖肝脾肾以散阴寒，二药配伍善治肾泄，共为佐药。生姜温中焦以散水湿，大枣滋脾胃以补虚损，以此为丸，可为上四药他山之助，增强温补功力，共为使药。诸药合用，温肾暖脾、固涩止泻、火旺土强、肾泄自愈。

本方的配伍特点：温热与酸涩并用，而以温补治本为主；水土兼顾，而重在补命门以暖脾土，因本方四种药物"治肾泄有神功"（《绛雪园古方选注》卷中），剂型为丸剂，故名"四神丸"。

【临床应用】

① 本方为治命门火衰、火不暖土所致五更泄泻或久泻的常用方。以不思饮食、舌淡苔白、脉沉迟无力为辨证要点。

② 常用于慢性肠炎、慢性结肠炎、肠道易激综合征、痢疾、肠结核等，以及遗尿、滑精、矢气过频，和五更腹痛、五更腰痛等在五更发作的病证，属脾肾阳气虚弱者。

【性状规格】本品为棕色水丸；味酸、辛。每袋装18g。

【用法】口服。一次9克，一日1～2次。

【使用注意】肠胃积滞未消以致泄泻者禁用；忌食生冷、油腻食物。

【其他剂型】四神片。

知识链接

药理研究表明，本品有调节肠道平滑肌活动，增强消化系统功能等作用，对肠管的自发性活动有明显的抑制作用，并能对抗乙酰胆碱引起的痉挛及氯化钡引起的肠痉挛。

固本益肠片

【方源】《中华人民共和国药典》收载。

【组成】 黄芪　党参　白术　山药　炙甘草　补骨脂　炮姜　当归　白芍　煨木香　赤石脂　地榆炭　儿茶　延胡索

【功能与主治】 健脾温肾，涩肠止泻。用于脾虚或脾肾阳虚所致慢性腹泻。症见慢性腹痛腹泻、大便清稀或有黏液及黏液血便、食少腹胀、腰酸乏力、形寒肢冷、舌淡苔白、脉虚。

【组方分析】 方中主以黄芪、党参、白术、山药、炙甘草健脾补气，以固其本；且黄芪可补气提升，防止久泻滑脱；白术健脾燥湿、利水止泻；山药健脾滋肾，兼能固涩。补骨脂温补脾肾，炮姜温中止血、散寒止痛，以上是为臣药。配当归、白芍补血养血，而白芍与延胡索相伍，可缓解肠胃痉挛疼痛；煨木香疏通脾胃气滞、消胀除满；赤石脂、地榆炭、儿茶，涩肠止泻、止血，是为佐药。全方合用，可使脾肾双补，以起到固本涩肠、止泻止血之效。

【临床应用】 常用于肾阳不足、阴寒内盛、伤及脾阳所致的泄泻。以腹痛绵绵、大便清稀或有黏液及黏液血便、食少、腹胀、腰酸乏力、形寒肢冷、舌淡苔白为辨证要点；慢性肠炎见上述证候者。

【性状规格】 本品为棕色片或薄膜衣片，除去包衣后显棕色；气微香，味微苦。片重 0.32g。

【用法】 口服。一次 8 片，一日 3 次，3 天为一疗程，连服 2～3 个疗程。

【使用注意】 湿热痢疾、泄泻者不宜使用。忌食生冷、辛辣油腻食物。

第四节　肝脾不和泄泻类方药

肝脾不和泄泻症见每逢抑郁恼怒或情绪紧张之时，即发生腹痛泄泻、腹中雷鸣、攻窜作痛，腹痛即泻，泻后痛减，矢气频作，胸胁胀闷，嗳气食少，舌淡，脉弦。此证候为情志失调，肝气郁结，横逆犯脾，脾胃运化失常，水湿下注，引起泄泻，治当抑肝扶脾、调中止泻。常选用白术补脾燥湿为主药，辅以白芍柔肝止痛。代表方药如痛泻要方。

痛 泻 要 方

【方源】《丹溪心法》。

【组成】 炒白术 90g　　炒芍药 60g　　炒陈皮 45g　　防风 60g

【课堂互动】

何谓"痛泻"？其病机如何？痛泻要方中防风有什么作用？

【功能与主治】 补脾柔肝，祛湿止泻。用于脾虚肝郁之痛泻。症见肠鸣腹痛、大便泄泻、泻必腹痛、舌苔薄白、脉两关不调、左弦而右缓者。

【组方分析】 痛泻之成因颇多。本方证由土虚木乘、肝脾不和、脾受肝制、运化失常所致。其特点是泻必腹痛，泻后痛减。多见于脾虚肝郁而性情急躁的患者，每因情绪影响而发作。肝主流泄，脾主运化，相互协调，则气机通畅，运化自如。若脾气虚弱，肝郁不达，肝脾必不和谐，则脾之升降、运化，小肠之受盛，大肠之传导均失之以常。脾虚故泻，肝郁故痛，肝脾脉在两关，肝脾不和，故其脉两关不调。弦主肝实缓主脾虚；舌苔薄白，亦为脾虚之证。除痛泻外，有时并见食欲不振、脘腹微胀，大便中挟有未完全消化的食物，均由脾虚肝实所致。

痛泻由肝旺脾虚所致，故方中重用白术苦甘而温，补脾燥湿以治土虚，是为君药。白芍酸寒，柔肝缓急止痛，与白术相配，于土中泻木，故为臣药。陈皮辛苦而温，理气燥湿，健脾和胃，为佐药。尤妙在防风专入肝脾二脏，辛能散肝郁，香能舒脾气，且为脾经引经药，其性升浮，能胜湿止泻，故兼具佐使之用。四味相合，使脾健肝舒，气机调畅，痛泻自止。全方具有补缓之中寓有疏散的配伍特点。方主"痛泻"之治，故以"痛泻要方"名之；又因方有白术、白芍君臣相配，故又有"白术芍药散"之称。

【临床应用】

① 本方是治疗脾虚肝郁之痛泻的常用方。以肠鸣腹痛、大便泄泻、泻必腹痛、脉左弦而右缓为辨证要点。

② 常用于急性肠炎、慢性结肠炎、过敏性肠炎、神经性腹泻等属肝旺脾虚者。

【用法】上细切，分作八服，水煎或丸服（现代用法：作汤剂，水煎服，用量按原方比例酌减）。

【使用注意】伤食腹痛者，不宜使用本方。

 知识链接

痛泻要方作为治疗肝郁脾虚、腹痛泄泻的代表方剂，具有镇痛、止泻、抗炎、抗肿瘤等药理活性。临床多用其加味化裁治疗肠易激综合征、溃疡性结肠炎、慢性结肠炎、慢性腹泻及小儿腹泻等。

固肠止泻丸

【方源】《中华人民共和国卫生部药品标准》收载。

【组成】乌梅　黄连　木香　干姜　罂粟壳　延胡索

【功能与主治】调和肝脾，涩肠止痛。用于肝脾不和、泻痢腹痛者。

【组方分析】方中乌梅味酸而涩，涩肠止泻止痢，为君药。黄连清热燥湿止痢，木香行胃肠之气而止痛，为臣药。干姜温中散寒、助脾健运；罂粟壳涩肠止泻、止痛；延胡索疏肝行气止痛，共为佐药。诸药合用，共奏柔肝健脾止泻之功。

【临床应用】常用于肝脾不和所致腹泻、腹胀、腹痛、两胁胀满、嗳腐吞酸、呃逆、烦躁、郁闷、食少；慢性结肠炎、肠易激综合征见上述证候者。

【性状规格】本品为包衣浓缩丸或水丸，呈黄褐色（浓缩丸除去包衣）；味苦、微辣。浓缩丸每9粒重1g；水丸每12粒重1g。

【用法】口服。一次4g（浓缩丸）或一次5g（水丸），一日3次。

【使用注意】湿热或伤食泄泻者慎用；儿童、孕妇慎用。忌食生冷、辛辣、油腻等刺激性食物。本品含罂粟壳，不可过量、久用。

学 习 小 结

泄泻是以大便次数增多、粪质稀薄，甚至泻出如水样为临床特征的病证。治疗应以运脾祛湿为原则。急性泄泻重用祛湿，辅以健脾；慢性泄泻以脾虚为主，当予运脾补虚，辅以祛湿，久泻不止者，当宜固涩。同时还应注意急性泄泻不可骤用补涩，以免闭留邪气；慢性泄泻不可分利太过，以防耗其津气；清热不可过用苦寒，以免损伤脾阳；补虚不可纯用甘温，以免助湿。同时还应注意饮食调护，避免生冷油腻等食物，才能提高疗效。

证型	病证要点	常用方药
湿热泄泻	泄泻腹痛,泻下急迫或泻而不爽,粪色黄褐,气味臭秽,肛门灼热或身热口渴,小便短黄,苔黄腻,脉滑数或濡数	葛根黄芩黄连汤、香连丸、复方黄连素片、腹可安片、黄连胶囊
寒湿泄泻	泄泻清稀,腹痛肠鸣,脘闷食少,苔白腻,脉濡缓。若兼外感风寒,则恶寒发热头痛,肢体酸痛,苔薄白,脉浮	藿香正气丸
食积泄泻	泻下稀便,臭如败卵,伴有不消化食物,脘腹胀满,腹痛肠鸣,泻后痛减,嗳腐酸臭,不思饮食,苔垢浊或厚腻,脉滑	保和丸、健脾丸
脾虚泄泻	因稍进油腻食物或饮食稍多,大便次数即明显增多而发生泄泻,伴有不消化食物,大便时泻时溏,迁延反复,饮食减少,食后脘闷不舒,面色萎黄,神疲倦怠,舌淡苔白,脉细弱	参苓白术散、参苓健脾胃颗粒、补脾益肠丸、理中丸、补中益气丸、人参健脾丸
脾肾阳虚泄泻	黎明之前脐腹作痛,肠鸣即泻,泻下完谷,泻后即安,小腹冷痛,形寒肢冷,腰膝酸软,舌淡苔白,脉细弱	四神丸、固本益肠片
肝脾不和泄泻	每逢抑郁恼怒或情绪紧张之时,即发生腹痛泄泻,腹中雷鸣,攻窜作痛,腹痛即泻,泻后痛减,矢气频作,胸胁胀闷,嗳气食少,舌淡,脉弦	痛泻要方、固肠止泻丸、逍遥丸

目 标 检 测

一、单项选择题

1. 用于泄泻痢疾、身热烦渴、下痢臭秽的方药是（　　　）。
　　A. 牛黄上清丸　　　　B. 葛根黄芩黄连汤　　　C. 固肠止泻丸　　　　D. 肠胃宁片
2. 症见饮食不化、胸脘痞闷、肠鸣泄泻、四肢乏力、面色萎黄,治宜选用（　　　）。
　　A. 葛根芩连片　　　　B. 固本益肠片　　　　C. 参苓白术散　　　　D. 腹可安片
3. 症见五更泄泻、不思饮食、神疲乏力,治宜选用（　　　）。
　　A. 四神丸　　　　　　B. 固肠止泻丸　　　　C. 香连丸　　　　　　D. 痛泻要方
4. 具有清热燥湿、行气止痛、止痢止泻作用的是（　　　）。
　　A. 复方黄连素片　　B. 理中丸　　　　　　C. 四神丸　　　　　　D. 参苓白术散
5. 具有解肌、清热、止泻止痢的成药是（　　　）。
　　A. 补脾益肠丸　　　　　　　　　　　　B. 复方黄连素片
　　C. 补脾益肠丸　　　　　　　　　　　　D. 葛根黄芩黄连汤

二、多项选择题

1. 参苓白术散的君药有（　　　）。
　　A. 人参　　　　　B. 白术　　　　　C. 茯苓
　　D. 山药　　　　　E. 莲子
2. 用于治疗湿热泄泻的方药有（　　　）。
　　A. 葛根黄芩黄连汤　　　　　　　　　B. 复方黄连素片
　　C. 四神丸　　　　　D. 香连丸　　　　　E. 固本益肠片
3. 补脾益肠丸的功效有（　　　）。
　　A. 补中益气　　　　B. 健脾和胃　　　　C. 涩肠止泻
　　D. 止痛止血　　　　E. 生肌消肿
4. 下列有关葛根黄芩黄连汤的描述正确的是（　　　）。
　　A. 解肌,清热,止泻止痢　　　　　　　B. 主治协热下利
　　C. 虚寒者亦可用　　　　　　　　　　　D. 表里同治

E. 黄芩、黄连为臣药

三、分析题

（一）病例分析

1. 秦某，男，50岁，2017年7月28日就诊。由于上午天气炎热，吃冷饮后出现泄泻、腹痛、泻下急迫、粪色黄褐而臭、肛门灼热、烦热口渴、小便短黄。查体：舌质红，苔黄腻，脉滑数。

请辨证分型，并为该患者推荐常用的中成药。

2. 高某，男，75岁，3年来大便时溏时泻，迁延反复，食少，食后脘腹胀闷不舒，稍进油腻食物，则大便次数明显增加；面色萎黄无华，神疲倦怠，舌质淡，苔白，脉细弱。

请辨证分型，并为该患者推荐常用的中成药。

（二）处方分析

1. 处方：炒白术9g，炒芍药6g，炒陈皮4.5g，防风6g。

根据方中药物，分析此方适用于泄泻的何种证型，并简要说明理由。

2. 处方：党参12g，白术10g，黄芪15，干姜6g，木香9g，砂仁6g，补骨脂6g，葛根12g，防风6g，白芍12g，延胡索9g，当归9g，甘草6g。

审核以上处方，并指出调配时的注意事项。

（张阳儿）

PPT 课件

第十章 胃痛类方药

知识要求：
1. 熟悉胃痛的基本概念、病因病机，理解脾胃虚寒胃痛、实寒胃痛、实热胃痛、气滞胃痛、食滞胃痛、胃阴虚胃痛的辨证要点。
2. 掌握胃痛的主要证型，各证型的代表方药。
3. 掌握理中丸、小建中汤、良附丸、三九胃泰胶囊、胃苏颗粒、越鞠保和丸、养胃舒胶囊的功能、主治应用及使用注意，理解其组方分析。
4. 熟悉附子理中丸、桂附理中丸、香砂养胃丸、温胃舒胶囊、戊己丸、元胡止痛片、阴虚胃痛颗粒的功能主治和使用注意。

能力要求：
　　熟练掌握胃痛类处方调配的基本技能，具有分析本类处方的能力，学会以功能、剂型规格阐述中成药的用药特点，正确地对胃痛患者同病荐药。

　　胃痛，又称胃脘痛，是以上腹胃脘部近歧骨处疼痛为主症的病证。现代医学中的急慢性胃炎、消化性溃疡、胃神经官能症、胃癌等疾病，见胃脘部位疼痛者，可参考本病辨证论治。

　　病因病机　胃痛病因是多方面的。若为初发多属实证，其病位主要在胃；若为久病常见虚证，其病位主要在脾；亦有虚实夹杂者，或脾胃同病、肝脾同病等。

　　外感寒邪，脘腹受凉，寒邪内客于胃，或过服寒凉之品，寒凉伤中，轻则气机壅滞，重则和降失司，而致胃脘作痛，而成"实寒胃痛"。

　　若因夏暑之季，暑热之邪入侵，或因湿热、燥热之物停于胃腑伤津耗液，而引起胃脘疼痛，是谓"实热胃痛"。

　　若情志不畅，如气郁恼怒则易伤肝，肝失于疏泄条达，气机阻滞，横逆犯胃，而致肝胃不和，气血阻滞则胃痛；又如忧思焦虑过度则伤脾，脾伤则运化失司，升降失常，气机不畅则胃痛，是谓"气滞胃痛"。

　　若饮食不节，暴饮暴食，饥饱失调，寒热不适，偏嗜烟酒，过食肥甘厚腻，或食药物损伤胃气，致使胃中气机阻滞，升降失调而作"食滞胃痛"。

　　素体不足，或劳倦太过，或失血过多，或久病脾胃受损、运作无力、升降乏力、气机阻滞，或胃阳不足、失于温煦，均可引起脾胃虚弱，中焦虚寒致使胃失温养作痛，是为"脾胃虚寒胃痛"。

　　若热病伤阴，或胃热火郁灼伤胃阴，或久服温燥之品、耗伤阴液，或胃病日久、阴津暗耗、胃失濡养、气机失调，则致"胃阴虚胃痛"。

　　总之，胃痛病因虽有上述种种不同，早期多因外邪、饮食、情志所伤，多为邪实；后期常见脾胃虚、阴虚等正气虚，实则邪扰胃腑、虚则胃失所养，并常出现由实转虚、因虚致实者。但无论病因病机如何，病理有虚实寒热，在气在血之异，但其发病机制有共同之处，即所谓"不通则痛"、胃气失和、气机不利、胃失濡养。

问病要点 首问疼痛部位、伴随症状及诱因。胃痛疼痛部位在胃脘，常伴有食欲不振、痞闷或胀满、恶心呕吐、吞酸嘈杂等症状，发病常与情志不遂、饮食不节、劳累、受寒等因素有关，且起病或急或缓，常有反复发作病史。

其次，结合胃痛的性质及特点，辨寒热、虚实及气血。寒性凝滞主收引，或外受寒凉或过食生冷发病，多胃中暴作绞痛，疼痛剧烈而拒按，得温则痛减；口淡不渴，苔白，脉弦紧等特点。脾胃虚寒胃痛，多隐隐作痛，喜温喜按，遇冷加剧，四肢不温，舌淡苔薄，脉弱。胃中灼热，痛热急迫，伴烦渴喜饮，得冷痛减，便秘尿赤，舌红苔黄少津，脉弦数者，属热；凡暴痛，痛势剧烈，而拒按或痛剧固定不移，或喜凉，或食后痛甚，大便秘结不通者，属实；若疼痛日久或反复发作，痛势绵绵，痛而喜温喜按，饥而痛增，得食痛减，大便溏薄者属虚。新病体壮者多实，久病体虚者多虚；脉实者多实，脉虚者多虚。若疼痛以胀痛为主，游走不定，伴有嗳气者属于气滞；若痛如针刺，痛处固定或扪之有积块，甚或伴有吐血、黑便者属血瘀。

此外，注意观察相关脏腑的症状。如肝气犯胃，每与情志不遂有关，常见胸胁胀满、心烦易怒、嗳气频作；如脾气虚弱，多属久病，兼见神疲乏力、大便溏薄、四肢不温、食少纳呆、劳倦则重等脾胃虚寒之征象等。

治疗原则及注意事项 治疗上以理气和胃止痛为基本原则，但须辨证论治，邪实者以祛邪为急，正虚者以扶正当先。虚实夹杂者又应邪正兼顾。恰当运用散寒、温阳、泄热、消食、理气、养阴等治法来体现古人"通则不痛"的治疗方法。同时适当配合辛香理气之品，加强止痛效果。但服药须注意中病即止，不可太过，以免伤津耗气。

第一节 中寒胃痛类方药

外感寒邪伤中，日久又可致脾胃受损，而成脾胃虚寒之证。脾胃素虚，又易感寒，而成虚实错杂之症。故本节包括实寒胃痛和虚寒胃痛，并称中寒胃痛。实寒胃痛证见胃痛暴作，恶寒喜暖，遇寒加重，得温痛减，口淡不渴，喜热饮，苔薄白，脉弦紧。此证为寒邪客胃、气机壅滞所致，故治疗应温胃散寒、理气止痛。脾胃虚寒胃痛证见胃痛隐痛、绵绵不休，遇寒或空腹时痛剧，得温或进食后痛减，喜温喜按，面色不华，神疲倦怠，四肢不温，食少便溏，泛吐清水，舌淡而胖，边有齿痕，苔白，脉虚弱，此证为胃病日久、累及脾阳所致，故治疗应以温中健脾、和胃止痛，选用桂枝、饴糖，辅以白芍等组成方药。

理 中 丸

【方源】《伤寒论》。

【组成】人参 干姜 炙甘草 白术各三两（各90g）

【功能与主治】温中祛寒，补气健脾。用于脾胃虚寒证。症见脘腹绵绵作痛，喜温喜按，大便稀溏，脘痞食少，呕吐，畏寒肢冷，舌淡苔白，脉沉细或沉迟；或脾胃虚寒引起的失血、小儿慢惊、喜唾涎沫、胸痹、霍乱等。

【组方分析】本方证为脾胃虚寒、运化失职、升降失常所致。虽见症不一，但根源皆在"脾胃虚寒"。方中四药用量相等，皆入脾胃。其中干姜辛热、温中祛寒，为君药。人参补气健脾、气旺阳亦复，为臣药。脾为湿土，虚则易生湿浊，故用甘温苦燥之白术为佐，健脾燥湿。炙甘草补脾益气，调和诸药，用为佐使。纵观全方，温补并用，以温为主，温中阳、益脾气、助运化，故曰"理中"。

【临床应用】

① 本方为温补之剂，主要适用于脾胃虚寒、运化失司所致之胃痛。以脘腹冷痛、喜得温按、呕吐泄泻、排泄物清稀无味、手足不温、舌淡舌白为辨证要点。

② 用于急慢性胃肠炎、胃及十二指肠溃疡、胃痉挛、胃下垂、胃扩张、慢性结肠炎等属脾胃虚寒者。

【用法】四药共研细末，炼蜜为丸，重 9g，每次 1 丸，温开水送服，一日 2～3 次。或作汤剂，水煎服，用量按原方比例酌减。

【使用注意】湿热内蕴中焦或脾胃阴虚者禁用。

【附方】

① **附子理中丸**（《中华人民共和国药典》收载）。制附子 100g，党参 200g，白术（炒）150g，干姜 100g，甘草 100g。功用：温中健脾。主治：脾胃虚寒证。症见脘腹冷痛、呕吐泄泻、手足不温。

② **桂附理中丸**（《中华人民共和国药典》收载）。肉桂 30g，附片 30g，党参 90g，白术（炒）90g，炮姜 90g，炙甘草 90g。功用：补肾助阳，温中健脾。主治：肾阳衰弱、脾胃虚寒证。症见脘腹冷痛、呕吐泄泻、四肢厥冷。

理中丸、附子理中丸、桂附理中丸均有温中散寒、健脾和胃之功。但从药物组成看，附子理中丸较理中丸增加了大辛大热之附子，与干姜同为君药，增强了温阳散寒之用，侧重于治疗脾胃虚寒所致之较重病证；桂附理中丸以党参、附子为君药，以温补为主，再加肉桂补火助阳，所治病证虚寒之象更为明显，主治脾肾阳虚、中焦运化失职之病证。

小 建 中 汤

【方源】《伤寒论》。

【组成】胶饴 30g　桂枝 9g　白芍 18g　炙甘草 6g　生姜 9g　大枣 4 枚

【功能与主治】温中补虚，缓急止痛。用于脾胃虚寒所致胃痛，症见脘腹挛痛、喜温喜按、按之则痛减、饮食减少、面色无华、舌淡苔白、脉弦细涩，或脾胃虚寒引起的虚劳发热、心悸不宁等。

【组方分析】本方证为中焦虚寒、营卫气血不足所致。方中重用甘温质润之饴糖，温补中焦，缓急止痛，为君药。臣以辛温之桂枝，温阳气、祛寒邪；酸甘之白芍，养营阴、缓肝急、止腹痛。佐以生姜温胃散寒，大枣补脾益气。炙甘草益气和中，调和诸药，是为佐使之用。其中饴糖配桂枝，辛甘化阳，温中焦而补脾虚；芍药配甘草，酸甘化阴，缓肝急而止腹痛。诸药合用，既可温中补虚，建立中焦营气，以治其本，又可缓急止痛，制心悸，除烦热，以治其标，故方名"建中"。

【临床应用】

① 本方适用于中焦虚寒、脾胃受损所致之胃痛，以脘腹疼痛隐隐、喜温喜按、泛吐清水、心悸气短、脉结代为辨证要点。

② 用于胃及十二指肠溃疡、慢性胃炎、慢性肝炎、再生障碍性贫血、功能性发热等，属中焦虚寒、营卫气血不和者。

【用法】水煎取汁，兑入饴糖，文火加热溶化，分两次温服。

【使用注意】呕吐或中满者不宜使用；阴虚火旺之胃脘疼痛者忌用。

【其他剂型】小建中合剂、颗粒。

香 砂 养 胃 丸

【方源】《杂病源流犀烛》香砂养胃汤，《中华人民共和国药典》收载。

【组成】木香 210g　砂仁 210g　白术 300g　陈皮 300g　茯苓 300g　半夏（制）300g　香附（醋制）210g　枳实（炒）210g　豆蔻（去壳）210g　厚朴（姜炙）210g　广藿香 210g　甘草 90g

【功能与主治】温中和胃。用于胃阳不足、湿阻气滞所致的胃痛、痞满。症见胃痛隐隐、脘闷不舒、呕吐酸水、嘈杂不适、不思饮食、四肢倦怠。

【组方分析】方中广藿香芳香化湿、醒脾和胃；厚朴、砂仁、豆蔻，温化寒湿、行气宽中；配以陈皮理气健脾；木香、香附、枳实，疏肝理气、行气止痛；白术、茯苓，补脾益气、燥湿行水；半夏辛温降逆、和胃止呕、消痞散结。使以甘草，调和诸药。诸药合用，使脾运湿化、气行痞消，诸证自除。

【临床应用】

① 胃痛。胃阳不足、湿阻气滞所致胃脘胀痛、痛窜胁背、脘闷不适、呕吐酸水；胃炎、溃疡病见上述证候者。

② 痞满。脾虚不运、胃气阻滞所致不思饮食、脘腹痞满、胸脘堵闷、嘈杂不适，苔薄白，脉细滑；功能性消化不良、胃炎见上述证候者。

【性状规格】本品为黑色的水丸，除去包衣后显棕褐色；气微，味辛、微苦。每袋9g。

【用法】口服。一次9g，一日2次。

【使用注意】胃阴不足或湿热中阻所致痞满、胃痛、呕吐者慎用。忌食生冷、油腻及酸性食物。

温胃舒胶囊

【方源】《中华人民共和国卫生部药品标准》收载。

【组成】党参183g　附子（制）150g　黄芪（炙）183g　肉桂90g　山药183g　肉苁蓉（制）183g　白术（炒）183g　山楂（炒）225g　乌梅225g　砂仁60g　陈皮150g　补骨脂183g

【功能与主治】扶正固本，温胃养胃，行气止痛，助阳暖中。用于胃阳不足所致胃痛。症见胃脘冷痛、腹胀、嗳气、纳差、畏寒、无力等。

【组方分析】方中以黄芪、党参、白术、山药，补气益脾、扶正固本；附子、肉桂、补骨脂，补肾助阳、散寒止痛；乌梅、砂仁，温脾安中、涩肠止泻；陈皮理气健脾；山楂消食化滞。诸药相合，共奏扶正固本、行气止痛、助阳暖中之功。

【临床应用】常用于过食寒凉、损伤胃阳所致胃脘隐痛、口淡、纳差、喜热饮食、大便稀溏、畏寒肢凉、神疲乏力；萎缩性胃炎、浅表性胃炎见上述证候者。

【性状规格】本品为胶囊剂，内容物为浅黄色或黄色的颗粒；味微酸、苦。每粒装0.4g。

【用法】口服。一次3粒，一日2次。

【使用注意】湿热中阻胃痛者慎用；孕妇慎用。忌食生冷、油腻及不易消化食物。

良 附 丸

【方源】《良方集腋·气痹门》良附丸，《中华人民共和国药典》收载。

【组成】高良姜500g　香附（醋制）500g

【功能与主治】温中散寒，行气止痛，舒肝调经。用于中寒胃痛。症见胃脘冷痛、呕吐噫气、胸胁胀痛、遇怒则甚，行经少腹胀痛，喜温喜按。

【组方分析】方中高良姜味辛大热，温中暖胃、散寒止痛，且用酒洗，以增强其散寒之力。香附疏肝开郁、行气止痛，且用醋制，加强入肝行气止痛之功。两药相配，一散寒凝、一行气滞，共奏行气疏肝、散寒止痛之功。

【临床应用】

① 胃痛。用于过食生冷，或感受寒凉而寒凝气滞所致胃脘冷痛、喜按喜暖、遇冷痛重、便溏；胃及十二指肠溃疡、急慢性胃炎见上述证候者。

② 呕吐。用于暴饮生冷、损伤中阳、胃气上逆所致恶心呕吐、胃凉胀满、口淡、纳呆、

嗳气吞酸；急性胃炎见上述证候者。

【性状规格】本品为棕黄色至黄褐色的水丸；气微香，味辣。每袋重9g。

【用法】口服。一次3~6g，一日2次。

【使用注意】胃热及湿热中阻胃痛者慎用。

第二节　实热胃痛类方药

实热胃痛症见胃脘灼热、得凉则减、口干喜冷饮或口臭、口舌生疮，甚至大便秘结、舌红苔黄少津。此症为热邪伤胃，或胃气阻滞，日久化热，热积中州，升降失司，腑气不通，故治疗应清胃泄热、和中止痛，选用清胃泄热药（如大黄、芒硝等），辅以和中止痛之品组成方药。

三九胃泰胶囊

【方源】《中华人民共和国药典》收载。

【组成】三叉苦　九里香　两面针　木香　黄芩　茯苓　地黄　白芍

【功能与主治】清热燥湿，行气活血，柔肝止痛。用于湿热内蕴、气滞血瘀所致的胃痛。症见脘腹隐痛、饱胀反酸、恶心呕吐、嘈杂纳减。

【组方分析】方中三叉苦清热燥湿，九里香行气活血，共为君药。两面针活血消肿，木香行气止痛，黄芩清热燥湿，为臣药。茯苓健脾渗湿，地黄滋阴凉血，白芍养阴柔肝、缓急止痛，共为佐药。诸药相合，共奏清热燥湿、行气活血、柔肝止痛之功。

【临床应用】

① 胃痛。饮食不节、湿热内蕴所致胃脘疼痛、嘈杂纳减、口苦口黏、大便黏滞、舌苔黄腻；慢性胃炎见上述证候者。

② 痞满。肝郁气滞、瘀血阻滞所致胃部饱胀、胃痛夜甚、舌质黯红有瘀点；胃炎、功能性消化不良见上述证候者。

【性状规格】本品为棕色至深棕色颗粒，味甜、微苦；或为灰棕色至棕褐色颗粒，味苦。每粒装0.25g。

【用法】冲服。一次2~4粒，一日2次。

【使用注意】虚寒性胃痛及寒凝血瘀胃痛者慎用。忌油腻、生冷、难消化食物。

【其他剂型】三九胃泰颗粒。

戊　己　丸

【方源】《太平惠民和剂局方》戊己丸，《中华人民共和国药典》收载。

【组成】黄连300g　吴茱萸（制）50g　白芍（炒）300g

【功能与主治】泻肝和胃，降逆止呕。用于肝火犯胃、肝胃不和所致的胃痛。症见胃脘灼热疼痛、呕吐吞酸、口苦嘈杂、腹痛泄泻。

【组方分析】方中以黄连清泄肝胃之火，又能燥湿厚肠止泻，为君药。白芍柔肝和脾、缓急止痛，为臣药。吴茱萸疏肝降逆开郁、温中止痛止呕，兼制黄连之寒，防止伤胃。三药相合，共奏清肝泄热、和胃降逆之功。

【临床应用】

① 胃痛。胃火亢盛或肝火犯胃、肝胃不和所致胃脘胀痛或痛及两胁，多与情志有关。症见嗳气频繁、呕吐吞酸、口苦嘈杂、食少纳差、舌苔薄白或薄黄、脉弦；急慢性胃炎、消化性溃疡见上述证候者。

② 呕吐。肝火犯胃、胃失和降所致胸脘痞闷、胸膈灼热或灼痛、呕恶吞酸、嗳气呃逆、

口苦咽干、便结、舌边尖红、舌苔黄、脉弦；功能性呕吐见上述证候者。

③ 泄泻。肝火犯胃、脾胃不和、升降失常所致腹痛、泄泻、胸胁胀满、嗳气食少，或下痢赤白、里急后重、小便短赤，或伴恶心呕吐，或兼有胸脘痞闷，舌淡苔红黄或腻，脉弦滑；急慢性腹泻、细菌性痢疾见上述证候者。

【性状规格】本品为棕黄色的水丸；味苦，稍有麻辣感。每瓶 60g。

【用法】口服。一次 3～6g，一日 2 次。

【使用注意】肝寒犯胃者慎用；脾虚泄泻者不宜使用。

第三节　气滞胃痛类方药

气滞胃痛症见胃脘胀痛，连及两肋、胸闷嗳气、喜长叹气，每因情志不遂而加重，得嗳气、矢气则痛减，不思饮食，精神抑郁，舌苔薄白，脉弦紧，此证为肝气郁结、横逆犯胃，故应疏肝和胃、理气止痛，选用疏肝理气药（如柴胡、白芍），辅以陈皮、枳壳、甘草理气和中组成方药。

气滞胃痛颗粒

【方源】《中华人民共和国药典》收载。

【组成】柴胡　醋延胡索　枳壳　醋香附　白芍　炙甘草

【功能与主治】疏肝理气，和胃止痛。用于肝郁气滞、胸痞胀满、胃脘疼痛。

【组方分析】方中柴胡疏肝解郁、升举阳气，为君药。延胡索活血行气止痛；白芍养血柔肝、缓急止痛，二药相伍，以助君药养血柔肝、行气活血止痛，为臣药。香附芳香走窜、理气解郁止痛；枳壳理气宽中、消胀除痞，为佐药。甘草缓急止痛，调和诸药，为使药。诸药相伍，共奏疏肝和胃、行气止痛之功。

【临床应用】常用于情志失调、肝郁气滞所致胃脘胀痛、痛窜胁背、气怒痛重、嗳气、纳少、大便不畅；胃炎、功能性消化不良、胃切除术后综合征见上述证候者。

【性状规格】本品为淡棕色至棕黄色的颗粒；具特殊香气，味甜、微苦辛。每袋装 5g。

【用法】开水冲服。一次 1 袋，一日 3 次。

【使用注意】肝胃郁火、胃阴不足所致胃痛者慎用；孕妇慎用。

【其他剂型】气滞胃痛片。

胃苏颗粒

【方源】《中华人民共和国药典》收载。

【组成】紫苏梗　香附　陈皮　香橼　佛手　枳壳　槟榔　炒鸡内金

【功能与主治】理气消胀，和胃止痛。用于胃脘胀痛、窜及两肋、得嗳气或矢气则舒、情绪郁怒则发作加重、胸闷、排便不畅、舌苔薄白、脉弦。

【组方分析】方中紫苏梗顺气开郁、和胃止痛；香附疏肝解郁、理气和胃，合为君药。陈皮理气和胃化湿，枳壳破气消积、利膈宽中、解胃脘胀满；槟榔调和脾胃、行气消滞，合为臣药。香橼、佛手，疏肝和胃、理气止痛；鸡内金消积化滞，合为佐药。诸药相合，共奏理气消胀、和胃止痛之功。

【临床应用】常用于肝郁气滞、横逆反胃所致胃脘满闷、两胁胀痛、得嗳气或矢气则舒、情绪郁怒则加重、胸闷食少、排便不畅、舌苔薄白、脉弦；慢性胃炎及消化性溃疡见上述证候者。

【性状规格】本品为棕色颗粒。味苦。每袋装 15g。

【用法】开水冲服。一次 1 袋，一日 3 次。15 天为 1 个疗程，可服 1～3 个疗程或遵医嘱。

【使用注意】脾胃阴虚或肝胃郁火胃痛者慎用；孕妇慎用。

复方陈香胃片

【方源】《中华人民共和国药典》收载。

【组成】陈皮84g　木香20g　石菖蒲11g　大黄20g　碳酸氢钠17g　重质碳酸镁17g　氢氧化铝84g

【功能与主治】行气和胃，制酸止痛。用于气滞型胃脘疼痛。症见脘腹痞满、嗳气吞酸等。

【组方分析】本方是由中西药组成的复方。方中以陈皮、木香理气和胃；石菖蒲芳香化湿、辟秽化浊；大黄泄热通便、化瘀止痛；配以碳酸氢钠、重质碳酸镁、氢氧化铝制酸和胃。诸药相合，共奏行气止痛、制酸和胃之功。

【临床应用】

① 胃痛。肝胃不和所致胃部胀痛、痛窜胁背、嗳气呃逆、吞酸烧心；胃及十二指肠溃疡、慢性胃炎见上述证候者。

② 痞满。肝胃气滞所致脘腹痞满、嗳气吞酸、纳少、大便干少；功能性消化不良见上述证候者。

【性状规格】本品为浅棕红色的片；气香，味淡。每片重0.28g。

【用法】口服。一次4片，一日3次。

【使用注意】孕妇禁服；肝胃郁火所致胃痛、痞满者慎用；忌食辛辣、油腻、不宜消化的食物。

 知识链接

复方陈香胃片是国家中药保护品种、国家医保目录品种，更是国家急诊必备中成药。现代医学研究表明：木香刺激胃黏膜细胞产生内源性胃动素，加速胃排空。陈皮、木香可降低实验动物离体肠管紧张性，对抗乙酰胆碱引起的平滑肌痉挛性收缩。石菖蒲促进消化液分泌，制止胃异常发酵。大黄可使胃肠平滑肌肌电活动明显增强，血浆胃动素水平也显著提高，还可抑制幽门螺杆菌的生长。故复方陈香胃片具有调节胃肠运动、抑酸、抑菌、促消化的作用，用于气滞型胃脘疼痛、脘腹痞满、嗳气吞酸等症，胃及十二指肠溃疡、慢性胃炎见上述症状属气滞证者。

元胡止痛片

【方源】《中华人民共和国药典》收载。

【组成】延胡索（醋制）445g　白芷223g

【功能与主治】理气，活血，止痛。用于气滞血瘀之胃痛、胁痛、头痛及痛经。

【组方分析】方中延胡索辛温通散，既入气分，又入血分，是行气活血止痛良药；白芷亦为辛温之品，祛风散寒，又与延胡索配伍增强行气止痛作用。全方共奏理气、活血、止痛之功。

【临床应用】

① 胃痛、胁痛。情志失调、气血瘀滞所致胃脘疼痛、胁肋胀痛或刺痛、痛有定处、痛处拒按、疼痛持久、舌质紫暗或有瘀斑、脉弦或涩；胃炎、消化性溃疡、肝病见上述证候者。

② 头痛。症见瘀血停留、阻滞脉络、头痛如锥刺、痛处固定不移、舌质紫暗或有瘀斑；

血管神经性头痛、外伤头痛见上述证候者。

③ 痛经。冲任瘀阻或寒凝经脉所致经前或经期腹痛、痛处固定不移、拒按，或伴有胸胁乳房胀痛，或经量少，或经行不畅，经色紫暗有块，舌紫暗或有瘀点，脉弦或弦滑。

【性状规格】本品为糖衣片或薄膜衣片，除去包衣后，显棕褐色；气香，味苦。每片 0.26g。

【用法】口服。一次 4～6 片，一日 3 次。

【使用注意】脾胃虚弱及胃阴不足胃痛者慎用；孕妇慎服。

【其他剂型】元胡止痛口服液、软胶囊、胶囊。

木香顺气丸

【方源】《中华人民共和国药典》收载。

【组成】木香 100g　醋香附 100g　甘草 50g　厚朴 100g　苍术（炒）100g　砂仁 100g　槟榔 100g　陈皮 100g　枳壳（炒）100g　青皮（炒）100g　生姜 200g

【功能与主治】行气化湿，健脾和胃。用于湿浊中阻、脾胃不和所致的胸膈痞闷、脘腹胀痛、呕吐恶心、嗳气纳呆。

【组方分析】方中木香气芳香而辛散温通，擅长调中宣滞、行气止痛；香附辛味甚烈，香气颇浓，善治气结为病、疏肝解郁、行气止痛，共为君药。青皮、陈皮、苍术、厚朴皆为辛甘温之品，理气疏肝、散结破积，为臣药；枳壳、槟榔，苦泄辛散、破气除胀、消积导滞；砂仁善化湿行气，为醒脾和胃之良品；生姜降气和胃，共为佐药。甘草调和诸药，为使药。诸药合用，共奏消食除满、行气止痛之功。

【临床应用】

① 痞满。肝胃失和、气滞中阻、食湿内停所致胸膈痞满、脘胁胀满、呕恶食少、大便不爽、苔白腻或薄或厚，脉滑或弦滑者；功能性消化不良见上述证候者。

② 胃痛。肝胃气滞、中焦失司所致胃脘胀痛、攻窜作痛、时轻时重、恶心纳呆、大便不爽、苔白腻、脉弦滑；胃炎见上述证候者。

【性状规格】本品为棕褐色的水丸；气香，味苦。每 100 丸重 6g。

【用法】口服。一次 6～9g，一日 2～3 次。

【使用注意】孕妇禁用；肝胃郁火胃痛、痞满者慎用。

养 胃 颗 粒

【方源】《中华人民共和国药典》收载。

【组成】炙黄芪 500g　党参 333g　白芍 500g　甘草 281g　陈皮 250g　香附 500g　乌梅 167g　山药 500g

【功能与主治】养胃健脾，理气和中。用于脾虚气滞所致的胃痛。症见胃脘不舒、胀满疼痛、嗳气食少。

【组方分析】方中炙黄芪、党参、山药补益中气，脾为中土，喜燥而恶湿，醒脾开胃；以香附、陈皮，疏畅气机、理气止痛；白芍、乌梅养阴和营；甘草调和诸药，且益气健中。诸药相配，共奏养阴健脾、理气和中之效。

【临床应用】常用于脾胃气虚、健运失职、气机阻滞所致胃脘隐隐作痛或胀痛，痛连两胁，遇劳累或烦恼后发作或加重，嗳气，食少，倦怠乏力，大便不畅或溏薄，舌淡苔白，脉细弱或弦；慢性萎缩性胃炎见上述证候者。

【性状规格】本品为棕黄色至棕色的颗粒；气香，味甜、微苦；或味微苦（无蔗糖）。每袋装 5g（无蔗糖）、15g。

【用法】冲服。一次 1 袋，一日 3 次。

【使用注意】胃脘灼热嘈杂、吞酸者，以及胃阴不足、胃痛者慎用；忌生冷、油腻、不易消化及刺激性食物。

第四节 食滞胃痛类方药

食滞胃痛症见胃脘疼痛胀满拒按、嗳腐吞酸，或呕吐不消化食物，其味酸臭，吐后痛减，得矢气及便后稍舒，苔厚腻，脉滑。此证为饮食不节、伐伤胃气、腑气闭塞不通所致，故治疗应消食导滞、和胃止痛。选用消食药（如山楂、神曲、莱菔子），辅以健脾和胃之半夏、陈皮、茯苓等组成方药。

越鞠保和丸

【方源】《中华人民共和国药典》收载。

【组成】栀子（姜制）120g　六神曲（麸炒）120g　香附（醋制）120g　川芎120g　苍术120g　木香60g　槟榔60g

【功能与主治】舒肝解郁，开胃消食。用于气食郁滞所致的胃痛。症见脘腹胀痛、倒饱嘈杂、纳呆食少、大便不调、消化不良等。

【组方分析】本方由越鞠丸合保和丸加减而成。方中香附、木香行气解郁，以治气郁；当归、川芎活血化瘀，以治血郁；栀子、连翘、黄连清热泻火，以治火郁；苍术、白术、枳实、半夏、陈皮、茯苓、理气化痰、燥湿运脾，以治痰郁、湿郁；神曲、山楂、莱菔子消食导滞，以治食郁。诸药合用，则"气、血、痰、火、湿、食"诸郁随之而解。

【临床应用】

① 胃痛。暴饮暴食、损伤脾胃、气食郁滞所致脘腹胀痛、倒饱嘈杂、厌食、恶心呕吐、吐后症减、嗳气酸臭；急性胃炎见上述证候者。

② 痞满。肝郁气滞、损伤脾胃、气食郁滞所致脘腹胀满、不思饮食、餐后胀甚、倒饱嘈杂；功能性消化不良见上述证候者。

【性状规格】本品为棕黄色至黄棕色的水丸；气微香，味微苦。每袋装6g。

【用法】口服。一次6g，一日1～2次。

【使用注意】湿热中阻、肝胃郁火胃痛、痞满者慎用；孕妇慎用；忌生冷、硬黏难消化食物。

 知识链接

越鞠丸源于《丹溪心法》，又名芎术丸。由香附、川芎、栀子、苍术、六神曲五味药物组成。功能行气解郁。《丹溪心法》原书载"解诸郁"，即主治诸郁证。丹溪归结诸郁有六，即气郁、湿郁、痰郁、热郁、血郁、食郁。六郁之中以气郁为主，气滞则血郁，气郁易于化火，气机不畅则脾胃失和、运化失常，而致湿郁、食郁之变。湿与气、火相搏成痰，而致痰郁。气郁又可因"血、痰、火、湿、食"诸郁导致或加重，故宜行气解郁为主，使气行则血行，气行则"痰、火、湿、食"诸郁自解。本方据功效而命名。吴鹤皋曰："越鞠者，发越鞠郁之谓也"。本方能发越郁结之气，故名"越鞠"。

调中四消丸

【方源】《中华人民共和国卫生部药品标准》收载。

【组成】牵牛子（炒）180g　熟大黄90g　香附（醋炙）90g　五灵脂（醋炙）90g　猪牙皂90g

【功能与主治】消食化滞，利水止痛。用于气食郁滞所致的胃痛。症见腹胀脘痛、二便不利。

【组方分析】方中以牵牛子利气导滞，为君药。大黄苦降通便、破积导滞；香附疏肝行气开郁，共为臣药。五灵脂活血化瘀止痛，猪牙皂消凝聚之痰湿，二者为佐使药。诸药合用，共奏消食化滞之功。

【临床应用】常用于气滞食停所致胃脘胀满，甚则作痛、嗳腐吞酸，或呕吐宿食，或大便不畅，纳少厌食，苔厚腻，脉滑；消化不良见上述证候者。

【性状规格】本品为褐色的水丸；气微香，味辛、苦。每100粒重6g。

【用法】口服。一次6g，一日1次，或遵医嘱。

【使用注意】孕妇忌服；脾胃虚寒致食积者慎用；年老体弱者慎用。

第五节　阴虚胃痛类方药

胃阴虚胃痛症见胃脘隐隐灼痛，嘈杂似饥，饥不欲食，口燥咽干，五心烦热，消瘦乏力，口渴思饮，大便干结，舌红少津，脉细数。此症为胃阴不足、胃络失养导致，故应滋阴益胃、和中止痛，选用养阴药（如沙参、玉竹），辅以缓急止痛之芍药、甘草等组成方药。

养胃舒胶囊

【方源】《中华人民共和国卫生部药品标准》收载。

【组成】党参187g　陈皮157g　黄精（蒸）187g　山药187g　干姜76g　菟丝子187g　白术（炒）187g　玄参187g　乌梅233g　山楂233g　北沙参187g

【功能与主治】扶正固本，滋阴养胃，调理中焦，行气消导。用于胃阴不足引起的胃痛。症见胃脘热胀痛、手足心热、口干、口苦、纳差、消瘦等症。

【组方分析】方中黄精补脾益气、滋阴养胃，为君药。党参、白术、山药，益气补中、健脾养胃；菟丝子，扶正固本、补阳益阴，为臣药。北沙参、玄参，清热养阴、益胃生津；乌梅生津止渴；陈皮理气和中；山楂消食导滞；用少量干姜温中暖脾、鼓舞脾胃阳气，以健中焦，六位共为佐药。诸药合用，共奏益气养阴、健脾和中、行气导滞之功。

【临床应用】常用于脾胃气阴两虚所致胃脘灼热疼痛、痞胀、口干口苦、神疲、纳呆、消瘦、乏力、手足心热、舌红苔少或无苔、脉细数；慢性胃炎见上述证候者。

【性状规格】本品为胶囊剂，内容物为浅黄色或黄色的颗粒；味酸、微苦。每粒装0.4g。

【用法】口服。一次3粒，一日2次。

【使用注意】肝胃火盛吞酸嗳腐者慎用；忌食辛辣刺激性食物或烟酒。

【其他剂型】养胃舒颗粒。

阴虚胃痛颗粒

【方源】《中华人民共和国药典》收载。

【组成】北沙参　石斛　玉竹　炙甘草　麦冬　川楝子　白芍

【功能与主治】养阴益胃，缓急止痛。用于胃阴不足引起的胃痛。症见胃脘隐隐灼痛、口干舌燥、纳呆、干呕等。

【组方分析】方中以北沙参、麦冬，养阴润燥、益胃生津，为君药。石斛、玉竹养胃生津，增强君药养阴润燥、益胃生津之效，共为臣药。川楝子疏肝泄热、行气止痛；白芍养血柔肝、缓急止痛，为佐药。甘草和中缓急、调和药性，为使药。诸药相合，共奏养阴益胃、缓急止痛之功。

【临床应用】常用于胃阴不足所致胃脘隐隐灼痛、口干舌燥、纳呆、干呕、五心烦热、舌红苔少或无苔、脉细数；慢性胃炎、消化性溃疡见上述证候者。

【性状规格】本品为淡黄棕色至黄棕色的颗粒；味甜、微苦。每袋装 10g。

【用法】开水冲服。一次 10g，一日 3 次。

【使用注意】虚寒胃痛者慎用；忌食辛辣刺激性食物。

学习小结

　　胃痛是临床常见的内伤疾病，临床表现是以上腹胃脘部近岐骨处疼痛为其特征。早期多因外邪、饮食、情志所伤，邪扰胃腑；后期常见脾胃虚、阴虚等正气虚、胃失所养而致病。治疗上以理气和胃止痛为基本原则。因病因、患者体质的不同，胃痛有实寒胃痛、脾胃虚寒胃痛、实热胃痛、气滞胃痛、食滞胃痛、胃阴虚胃痛等不同证候。在问病荐药时，务必分清急缓、证型，对证荐药。邪实者以祛邪为急，正虚者以扶正当先。虚实夹杂者又应邪正兼顾。同时适当配合辛香理气之品，加强止痛效果。但服药须注意中病即止，不可太过，以免伤津耗气。

证型	病证要点	常用方药
脾胃虚寒胃痛	胃痛隐痛、绵绵不休，遇寒或空腹时痛剧，得温或进食后痛减，喜温喜按，面色不华，神疲倦怠，四肢不温，食少便溏，泛吐清水，舌淡而胖，边有齿痕，苔白，脉虚弱	理中丸、附子理中丸、桂附理中丸、小建中汤、香砂养胃丸、温胃舒胶囊
实寒胃痛	胃痛暴作，恶寒喜暖，遇寒加重，得温痛减，口淡不渴，喜热饮，苔薄白，脉弦紧	良附丸
实热胃痛	胃脘灼热，得凉则减、口干喜冷饮或口臭、口舌生疮，甚至大便秘结，舌红苔黄少津	三九胃泰胶囊、戊己丸
气滞胃痛	胃脘胀痛，连及两肋、胸闷嗳气，喜长叹气，每因情志不遂而加重，得嗳气、矢气则痛减，不思饮食，精神抑郁，舌苔薄白，脉弦紧	气滞胃痛颗粒、胃苏颗粒、复方陈香胃片、元胡止痛片、木香顺气丸、养胃颗粒
食滞胃痛	胃脘疼痛胀满拒按，嗳腐吞酸，或呕吐不消化食物，其味酸臭，吐后痛减，得矢气及便后稍舒，苔厚腻，脉滑	越鞠保和丸、调中四消丸
胃阴虚胃痛	胃脘隐隐灼痛，嘈杂似饥，饥不欲食，口燥咽干，五心烦热，消瘦乏力，口渴思饮，大便干结，舌红少津，脉细数	养胃舒胶囊、阴虚胃痛颗粒

目标检测

一、单项选择题

1. 越鞠保和丸的功效是（　　）。
　　A. 消食，化湿，和中　　　　　　　　B. 消食，和胃，疏肝
　　C. 消食，清热，利湿　　　　　　　　D. 消食，清热，导滞

2. 具有温中和胃功效的方药是（　　）。
　　A. 复方陈香胃片　　　　　　　　　　B. 香砂养胃丸
　　C. 阴虚胃痛颗粒　　　　　　　　　　D. 良附丸

3. 主治气食郁滞胃痛的方药是（　　）。
　　A. 阴虚胃痛颗粒　　　　　　　　　　B. 三九胃泰颗粒
　　C. 良附丸　　　　　　　　　　　　　D. 越鞠保和丸

4. 具有温中散寒、行气止痛、舒肝调经功效的是（　　）。

A. 良附丸　　　　　　　　　　　　　B. 养胃舒胶囊

C. 阴虚胃痛颗粒　　　　　　　　　　D. 香砂枳术丸

5. 方中以饴糖为君药的是（　　　）。

　　A. 参芪健胃颗粒　　　　　　　　　B. 三九胃泰颗粒

　　C. 小建中汤　　　　　　　　　　　D. 养胃舒胶囊

6. 主治气食郁滞型胃痛的方药是（　　　）。

　　A. 阴虚胃痛颗粒　　　　　　　　　B. 调中四消丸

　　C. 理中丸　　　　　　　　　　　　D. 元胡止痛片

7. 功效有清热燥湿、行气活血、柔肝止痛的是（　　　）。

　　A. 胃苏颗粒　　　　　　　　　　　B. 复方陈香胃片

　　C. 三九胃泰颗粒　　　　　　　　　D. 养胃舒胶囊

二、多项选择题

1. 小建中汤的功效有（　　　）。

　　A. 健脾开胃　　　B. 温中补虚　　　C. 缓急止痛

　　D. 消积导滞　　　E. 健脾止泻

2. 良附丸的组成有（　　　）。

　　A. 高良姜　　　　B. 附子　　　　　C. 香附

　　D. 白术　　　　　E. 干姜

3. 理中丸的组成有（　　　）。

　　A. 干姜　　　　　B. 附子　　　　　C. 干姜

　　D. 炙甘草　　　　E. 生姜

4. 适用于气滞胃痛的是（　　　）。

　　A. 胃苏颗粒　　　B. 气滞胃痛颗粒　C. 复方陈香胃片

　　D. 元胡止痛片　　E. 良附丸

5. 以下功效是小建中汤的是（　　　）。

　　A. 温中补虚　　　B. 疏肝调经　　　C. 清热燥湿

　　D. 缓急止痛　　　E. 湿肾暖脾

6. 适用于中寒胃痛的方药是（　　　）。

　　A. 胃苏颗粒　　　B. 附子理中丸　　C. 元胡止痛片

　　D. 温胃舒胶囊　　E. 阴虚胃痛颗粒

三、分析题

（一）病例分析

1. 某患者，女，43岁。胃脘隐痛，时感胀满、嘈杂5年余，每因劳累加重。曾服疏肝益气之剂，症反加重。伴口干、便干、乏力、消瘦、舌红、脉弦细。胃镜检查为：萎缩性胃炎。

　　请辨证分型，并为该患者推荐常用的中成药。

2. 某患者，女，37岁。胃病史10余年，加重2个月。胃脘隐痛，痞闷不舒，进食后心烦欲呕、食欲不振、口淡无味、大便不畅，舌淡苔薄白，脉细缓。

　　请辨证分型，并为该患者推荐常用的中成药。

3. 某患者，男，45岁，胃痛反复发作10余年，近日加重。发作时呈阵发性剧烈疼痛，空腹痛甚，食后稍减，伴口苦呕苦，口干欲饮水，大便干，小便黄，舌边紫，中心苔黄腻，脉弦。

　　请辨证分型，并为该患者推荐常用的中成药。

（二）处方分析

1. 处方：北沙参 10g，麦冬 9g，玉竹 9g，白芍 9g，天花粉 10g，炒川楝子 9g，炒延胡索 8g，生麦芽 15g，生甘草 3g，姜 3 片。

根据方中药物，分析此方适用于胃痛的何种证型，并简要说明理由。

2. 处方：党参 30g，云苓 15g，陈皮 10g，法半夏 15g，木香 10g，砂仁 10g，焦山楂 10g，炒麦芽 15g，焦三仙各 10g，黑顺片 10g，公丁香 8g。

审核以上处方，并指出调剂时的注意事项。

（张阳儿）

PPT 课件

第十一章　虚劳类方药

　　虚劳，是由多种原因所致，以脏腑受损、气血阴阳不足为主要病机的多种慢性衰弱证候的总称。由于具有"诸虚不足"的特点，本病证范围广泛，涉及现代医学各个系统的多种慢性消耗性疾病，如造血功能障碍、代谢紊乱、营养缺乏、内分泌功能紊乱、自身免疫功能低下，以及各系统器官功能衰弱等。

　　病因病机　导致虚劳的原因甚多，如禀赋薄弱，体质不强；烦劳过度，损及五脏；饮食不节，损伤脾胃；大病久病，失于调理或失治误治，损耗精气等均可导致虚劳的产生。以上诸多病因，无论是先天不足或后天失调引起的虚劳，其病位都离不开五脏，而五脏的虚损又不外乎气、血、阴、阳的亏耗，故虚劳有气虚、血虚、阴虚、阳虚之别。但由于五脏相关，气血同源，阴阳互根，一脏受病，可累及他脏；气虚不能生血，血虚无以生气。气虚者，阳亦渐衰；血虚者，阴亦不足。阳损日久，累及于阴；阴损日久，累及于阳。诸多方面的相互影响，以致病势日渐发展，病情趋于复杂。

　　问病要点　虚劳证候虽多，不离乎五脏。五脏之伤，又不外乎气、血、阴、阳，故应首先辨清气、血、阴、阳亏虚的属性。通过问患者自身寒热、汗出的情况和程度，结合望面色、舌质与舌苔及听声音等情况综合辨证。静而少言，手足不温，面色苍白，舌淡胖嫩为阳虚；面色潮红，手足心热，盗汗，舌红少津为阴虚；面白体倦，少气懒言，语声低微，自汗为气虚；面色苍白，唇舌、爪甲色淡无华，心悸眩晕为血虚。

　　其次结合五脏的病理表现，辨清气血阴阳之亏损病在心、肝、脾、肺、肾的哪一脏。如形体消瘦、面色萎黄、饮食减少、胸脘痞闷、四肢乏力，多为脾胃气虚；面色苍白、形寒肢冷、腰膝酸痛、小便频数，多属肾阳不足。

　　治疗原则及注意事项　虚劳的治疗以补益为基本原则，根据病情分别采取益气、养血、滋阴、温阳的治疗方法，结合五脏不同病位选方用药。在具体用药中还应注意气血阴阳及五脏之间相互资生的关系。血虚者宜加入补气之品，以助生化；气虚者可少配补血之品；阴虚佐以补阳药；阳虚佐以滋阴药；肝阴虚者补其肾等，此皆为间接补益法。治疗中切忌大苦大寒之品，克伐中焦，大辛大热之品，劫伤津血。对虚不受补的患者，宜先调理脾胃，以资运化。其次，注意煎服法，补益类药宜文火久煎，服药时间一般以空腹或饭前为佳，若急证则不受此限。在服药的同时，还应嘱患者调饮食，慎起居，并辅以适当的运动。

第一节　气虚类方药

气虚多见脾肺气虚证。症见肢体倦怠乏力，少气懒言，语音低微，动则气促，面色萎白，食少便溏，舌淡苔白，脉虚弱，甚或虚热自汗，或脱肛、子宫脱垂等。常选用补气药（如人参、党参、黄芪、白术、炙甘草等）为主组成方药，并根据兼证的不同，适当配伍理气、渗湿、升阳举陷、补血药等。

四君子汤

【方源】《太平惠民和剂局方》。

【组成】人参 9g　白术 9g　茯苓 9g　炙甘草 6g

【课堂互动】
　　四君子汤与理中丸在方药组成、功能主治方面有何异同？

【功能与主治】益气健脾。用于脾胃气虚证。症见面色㿠白、语音低微、气短乏力、食少便溏、舌淡苔白、脉虚弱。

【组方分析】本方证为脾胃气虚，纳谷与运化乏力所致。脾胃为后天之本，气血生化之源，脾胃虚弱则气血生化不足，脏腑组织失于濡养，故面色㿠白、语音低微、气短乏力。脾失健运、胃纳不振、湿浊内生，故饮食减少、大便溏。舌淡、苔白、脉弱，均为中焦脾胃气虚之象。治宜补益脾胃之气，复其运化受纳之功。

方中人参甘温，大补脾胃之气，为君药。白术苦温，健脾燥湿为臣药。佐以茯苓甘淡，健脾渗湿，苓、术相配，以增强健脾助运之功。炙甘草益气和中，调和诸药为使。参、术、草均为甘温壅滞之品，得茯苓之健脾利湿，则补中有利、补而不滞。诸药合用，能使脾气足而气血生化有源，脾健运而湿气得消，故为补气之基本方。该方作为调理脾胃气虚证的常用方，是补气方剂的基础方，取名"君子"，是喻该方补性平和、品性中正、不偏不倚，犹如君子有冲和之德、中庸之道。

【临床应用】

① 本方是治疗脾胃气虚的常用方。以脘腹胀满、不思饮食、大便溏、面色无华、肢体倦怠、舌淡苔白、脉虚弱为证治要点。

② 常用于慢性胃炎、胃及十二指肠溃疡、慢性低热等属脾胃气虚者。

【用法】以上四药为细末，每服 15g；或水煎服，人参另煎。

【使用注意】阴虚内热或实热证者忌用。

【其他剂型】四君子丸、颗粒、袋泡剂。

【附方】

① **异功散**（《小儿药证直诀》）　四君子汤加陈皮 6g。功用：益气健脾，行气化滞。主治：脾胃气虚兼气滞证。症见饮食减少、大便溏薄、胸脘痞闷不舒，或呕吐泄泻。现用于小

儿消化不良属脾虚气滞者。

② **六君子汤**（《医学正传》）　四君子汤加陈皮 3g、半夏 4.5g。功用：益气健脾，燥湿化痰。主治脾胃气虚兼痰湿证。症见食少便溏、胸脘痞闷、呕逆。

③ **香砂六君子汤**（《古今名医方论》）　人参 3g，白术 6g，茯苓 6g，甘草 2g，陈皮 2.5g，半夏 3g，砂仁 2.5g，木香 2g，生姜 6g。功用：益气健脾，行气化痰。主治：脾胃气虚、痰阻气滞证。症见呕吐痞闷、不思饮食、脘腹胀痛、消瘦倦怠，或气虚肿满。

知识链接

　　四君子汤是从《伤寒论》中的"理中丸"脱胎，把原方中秉性燥烈的干姜去掉，换成了性质平和的茯苓。该方与理中丸比较，两方均用人参、白术、炙甘草以补益中气，仅一药之别，而功能相异。理中丸用干姜，功用以温中祛寒为主，适用于中焦虚寒证。四君子汤配茯苓，功用以益气健脾为主，主治脾胃气虚证。方中四药，不热不燥，适度施力，从了"君子致中和"的古意，故为治疗脾胃气虚证的基础方，后世众多补脾益气方多从此方衍化而来。药理研究也表明，四君子汤具有调节胃肠道功能，促进消化、吸收，抗胃溃疡，促进代谢，提高免疫，促进造血，抗肿瘤等作用。在此方基础上开发的中成药制剂如四君子丸、四君子颗粒、四君子袋泡剂，以及再加生姜、大枣组成的四君子合剂等均有益气健脾的作用，用于治疗脾胃气虚、胃纳不佳、食少便溏。

补中益气汤

【方源】《脾胃论》。

【组成】黄芪 18g　人参 6g　炙甘草 9g　白术 9g　当归 3g　升麻 6g　柴胡 6g　陈皮 6g

【功能与主治】补中益气，升阳举陷。

① 脾胃气虚证。症见食少便溏、体倦肢软、少气懒言、面色萎黄、脉虚。

② 中气下陷证。症见脱肛、子宫脱垂、久泻、久痢、崩漏等，伴气短乏力、舌淡脉虚。

③ 气虚发热证。症见身热、自汗、渴喜热饮、气短乏力、舌淡、脉虚大无力。

【组方分析】脾胃为气血生化之源，脾胃气虚，纳运欠佳，故饮食减少、少气懒言、大便稀薄；气虚下陷，清阳不升，故子宫下垂、脱肛等；气虚不能固表，阳浮于外，故身热自汗。治宜补益脾胃中气，以退虚热，升提中阳，举其下陷。

方中重用黄芪，味甘微温，入脾肺经，补中益气，升阳固表，为君药。配伍人参、白术、炙甘草补气健脾为臣，与黄芪合用，以增强其补中益气之功。当归养血和营以协助人参、黄芪补气养血；陈皮理气和胃，使诸药补而不滞，共为佐药。并以少量升麻、柴胡升阳举陷，协助君药以升提下陷之中气，为佐使。炙甘草调和诸药。全方配伍特点有二：一是补气健脾以治气虚之本；二是升阳举陷以求清升浊降，脾胃调和则水谷精微生化有源，脾胃气虚诸证自除。

【临床应用】

① 本方为补气升阳、甘温除热的代表方。凡见有脾胃虚弱、清阳不升或中气下陷，或长期发热的任何一个症状或体征，并伴体倦乏力、面色萎黄、舌淡脉弱等脾胃气虚征象者，即可使用本方。

② 常用于治疗肌弛缓性疾病，如子宫脱垂、胃肝脾肾等内脏下垂、胃黏膜脱垂、脱肛、疝气、膀胱肌麻痹而致之癃闭、重症肌无力、肠蠕动弛缓引起的虚性便秘等；以及内伤发热、气虚感冒、慢性泄泻、原发性低血压、失眠、头痛、健忘、崩漏、带下等辨证属中气不足、清阳不升的多种疾病。

【用法】水煎服。

【使用注意】阴虚内热、外感表实、食积腹胀者忌用。

【其他剂型】补中益气丸、颗粒、合剂。

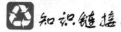知识链接

补中益气汤是李东垣宗《素问·至真要大论》"损者益气""劳者温之"之旨，据"温能除大热"之法而创立，为补气升阳、甘温除热的代表方剂。鉴于其方以甘温之剂疗热证及其对气虚发热机制的理解，后世医家又提出了血虚发热、阴虚发热、虚阳外越发热等诸多见解，完善了中医热证的范畴。

人参健脾丸

【方源】《证治准绳·类方》人参健脾丸，《中华人民共和国药典》收载。

【组成】人参 25g　白术（麸炒）150g　茯苓 50g　山药 100g　陈皮 50g　木香 12.5g　砂仁 25g　炙黄芪 100g　当归 50g　酸枣仁（炒）50g　远志（制）25g

【功能与主治】健脾益气，和胃止泻。用于脾胃虚弱、食欲不振、胃脘不适、腹痛便溏，以及思虑过度、体倦食少等。

【组方分析】方中人参、白术，补中益气、健脾和胃为君药。黄芪助君药补气健脾；茯苓、山药、砂仁健脾化湿和胃，共为臣药。陈皮、木香理气醒脾；当归、酸枣仁、远志养血宁心，血足则气行，有助脾胃运化，共为佐药。全方以补为主，以行为辅，气血兼顾，共奏健脾养胃、化湿止泻之功。

【临床应用】常用于中气虚弱、脾胃运化功能失常所致体倦食少、食后脘腹不舒、便溏；慢性胃肠炎、消化不良性腹泻、胃及十二指肠溃疡、胃肠功能紊乱、厌食症等见上述证候者。

【性状规格】本品为棕褐色至棕黑色的水蜜丸或大蜜丸；气香，味甜、微苦。大蜜丸，每丸重 6g。

【用法】口服。水蜜丸，一次 8g；大蜜丸，一次 2 丸，一日 2 次。

生 脉 散

【方源】《医学启源》。

【组成】人参 9g　麦冬 9g　五味子 6g

【功能与主治】益气生津，敛阴止汗。

① 温热、暑热之气阴两伤证。症见体倦乏力、汗多神疲、气短懒言、咽干口渴、舌干红少苔、脉虚数。

② 久咳肺虚、气阴两伤证。症见干咳少痰、短气自汗、口干舌燥、脉虚细。

【组方分析】肺主皮毛，暑伤肺气，卫外失固，津液外泄，故汗多；肺主气，肺气受损，故气短懒言、神疲乏力；阴伤而津液不足以上承，则咽干口渴。舌干红少苔，脉虚数或虚细，乃气阴两伤之象。久咳伤肺，气阴不足者，亦可见上述征象。治宜益气养阴生津。

方中人参甘温，益元气、补肺气、生津液，为君药。麦冬甘寒，养阴清热、润肺生津，为臣药。参麦合用，则益气养阴之功相得益彰。五味子酸温，敛肺止汗、生津止渴，为佐药。三药合用，一补一润一敛，益气养阴、生津止渴、敛阴止汗，使气复津生、汗止阴存、气充脉复，故名"生脉"。《医方集解》说："人有将死脉绝者，服此能复生之，其功甚大。"至于久咳肺伤、气阴两虚证，取其益气养阴、敛肺止咳，令气阴两复，肺润津生，诸症得除。

【临床应用】

① 本方是治疗气阴两虚证的常用方。以体倦、气短、自汗、神疲、咽干、舌红、脉虚为辨证要点。

② 常用于肺结核、慢性支气管炎、心脏病、心律不齐属气阴两虚者；亦可用于休克、中暑等属气阴两伤者。

【用法】水煎服。

【使用注意】外感表邪未解，或暑病热盛、气阴未伤者，不宜使用；久咳肺虚、阴伤气耗、纯虚无邪时，方可使用。

【其他剂型】生脉饮、胶囊、糖浆、颗粒、注射液。

♻ *知识链接*

生脉散经剂型改革后制成的生脉注射液，具有毒性小、安全度大的特点，临床常用于治疗急性心肌梗死、心源性休克、中毒性休克、失血性休克及冠心病、内分泌失调等病属气阴两虚者。由红参、麦冬二味药组成的参麦注射液，同属益气养阴之品。前者加入五味子具酸甘化阴、生津之功，多用于热病后伤阴耗气；后属补气养阴之固脱剂，多用于气津两亏之厥脱。

第二节　血虚类方药

血虚症见面色无华、头昏眼花、心悸失眠、唇甲色淡、舌淡、脉细，或妇女月经不调、量少色淡等，与心肝脾关系最为密切。常用熟地黄、当归、阿胶、龙眼肉等补血药为主组成方药。因气为血帅，气能生血，故常配补气药（如人参、黄芪等）以益气生血；血虚易致血滞，故又常与活血化瘀之川芎、红花等相配以去瘀生新；补血药多为阴柔腻滞，易碍胃气，故常配少许醒脾理气药，以防滋腻滞气。

四　物　汤

【方源】《仙授理伤续断秘方》。

【组成】熟地黄12g　当归9g　白芍9g　川芎6g

【功能与主治】补血和血。用于营血虚滞证。症见头晕目眩、心悸失眠、面色无华，妇人月经不调、量少或经闭不行，脐腹作痛，舌淡，脉细弦或细涩。

【组方分析】肝藏血，血虚则肝失所养，无以上荣，故头昏目眩；心主血，藏神，血虚则心神失养，故心悸失眠；营血亏虚，则唇爪失于濡养，故色淡无华；冲为血海，任主胞胎，冲任虚损，肝血不足，加之血行不畅，故月经量少，或前或后，脐腹作痛。治宜以补养营血为主。

方中熟地黄甘温，质润而腻，长于滋阴补血为君。当归补血养肝、和血调经，为补血良品，为臣。白芍养血柔肝和营，川芎为血中之气药，长于活血行气，二者共为佐药。方中地、芍阴柔，养血敛阴；归、芎温通，补中有行，则补血而不滞血，和血而不伤血，补中有散、散中有收，诚为补血调血之良剂。

【临床应用】

① 本方为补血的常用方，也是妇科调经的基本方。以心悸头晕、面色无华、舌淡、脉细为证治要点。

② 常用于月经不调、胎产疾病、子宫肌瘤、功能性子宫出血、卵巢囊肿、荨麻疹、骨伤科疾病、过敏性紫癜、神经性头痛等属营血虚滞者。

【用法】水煎服。

【使用注意】阴虚发热、血崩气脱之证，不宜使用。

【其他剂型】四物颗粒、合剂。

【附方】**桃红四物汤**（《医宗金鉴》）四物汤加桃仁 9g、红花 6g。功用：养血活血。主治：血虚兼血瘀证。适用于血瘀所致的月经不调、痛经。症见妇女经期超前、血多有块、色紫黏稠、腹痛等。

♻ **知识链接**

四物汤因具有"血虚能补、血滞能行、血溢能止"和"补血而不滞血，活血而不伤血，补中有散，散中有收"等独特功效，故有"为血证立法"、"调理一切血证是其所长"及"为妇女之圣药"的美誉。而在其基础上开发的中成药四物合剂，采用现代提取工艺对药物中的有效挥发油成分进行单独提取，再全部提取，使其富含 30 种以上天然活性成分（如芍药苷、阿魏酸、川芎嗪、梓醇、樟地黄素、藁本内脂等）及 18 种以上的天然氨基酸与多种微量元素，这些成分是诸种药理作用和临床疗效的物质基础。因此，四物合剂较之传统汤剂，具有计量准确、服用量少、有效药物成分浓度高、吸收率佳、生物利用度高、服用、携带便利等优点。

当归补血汤

【方源】《内外伤辨惑论》。

【组成】黄芪 30g　当归 6g

【功能与主治】补气生血。用于血虚发热证。症见肌热面赤、烦渴欲饮、脉洪大而虚、重按无力。亦治妇人经期、产后血虚发热头痛；或疮疡溃后，久不愈合者。

【组方分析】本方证为劳倦内伤、血虚气弱所致。血虚阴不维阳、阳浮于外，故肌热面红，烦渴喜饮，每时烦时止，渴喜热饮，面红目赤。脉洪大而虚、重按无力，是血虚气弱、阳气浮越之象，为血虚发热的辨证关键。治宜补气生血，使气旺血生、虚热自止。

方中重用黄芪，其用量五倍于当归。其义有二：本方证为阴血亏虚，以致阳气欲浮越散亡，此时，恐一时滋阴补血固里不及，阳气外亡，故重用黄芪补气而专固肌表，即"有形之血不能速生，无形之气所当急固"之理，此其一；有形之血生于无形之气，故用黄芪大补脾肺之气，以资化源，使气旺血生，此其二。配以少量当归养血和营补虚治本，则浮阳秘敛、阳生阴长、气旺血生，诸证自除。

【临床应用】

① 本方为补气生血的代表方。适用于血虚发热，以低热乏力、口渴喜热饮、脉虚大、重按无力为辨证要点。

② 常用于妇人经期、产后发热等属血虚阳浮者，以及各种贫血、过敏性紫癜、疮疡久溃不愈等病属血虚气弱者。

【用法】水煎服。

【使用注意】阴虚潮热或实热证者不可用。

【其他剂型】当归补血丸。

第三节　气血两虚类方药

气能生血，血能载气，气血相互依托，病变相互影响。气血两虚症见面色无华、头晕目眩、心悸失眠、食少倦怠、气短懒言、舌淡、脉虚无力等。常用补气药（如人参、黄芪、白术等）与补血药（如当归、熟地黄、白芍等）共同组成益气养血之方药。

归　脾　汤

【方源】《正体类要》。

【组成】黄芪 12g　龙眼肉 12g　人参 6g　白术 9g　当归 9g　茯神 9g　酸枣仁 12g 远志 6g　木香 9g　甘草 6g

【功能与主治】益气补血，健脾养心。

① 心脾气血两虚证。症见心悸怔忡、健忘失眠、盗汗、体倦食少、面色萎黄、舌淡、苔薄白、脉细弱。

② 脾不统血证。症见便血、皮下紫癜、妇女崩漏、月经超前、量多色淡或淋漓不止，舌淡，脉细弱。

【课堂互动】
　归脾汤命名的依据是什么？

【组方分析】脾胃为气血生化之源，脾虚则气虚血少，心失所养，心不藏神，故心悸怔忡、健忘失眠、体倦食少、舌淡、苔薄白、脉细弱。脾气虚则统摄无权，故便血、皮下紫癜、妇女崩漏下血等。治宜益气补血、健脾养心。

方中黄芪甘温，补脾益气；龙眼肉甘温，补脾气、养心血，共为君药。人参、白术甘温补气，当归补血和血，为臣药。茯神、酸枣仁、远志宁心安神；木香辛香而散、理气醒脾，与益气健脾药配伍，复中焦运化之功，又能防补气养血药滋腻碍胃，使之补而不滞，滋而不腻，以上俱为佐药。本方的配伍特点：一是心脾同治，重点在脾，使脾旺则气血生化有源，故以"归脾"名之；二是气血并补，但重在补气，意在补气以生血。

【临床应用】

① 本方是治疗心脾气血两虚证的常用方。以心悸失眠、体倦食少、便血或崩漏、舌淡、脉细弱为辨证要点。

② 常用于胃及十二指肠溃疡出血、功能性子宫出血、再生性障碍贫血、血小板减少性紫癜、神经衰弱、心脏病等属心脾气血两虚及脾不统血者。

【用法】原方加生姜 5 片，大枣 1 枚，水煎服。

【其他剂型】人参归脾丸、归脾丸、归脾颗粒、归脾合剂。

知识链接

归脾汤基础上开发的中成药有人参归脾丸和归脾丸，两者组方基本相同，不同之处在于归脾丸以党参代人参入药。另外，人参归脾丸与人参健脾丸药名相似，方中药物也多相同，应用时应注意区别：人参归脾丸重用当归、人参养血益气，另有龙眼肉、炙甘草补血和营，适用于心脾两虚、气血不足所致的心悸、怔忡、失眠健忘、食少体倦等症。人参健脾丸重用黄芪、山药，意在健脾益气；含山药、陈皮、砂仁加强健脾和胃之力，适用于脾胃虚弱、食欲不振、胃脘不适、腹痛便溏等。

八　珍　丸

【方源】《正体类要》八珍汤，《中华人民共和国药典》收载。

【组成】党参 100g　白术（炒）100g　茯苓 100g　甘草 50g　当归 150g　白芍 100g

川芎 75g　熟地黄 150g

【功能与主治】补气益血。用于气血两虚、面色萎黄、食欲不振、四肢乏力、月经过多。

【组方分析】本方为"四君子汤"（参、苓、术、草）与"四物汤"（归、芎、地、芍）组合的气血双补之品，主治气血两虚证。党参补气健脾，熟地黄补血滋阴，为君药；白术、茯苓健脾燥湿，当归、白芍养血和营，为臣药；川芎行气活血，甘草和中益气，调和诸药，共为佐使。诸药合用，补益气血。

【临床应用】

① 本方为治疗气血两虚的常用方。以面色苍白或萎黄、气短乏力、声低懒言、舌淡苔白、脉细弱或虚大无力为辨证要点。

② 常用于病后虚弱、各种慢性消耗性疾病，以及妇女月经不调、习惯性流产等属气血不足者。

【性状规格】本品为棕黑色的水蜜丸，或黑褐色至黑色的大蜜丸；味甜，微苦。大蜜丸，每丸重 9g；水蜜丸，每袋装 6g。

【用法用量】口服。水蜜丸一次 6g，大蜜丸一次 1 丸，一日 2 次。

【使用注意】热证忌服；慎房事；忌过劳，食辛辣、寒凉之物。

【其他剂型】八珍浓缩丸、口服液。

【附方】

① 十全大补丸（《太平惠民和剂局方》十全大补汤，《中华人民共和国药典》收载）党参 80g，白术（炒）80g，茯苓 80g，炙甘草 40g，当归 120g，白芍（酒炒）80g，川芎 40g，熟地黄 120g，黄芪（蜜炙）80g，肉桂 20g。功用：温补气血。主治：气血两虚证。症见面色苍白、气短心悸、头晕自汗、体倦乏力、四肢不温、月经量多。

② 人参养荣丸（《三因极一病证方论》人参养荣汤，《中华人民共和国药典》收载）人参 100g，白术（土炒）100g，茯苓 75g，炙甘草 100g，当归 100g，熟地黄 75g，白芍（麸炒）100g，黄芪（蜜炙）100g，陈皮 100g，远志（制）50g，肉桂 100g，五味子（酒蒸）75g。功用：温补气血。主治：心脾不足、气血两虚证。症见形瘦神疲、食少便溏、病后虚弱。

八珍丸、十全大补丸、人参养荣丸均具有补气养血之功，主治虚劳、眩晕、月经不调等气血两虚证。从药味组成看，八珍丸由补气之四君合养血之四物组成，为治疗气血两虚的基本方，统治一切气血两虚的病证；十全大补丸较八珍丸增加了黄芪、肉桂两味药物，对气血两虚较重或兼有虚寒之象者较八珍丸有更好的治疗作用；人参养荣丸为十全大补丸去川芎，加远志、五味子、陈皮而成，既气血双补又安定神志，宜于气血两虚而心神不安的患者。

薯蓣丸

【方源】《金匮要略》薯蓣丸，《中华人民共和国卫生部药品标准》收载。

【组成】山药 90g　人参 21g　白术（麸炒）18g　茯苓 15g　甘草 60g　地黄 30g　当归 30g　白芍 18g　川芎 18g　阿胶 21g　六神曲（麸炒）30g　大豆黄卷 30g　大枣（去核）240g　苦杏仁（去皮、炒）18g　桂枝 30g　柴胡 15g　防风 18g　干姜 9g　桔梗 15g　白蔹 6g　麦冬 18g

【功能与主治】调理脾胃，益气和营。用于气血两虚、脾肺不足所致之虚劳、胃脘痛、痹症、闭经、月经不调。

【组方分析】方中重用山药（薯蓣）益气养阴、补脾肺肾；人参补脾肺之气；地黄滋养阴血，三药合用，脾、肺、肾气阴俱补，共为君药。白术、茯苓、大枣、甘草健脾益气；当归、白芍、阿胶、麦冬养血滋阴和营。八药相合，助君药补气、养阴血，共为臣药。川芎活血理气；六神曲消食和胃；干姜温里散寒；苦杏仁、桔梗升降气机，使诸补益之品补而不滞；桂枝、柴胡、防风、升散走表、祛风散邪；白薇散结止痛；大豆黄卷解表利湿，共为佐药。甘草又可调和诸药，兼为使药。诸药合用，共奏调理脾胃、益气和营之功。

【临床应用】

① 适用于气血两虚、脾肺不足证。以形体消瘦、体倦乏力、头晕目眩、畏风自汗、易于感冒、舌淡、苔少、脉虚无力为辨证要点。

② 常用于病后虚弱、老年虚损性疾病，以及胃脘痛、痹症、闭经、月经不调等属脾胃虚弱、气血不足者。

【性状规格】本品为黄褐色的大蜜丸；味甜、微苦。每丸重3g。

【用法】口服。一次2丸，一日2次。

【使用注意】用药期间忌食生冷、油腻之品。

知识链接

薯蓣丸是张仲景治疗"虚劳"的经典方剂，由二十一味中药组成。该方重调脾胃、培补气血、补中寓散、补而不滞，主治"虚劳诸不足，风气百疾"。"虚劳诸不足"即为阴阳气血俱不足的虚劳患者，易被外邪侵袭而患各种病症。现代研究证实，该方能明显增强患者体质，广泛用于临床慢性虚损疾病。

阿胶补血膏

【方源】《中华人民共和国药典》收载。

【组成】阿胶50g　熟地黄100g　党参100g　黄芪50g　白术50g　枸杞子50g

【功能与主治】补益气血，滋阴润肺。用于气血两虚所致的久病体弱、目昏、虚劳咳嗽。

【组方分析】方中以阿胶养血滋阴、补肺止咳；党参、黄芪、白术益气健脾，相须为用，培补后天气血生化之源；枸杞子配熟地黄补肾养血、培补先天。诸药合用，共奏滋阴补血、补中益气、健脾润肺之功。

【临床应用】

① 适用于肺脾肾虚、气血俱亏之证。以久病体弱、气短乏力、唇舌指甲色淡、视物昏花、纳差、腰膝酸软、舌淡脉弱为辨证要点。

② 常用于肺结核、低血压、贫血、月经过多等病属气血两亏者。

【性状规格】本品为棕褐色的黏稠液体，味甜、微苦。每瓶装200g、300g。

【用法】口服。一次20g，一日2次。

【使用注意】消化不良、内有瘀滞者不宜服用。

【其他剂型】阿胶补血口服液、颗粒。

第四节　阴虚类方药

阴虚与五脏均有密切关系，尤以肾阴虚为主，且心肾、肝肾、肺肾多结合为病。症见形体消瘦、头晕耳鸣、潮热颧红、五心烦热、盗汗失眠、腰酸遗精、咳嗽咯血、口燥咽干、舌红少苔、脉细数等。常用补阴药（如生地黄、麦冬、阿胶、白芍、百合、石斛、玉竹等）为主组方。阴虚则阳亢，水不制火而生内热，故组方亦常配知母、黄柏等以清虚热。

六味地黄丸

【方源】《小儿药证直诀》地黄丸。

【组成】熟地黄24g　山茱萸12g　干山药12g　茯苓9g　泽泻9g　牡丹皮9g

【功能与主治】滋阴补肾。用于肾阴亏虚证。症见腰膝酸软、头晕目眩、耳鸣耳聋、盗汗、遗精、消渴、骨蒸潮热、手足心热、舌燥咽痛、牙齿动摇、足跟作痛、小便淋漓，以及小儿囟门不合，舌红少苔，脉沉细数。

【组方分析】本方证为肾阴不足、虚热内扰所致。腰为肾之府，肾主骨生髓，齿为骨之余，肾阴不足，骨髓不充，则腰膝酸软、牙齿动摇；肾阴不足，精亏髓少，不能上养头目耳窍，则头晕目眩、耳鸣耳聋；肾阴虚则相火内扰精室，故遗精；阴虚生内热，故骨蒸潮热、消渴、盗汗。小儿囟门不合亦为肾虚生骨迟缓所致。治宜以滋阴补肾为主，适当配伍清虚热之品。

方中重用熟地黄滋阴补肾、填精益髓，为君药。山茱萸补养肝肾，并能涩精；山药补益脾阴，亦能固肾，共为臣药。三药配合，肾、肝、脾三阴并补，是为"三补"，但熟地黄用量是山茱萸与山药之和，故仍以补肾为主。泽泻利湿而泄肾浊，并能减熟地黄之滋腻；茯苓淡渗脾湿，并助山药之健运，与泽泻共泄肾浊；丹皮清泄虚热，并制山茱萸之温涩。三药称为"三泻"，均为佐药。六味合用，三补三泻，其中补药用量重于泻药，是以补为主；肝、脾、肾三阴并补，以补肾为主，这是本方的配伍特点。

【临床应用】

① 本方是治疗肾阴虚证的基本方。以腰膝酸软、头晕目眩、口燥咽干、潮热盗汗、舌红少苔、脉沉细数为辨证要点。

② 常用于慢性肾炎、高血压病、糖尿病、肺结核、肾结核、甲状腺功能亢进、中心性视网膜炎及无排卵性功能性子宫出血、更年期综合征等属肾阴虚为主者。

【用法】上为末，炼蜜为丸。如梧桐子大。空心温水化下三丸（现代用法：每服6g，一日2次，温开水送服。亦可作汤剂，水煎服）。

【使用注意】方中熟地黄滋腻碍脾，故脾虚食少便溏者慎用。忌食辛辣。

【其他剂型】六味地黄胶囊、片剂、颗粒剂、膏剂、口服液。

【附方】

① **知柏地黄丸**（《医方考》）　六味地黄丸加知母（盐炒）6g、黄柏（盐炒）6g。功用：滋阴降火。主治：肝肾阴虚、虚火上炎证。症见头目昏眩、耳鸣耳聋、骨蒸潮热、虚烦盗汗、遗精梦泄等。

② **杞菊地黄丸**（《麻疹全书》）　六味地黄丸加枸杞子9g、菊花9g。功用：滋肾养肝明目。主治：肝肾阴虚证。症见两目昏花、视物模糊，或眼睛干涩、迎风流泪等。

③ **麦味地黄丸**（原名八味地黄丸，《医部全录》引《体仁汇编》）　六味地黄丸加麦冬15g、五味子15g。功用：滋肾养肺。主治：肺肾阴虚证。症见虚烦劳热、咳嗽吐血、潮热盗汗。

④ **归芍地黄丸**（《中华人民共和国药典》收载）　当归40g，酒白芍40g，熟地黄160g，酒萸肉80g，牡丹皮60g，山药80g，茯苓60g，泽泻60g。功用：滋肝肾，补阴血，清虚热。主治：肝肾两虚、阴虚血少证。症见头晕目眩、耳鸣咽干、午后潮热、腰膝酸痛、足跟疼痛。

以上四方均由六味地黄丸加味而成，皆具滋阴补肾之功。其中知柏地黄丸偏于滋阴降火，杞菊地黄丸偏于养肝明目，麦味地黄丸偏于滋肾敛肺，归芍地黄丸偏于滋肝养血。

左 归 丸

【方源】《景岳全书》左归丸，《中华人民共和国卫生部药品标准》收载。

【组成】熟地黄200g　山药100g　枸杞100g　山茱萸100g　牛膝75g　鹿角胶100g　龟板胶100g　菟丝子100g

【功能与主治】滋肾补阴。用于真阴不足、腰酸膝软、盗汗遗精、神疲口燥。

【组方分析】肾阴亏损，精髓不充，封藏失职，故头晕目眩、腰酸腿软、遗精滑泄；阴虚则阳亢，故见自汗盗汗、口燥舌干、舌红少苔。治宜填补真阴。

方中熟地黄滋肾填精，大补真阴，为君药。山茱萸养肝滋肾，涩精敛汗；山药补脾阴，滋肾固精；枸杞子补肾益精，养肝明目；龟、鹿二胶峻补精髓，龟板胶偏于补阴，鹿角胶偏于补阳，在补阴之中配伍补阳药，取"阳中求阴"之义，均为臣药。菟丝子、牛膝，益肝肾、强腰膝、健筋骨，俱为佐药。诸药合用，共奏滋阴补肾、填精益髓之功。

左归丸与六味地黄丸均为滋阴补肾之剂，但立法与主治均有不同。六味地黄丸以补肾阴为主，寓泻于补，适用于肾虚不著而兼内热之证；左归丸补而无泻，适用于真阴不足、精髓亏损之证。

【临床应用】

① 本方为治疗真阴不足证的常用方。以头目眩晕、腰酸脚软、舌光少苔、脉细为辨证要点。

② 常用于老年性痴呆、更年期综合征、老年骨质疏松症、闭经、月经量少等属肾阴不足、精髓亏虚者。

【性状规格】本品为黑色水蜜丸；气微腥，味酸、微甜。每10粒重1g。

【用法】口服。一次9g，一日2次。

【使用注意】脾虚便溏、胃弱痰多者慎用。

大 补 阴 丸

【方源】《丹溪心法》大补阴丸，《中华人民共和国药典》收载。

【组成】熟地黄120g　知母（盐炒）80g　黄柏（盐炒）80g　龟甲（醋炙）120g　猪脊髓160g

【功能与主治】滋阴降火。用于阴虚火旺、潮热盗汗、咳嗽咯血、耳鸣遗精。

【组方分析】本方证是由肝肾亏虚、真阴不足、虚火上炎所致。真阴亏虚，则相火亢盛而生虚火、虚热，故见骨蒸潮热、盗汗遗精；虚火上炎，灼伤肺金，损伤肺络，故咳嗽咯血。治宜大补真阴以治本，佐以降火以治标，标本兼治。

方中重用熟地黄、龟板，滋补肾阴、滋阴潜阳、壮水制火，共为君药。黄柏苦寒，泻肾经虚火；知母苦寒而润，上能清润肺金、下能滋清肾水，与黄柏相须为用，苦寒降火以保存阴液，二者为臣药。猪脊髓、蜂蜜为丸，乃血肉甘润之品，填精益髓，既助熟地黄、龟板以滋阴，又制黄柏之苦燥。诸药相合，培本清源，使真阴得养、虚火内消，则诸症自除。

大补阴丸与知柏地黄丸均为滋阴降火之剂，方中均有知母、黄柏清虚热，用治阴虚火旺之证。但知柏地黄丸偏于清泄，大补阴丸偏于培补真阴。

【临床应用】

① 本方为滋阴降火的常用方，主治阴虚火旺证。以骨蒸潮热、舌红少苔、尺脉数而有力为辨证要点。

② 常用于甲状腺功能亢进、肾结核、骨结核、糖尿病等属阴虚火旺者。

【性状规格】本品为深棕黑色的水蜜丸或黑褐色的大蜜丸；味苦、微甜带涩。大蜜丸，每丸重9g。

【用法】口服。水蜜丸一次6g，一日2～3次。大蜜丸一次1丸，一日2次。

【使用注意】脾胃虚弱、食少便溏，以及火热属于实证者不宜使用。

知识链接

实验研究表明，大补阴丸对正常及四氧嘧啶糖尿病小鼠有降血糖作用，对阴虚小鼠的血糖降低有保护作用，对正常及阴虚小鼠有免疫调节作用。临床报道也指出，本方适应范围广，在一定程度上可归因于阴虚体质及阴虚火旺病理变化的普遍存在。因此，在实际应用本品时，尚需根据病情适当加减化裁，或在服用成药的同时配合其他方药以提高疗效。

二 至 丸

【方源】《证治准绳》二至丸，《中华人民共和国药典》收载。

【组成】酒女贞子 500g　墨旱莲 500g

【功能与主治】补益肝肾，滋阴止血。用于肝肾阴虚、眩晕耳鸣、咽干鼻燥、腰膝酸痛、月经量多。

【组方分析】方中女贞子味甘、性平，具有补肝益肾、填精健脑之功；墨旱莲味甘酸、性寒，既能滋补肝肾、益髓填精，又可凉血止血。二药配合，共奏补益肝肾、滋阴止血之功。

【临床应用】

① 适用于肝肾阴虚证所致眩晕，以及阴虚内热、热迫血行所致之崩漏。

② 常用于更年期综合征、功能性子宫出血、月经不调等属肝肾阴虚证者。

【性状规格】本品为黑褐色的浓缩水蜜丸；气微，味甘而苦。每袋装 9g。

【用法】口服。一次 9g，一日 2 次。

【使用注意】肝火上炎所致头晕、耳鸣者不宜用；实热内盛所致月经过多、色泽鲜红者慎用；脾胃虚寒腹泻者慎用。

第五节　阳虚类方药

阳虚以心、脾、肾三脏多见，其中肾阳为一身之元阳。肾中阳气充足，能温煦其他脏腑，从而消除或改善全身的阳虚症状。故本节主要介绍治疗肾阳虚的方药。肾阳虚证多见面色苍白、形寒肢冷、腰膝酸痛、下肢软弱无力、小便不利，或小便频数、尿后余沥、少腹拘急，男子阳痿早泄，女子宫寒不孕，舌淡苔白，脉沉细等。常用补阳药（如巴戟天、肉苁蓉、淫羊藿、鹿角胶等）为主组成方药。同时配伍熟地黄、山茱萸、山药等滋阴之品，既可助阳生化，又可制约补阳药的温燥；肾阳亏虚不能化气行水，易致水湿停留，故常佐以茯苓、泽泻等淡渗利水之品。

肾 气 丸

【方源】《金匮要略》。

【组成】干地黄 240g　薯蓣 120g　山茱萸 120g　泽泻 90g　茯苓 90g　牡丹皮 90g　桂枝 30g　附子 30g

【课堂互动】

肾气丸为何既治小便不利，又治小便反多？

【功能与主治】补肾助阳。用于肾阳不足证。症见腰痛脚软，身半以下常有冷感、少腹拘急、小便不利，或小便反多，入夜尤甚，阳痿早泄，舌淡而胖，脉虚弱，尺部沉细，以及痰饮、水肿、消渴、脚气、转胞等。

【组方分析】本方证为肾阳不足、气化失司所致。腰为肾府，肾阳不足，不能温养下焦，故腰痛脚软，身半以下常有冷感；肾主水，肾阳虚弱，不能化气利水，水停于内，留滞为患，故小便不利、少腹拘急，甚或转胞，或发痰饮、水肿、脚气等；肾阳亏虚，水液直趋下焦，津不上承，故消渴、小便反多。

方中附子温补肾阳，桂枝温阳化气，二药合用，温肾阳以助气化，共为君药。肾乃先天之本，阴阳一方的偏衰必将导致阴损及阳或阳损及阴。肾阳虚若单补阳而不顾阴，则阳无以附，如张介宾说"善补阳者，必于阴中求阳，则阳得阴助，而生化无穷"。故臣以熟地黄滋阴补肾；山茱萸、山药补肝脾而益精血。君臣相伍，补肾填精，温肾助阳，乃"阴中求阳"之治。佐药泽泻、茯苓利水渗湿，配桂枝又善温化痰饮；牡丹皮清泻肝火，三药寓泻于补，使邪去而补药得力，并防滋阴药之腻滞。综合全方，方中补肾药居多，温阳药少而量轻，其立方之旨，并非峻补元阳，而在微微生火，鼓舞肾气，取"少火生气"之义，故方名"肾气"。

【临床应用】
① 本方为补肾助阳的常用方。以腰痛脚软、小便不利或反多、舌淡胖、脉虚弱而尺部沉细为辨证要点。
② 常用于慢性肾炎、糖尿病、醛固酮增多症、甲状腺功能低下、神经衰弱、肾上腺皮质功能减退、慢性支气管哮喘、老年性白内障、更年期综合征等属肾阳不足者。

【用法】上为细末，炼蜜和丸，如梧桐子大。酒下15丸（6g），日再服。

【使用注意】肾阴不足、虚火上炎者，不宜使用。

【附方】
① 桂附地黄丸（《中华人民共和国药典》收载） 肉桂20g，附子（制）20g，熟地黄160g，山茱萸（制）80g，山药80g，茯苓60g，牡丹皮60g，泽泻60g。功用：温补肾阳。主治：肾阳不足证。症见腰膝酸冷、肢体浮肿、小便不利或反多、痰饮喘咳、消渴。
② 济生肾气丸（《中华人民共和国药典》收载） 熟地黄160g，山茱萸（制）80g，牡丹皮60g，山药80g，茯苓120g，泽泻60g，肉桂20g，附子（制）20g，牛膝40g，车前子40g。功用：温肾化气，利水消肿。主治：肾阳不足、水湿内停证。症见肾虚水肿、腰膝酸重、小便不利、痰饮喘咳。
③ 金匮肾气丸（《中华人民共和国卫生部药品标准》收载） 地黄108g，山药27g，山茱萸（酒炙）27g，茯苓78g，牡丹皮27g，泽泻27g，桂枝27g，附子（炙）4.5g，牛膝27g，车前子（盐炙）27g。功用：温补肾阳，化气行水。主治：肾虚水肿，腰膝酸软，小便不利，畏寒肢冷。

知识链接

桂附地黄丸、济生肾气丸、金匮肾气丸三药处方均源自东汉张仲景《金匮要略》中的肾气丸（后人习称"金匮肾气丸"）。该药与今中成药金匮肾气丸中的药物略有不同，故功用主治也不尽同。《太平惠民和剂局方》对《金匮要略》肾气丸做了改动，将桂枝改为肉桂，干地黄改为熟地黄，加大肉桂及制附子的用量，提高了整方的温补功效，用于肾气虚乏，取名"八味丸"，即今之成药"桂附地黄丸"的组方。《严氏济生方》在"八味丸"基础上加入川牛膝、车前子，名为"加味肾气丸"，即今之成药"济生肾气丸"的组方。宋代太医钱乙在《小儿药证直诀》中针对小儿"肾无实，必主虚"的病理特点，去掉附子、肉桂两味药，将剩下的六味药组方取名为"地黄丸"，治疗小儿肾虚。因"地黄丸"是从"八味丸"的基础上减味化成，所以又称"六味地黄丸"。宋代以后的医学典籍中，六味地黄丸应用极为广泛，遍布内、外、妇、儿、五官、皮肤等各科杂症。

右 归 丸

【方源】《景岳全书》右归丸，《中华人民共和国药典》收载。

【组成】鹿角胶 120g　炮附片 60g　肉桂 60g　熟地黄 240g　山药 120g　山茱萸（酒制）90g　枸杞子 120g　菟丝子 120g　杜仲（盐制）120g　当归 90g

【功能与主治】温补肾阳，填精止遗。用于肾阳不足、命门火衰证。症见腰膝酸冷、精神不振、怯寒畏冷、阳痿遗精、大便溏薄、尿频而清。

【组方分析】本方所治之证为肾阳虚弱、命门火衰所致。肾阳不足，命门火衰，失于温煦，甚者火不生土，影响脾胃运化，故见气衰神疲、畏寒肢冷、腰膝软弱、大便溏薄；肾藏精，肾阳虚则封藏失职、精关不固，故见阳痿、遗精，或小便自遗。

方中附子、肉桂、鹿角胶，培补肾阳、温里祛寒，为君药。熟地黄、山茱肉、山药、枸杞子，滋补肾阴、养肝补脾、填精益髓，取"阴中求阳"之义，为臣药。菟丝子、杜仲，补肝肾、强腰膝，配以当归养血和血，共补肝肾精血为佐药。本方由桂附地黄丸减去泽泻、丹皮、茯苓，加鹿角胶、菟丝子、杜仲、枸杞子、当归而成，增强补阳作用。

【临床应用】

① 本方适用于肾阳不足，或先天禀衰，或劳伤过度，以致命门火衰之证。以神疲乏力、畏寒肢冷、腰膝酸冷、脉沉迟为辨证要点。

② 常用于肾病综合征、老年骨质疏松症、精少不育症，以及贫血、白细胞减少症等属肾阳不足者。

【性状规格】本品为黑色的小蜜丸或大蜜丸；味甜，微苦。小蜜丸，每 10 丸重 1.8g；大蜜丸，每丸重 9g。

【用法】口服，小蜜丸一次 9g，大蜜丸一次 1 丸，一日 3 次。

【使用注意】本品纯补无泻，肾虚有湿浊者不宜使用；阴虚火旺者忌服。忌食生冷。

五子衍宗丸

【方源】《摄生众妙方》五子衍宗丸，《中华人民共和国药典》收载。

【组成】菟丝子（炒）400g　枸杞子 400g　覆盆子 200g　五味子（蒸）50g　车前子（盐炒）100g

【功能与主治】补肾益精。用于肾虚精亏所致的阳痿不育、遗精早泄、腰痛、尿后余沥。

【组方分析】本方为肾虚滑脱、精关不固而设。方中菟丝子、枸杞子滋补肝肾而益精髓，共为君药。覆盆子、五味子为益肾固精缩尿之要药，二者共为臣药。车前子味甘性寒，既制约方中其他药物的温热之性，又具有清热渗湿、利水通淋之功，有"寓泻于补"之意，为佐药。五药相合，共奏补肾固精之功。

【临床应用】常用于性功能障碍、男性不育症、腰肌劳损等属肾虚精亏证者。

【性状规格】本品为棕褐色的水蜜丸、棕褐色的小蜜丸或大蜜丸；味甜、酸、微苦。大蜜丸，每丸重 9g。

【用法】口服。水蜜丸一次 6g，小蜜丸一次 9g，大蜜丸一次 1 丸，一日 2 次。

【其他剂型】五子衍宗片、口服液。

♻ 知识链接

五子衍宗丸是著名的补肾良方，为治疗阳痿不育、遗精早泄等肾虚精亏病症的代表方剂之一，被誉为"古今种子第一方"。该方起源于唐代，因其配料中的五种中药材的名字均有一个"子"字，具有添精补肾，助于繁衍宗嗣的作用，故称"五子衍宗丸"。实验研究表明，五子衍宗丸灌胃能提高未成年雄性大鼠的血清睾酮含量、精子数和精子活力；能使大鼠包皮腺及副性器官重量增加；能提高雄性小鼠的生育能力。此外，五子衍宗丸具有降血糖、降血脂、抗衰老、抗氧自由基和免疫增强作用。

肾宝合剂

【方源】《中华人民共和国卫生部药品标准》收载。

【组成】蛇床子28g　川芎28g　菟丝子66g　补骨脂29g　茯苓30g　红参20g　小茴香14g　五味子36g　金樱子95g　白术14g　当归47g　覆盆子33g　制何首乌74g　车前子17g　熟地黄94g　枸杞子66g　山药46g　淫羊藿95g　葫芦巴94g　黄芪51g　肉苁蓉47g　炙甘草14g

【功能与主治】温补肾阳，固精益气。用于肾阳亏虚、精气不足所致的阳痿遗精、腰腿酸痛、精神不振、夜尿频数、畏寒肢冷，以及妇女月经过多、白带清稀等。

【组方分析】方中以蛇床子、补骨脂、小茴香、淫羊藿、葫芦巴温肾壮阳；菟丝子、肉苁蓉，补肾阳、益精血、固精缩尿；制何首乌、熟地黄、枸杞子补益精血；五味子、金樱子、覆盆子固精止遗；红参、黄芪、茯苓、白术、山药、川芎、当归、炙甘草，益气养血、健脾摄血；车前子利湿。诸药相合，共奏温补肾阳、固精益气之功。

【临床应用】常用于性功能障碍、腰肌劳损、功能性子宫出血、慢性盆腔炎等属肾阳亏虚、精气不足者。

【性状规格】本品为棕黄色的澄清液体；味甜、酸、微苦。每支 10ml；每瓶100ml、200ml。

【用法】口服。一次 10～20ml，一日 3 次。

【使用注意】感冒发热期停服。

第六节　阴阳两虚类方药

阴阳两虚症见头晕目眩、腰膝酸软、阳痿遗精、畏寒肢冷、自汗盗汗、午后潮热等。常用补阴药（如熟地黄、山茱萸、龟板、何首乌、枸杞子等）和补阳药（如肉苁蓉、巴戟天、附子、肉桂、鹿角胶等）共同组成方药，并根据阴阳虚损的情况，分清主次轻重。

龟鹿二仙膏

【方源】《医便》龟鹿二仙胶，《中华人民共和国药典》收载。

【组成】龟甲250g　鹿角250g　党参47g　枸杞子94g

【功能与主治】温肾益精，补气养血。用于肾虚精亏所致的腰膝酸软、精血不足、遗精、阳痿。

【组方分析】本方证为先天肾精不足，或后天脾胃失养，或病后失调，以致阴阳精血不足。方中龟甲甘咸而寒，长于填精补髓、滋阴养血；鹿角甘咸而温，善于温肾壮阳、益精补血，二味为血肉有情之品，能峻补阴阳以生气血精髓，共为君药。配伍人参补后天脾胃之中气，以增强化生气血之源；枸杞子益肝肾、补精血。四味合用，阴阳并补，气血兼顾。

【临床应用】

① 本方为滋养阴阳气血的常用方，既补肝肾亏损，又益脾胃不足。以腰膝酸软、两目昏花、阳痿遗精为辨证要点。

② 常用于内分泌障碍引起的发育不良、重症贫血、神经衰弱，以及性功能减退等属阴阳两虚者。

【性状规格】本品为红棕色稠厚的半流体；味甜。每瓶装 200g。

【用法】口服。一次 15～20g，一日 3 次。

【使用注意】脾胃虚弱者慎用。

古汉养生精口服液

【方源】《中华人民共和国药典》收载。

【组成】人参 炙黄芪 金樱子 枸杞子 女贞子（制） 菟丝子 淫羊藿 白芍 炙甘草 炒麦芽 黄精（制）

【功能与主治】滋肾益精，补脑安神。用于头晕心悸、目眩耳鸣、健忘失眠、阳痿遗精、疲乏无力。

【组方分析】本方以人参、黄芪甘温补气；白芍养血敛阴；枸杞子、黄精、女贞子，滋阴补肾、益精填髓、养肝明目；菟丝子、淫羊藿补肾助阳；金樱子固精缩尿、涩肠止泻，治肾虚精关不固，膀胱失约之遗精早泄、尿频、夜尿增多诸症；麦芽行气消食、健脾开胃；甘草健脾益气。诸药相合，共奏阴阳双补、益气养血、填精生髓之功。

【临床应用】

① 本方气血阴阳并补，一般用于久病之后或年老体弱之人，见肾虚精亏及脾肾两虚证，以头晕心悸、健忘失眠、目眩耳鸣、腰膝酸软、疲乏无力、阳痿遗精、夜尿频频、纳呆食少、少气懒言、大便溏薄，或排便困难、便后乏力、脉沉细或缓弱为辨证要点。

② 常用于脑动脉硬化、冠心病、前列腺增生、更年期综合征、病后虚弱等见上述证候者。

【性状规格】本品为棕红色的澄清液体；味甜、微苦。每支装 10ml。

【用法】口服。一次 10～20ml，一日 2～3 次。

【使用注意】本品为补益之剂，适用于虚损者；新感外邪者暂停服用。

【其他剂型】古汉养生精片、颗粒。

♺ 知识链接

本品是根据长沙马王堆出土竹简医书《养生方》，遵循中医养生防老、注重"精、气、神"三宝的理论，采用现代科学技术而制成。经实验研究证实，有促进机体抗疲劳、耐缺氧、增强机体免疫功能，防治高脂血症等功效。临床报道，本品对中老年体弱、精神、食欲不振、小便频数、尿后余沥不尽均有明显效果；对脑动脉硬化、冠心病、老年性脑萎缩、前列腺增生等，见"肾精亏损"症候者，有一定的治疗作用。在抗衰老方面，古汉养生精对各类虚证均有疗效，其中对脾虚、肾虚和血虚疗效较高，所以本品能明显改善衰老症状。

学习小结

虚劳以脏腑功能减退、气血阴阳亏损所致的虚弱、不足证候为主要特征。在其共有特征的基础上，由于虚损性质的不同，而有"气、血、阴、阳"虚损之分。辨证时应以"气、血、阴、阳"为纲，五脏虚候为目。虚劳的治疗，以补益为基本原则，一是根据病理属性的不同，分别采取益气、养血、滋阴、温阳的治疗方药；二是要密切结合五脏病位的不同而选方用药，以加强治疗的针对性。此外，由于虚劳的病程较长，影响因素较多，要将药物治疗与饮食调养及生活调摄密切结合起来，方能收到更好的治疗效果。现代医学中多个系统的多种慢性消耗性疾病，出现类似虚劳的临床表现时，均可参照荐药。

证型	病证要点	常用方药
气虚	肢体倦怠,短气乏力,自汗,动则气促,脉弱	四君子汤、异功散、六君子汤、香砂六君子汤、补中益气汤、人参健脾丸、生脉散

续表

证型	病证要点	常用方药
血虚	头晕眼花,面色苍白无泽;唇色淡,爪甲枯槁,脉细	四物汤、当归补血汤
气血两虚	面色无华,头晕目眩,心悸失眠,食少倦怠,气短懒言,舌淡,脉虚无力	归脾汤、八珍丸、十全大补丸、人参养荣丸、薯蓣丸、阿胶补血膏
阴虚	肢体消瘦,头晕耳鸣,潮热颧红,五心烦热,骨蒸盗汗,脉细数	六味地黄丸、知柏地黄丸、杞菊地黄丸、归芍地黄丸、麦味地黄丸、左归丸、大补阴丸、二至丸
阳虚	面色苍白,形寒肢冷,腰膝酸痛,下肢酸软无力,小便不利或小便频数,脉沉细	肾气丸、济生肾气丸、金匮肾气丸、桂附地黄丸、右归丸、五子衍宗丸、肾宝合剂
阴阳两虚	头晕目眩,腰膝酸软,阳痿遗精,畏寒肢冷,自汗盗汗,午后潮热	龟鹿二仙膏、古汉养生精口服液

目 标 检 测

一、单项选择题

1. 四君子汤主治病证为（　　）。
　　A. 脾胃虚寒证　　　B. 脾胃气虚证　　　　　C. 脾肾气虚证　　　　　D. 气虚下陷证

2. 六君子汤为异功散加（　　）。
　　A. 黄芪　　　　　　B. 半夏　　　　　　　　C. 砂仁　　　　　　　　D. 木香

3. 黄芪在补中益气汤中的配伍意义主要是（　　）。
　　A. 补气升阳　　　　B. 补气利水　　　　　　C. 补气行血　　　　　　D. 益气生血

4. 补中益气汤的功能是（　　）。
　　A. 益气补血，健脾和胃　　　　　　　　　　B. 益气升陷，固脱止血
　　C. 益气生津，敛阴止汗　　　　　　　　　　D. 补中益气，升阳举陷

5. 四物汤与补中益气汤中，共同的药物是（　　）。
　　A. 白芍　　　　　　B. 黄芪　　　　　　　　C. 白术　　　　　　　　D. 当归

6. 当归补血汤用黄芪的意义是（　　）。
　　A. 补气生血　　　　B. 补气行血　　　　　　C. 补气行水　　　　　　D. 补气固表

7. "甘温除热"法的代表方是（　　）。
　　A. 四物汤　　　　　B. 补中益气汤　　　　　C. 四君子汤　　　　　　D. 当归补血汤

8. 患者心悸怔忡，健忘失眠，体倦食少，面色萎黄，舌淡苔薄白，脉细弱。治宜首选
　　（　　）。
　　A. 薯蓣丸　　　　　B. 八珍丸　　　　　　　C. 归脾汤　　　　　　　D. 当归补血汤

9. 十全大补丸的功能是（　　）。
　　A. 补中益气　　　　B. 益气和营　　　　　　C. 温补气血　　　　　　D. 补气生血

10. 对六味地黄丸描述错误的是（　　）。
　　A. 具有滋阴补肾之功　　　　　　　　　　　B. 主治肾阴虚证
　　C. 方中有六味药物　　　　　　　　　　　　D. 三阴并补，以补脾为主

11. 六味地黄丸的组成中含有（　　）。
　　A. 当归　　　　　　B. 熟地黄　　　　　　　C. 枸杞　　　　　　　　D. 麦冬

12. 治疗肝肾阴虚、视物昏花、羞明畏光、迎风流泪、眩晕耳鸣，下列首选（　　）。
　　A. 桂附地黄丸　　　B. 知柏地黄丸　　　　　C. 杞菊地黄丸　　　　　D. 麦味地黄丸

13. 大补阴丸的主治证是（　　）。

A. 肾阳不足证　　B. 肝肾阴虚证　　　　C. 真阴不足证　　　　D. 阴虚火旺证

14. 肾气丸的功能是（　　）。

A. 补肾助阳

B. 温补肾阳，利水消肿

C. 补肾阳，益精血

D. 滋补肾阴

15. 生脉散的功能是（　　）。

A. 益气复脉，养血生津

B. 清暑益气，养阴生津

C. 益气生津，敛阴止汗

D. 滋阴清热，生津止渴

二、多项选择题

1. 组成中含有四君子汤的中成药是（　　）。

A. 六君子丸　　　B. 补中益气丸　　　C. 人参健脾丸

D. 八珍丸　　　　E. 十全大补丸

2. 补中益气汤的主治病证包括（　　）。

A. 脱肛　　　　　B. 子宫下垂　　　　C. 久泻

D. 久痢　　　　　E. 食少便溏

3. 归脾汤的功能是（　　）。

A. 益气补血　　　B. 健脾养心　　　　C. 补气活血

D. 益气升阳　　　E. 益气生津

4. 六味地黄丸的配伍特点是（　　）。

A. 三补三泻　　　B. 以补为主　　　　C. 肝脾肾"三阴"并补

D. 以补肾阴为主　E. 阳中求阴

5. 肾气丸的主治证候包括（　　）。

A. 腰痛脚软　　　B. 肢体浮肿　　　　C. 小便不利

D. 骨蒸潮热　　　E. 咽干口燥

三、分析题

（一）病例分析

1. 某患者，男，42岁。素体瘦弱，近两年来经常神疲乏力，食少，胃脘部坠胀不适，食后尤甚，少气倦怠，大便溏薄，舌淡苔白，脉缓弱。

请辨证分型，并为该患者推荐常用的中成药。

2. 某患者，男，58岁。症见头晕、视物不清、两目干涩、五心烦热、夜寐多梦、口干咽燥。舌质偏红，脉弦细数。

请辨证分型，并为该患者推荐常用的中成药。

（二）处方分析

1. 处方：熟地黄24g，龟板胶12g，枸杞子12g，山药12g，菟丝子12g，牛膝9g，山茱萸12g，鹿角胶12g。

根据处方药物，分析此方适用于虚劳的何种证型，并简要说明理由。

2. 处方：党参15g，黄芪12g，白术10g，当归10g，茯神9g，夜交藤9g，酸枣仁12g，龙眼肉12g，首乌藤9g，远志6g，木香6g，炙甘草3g。

审核以上处方，并指出调配时的注意事项。

（姚丽梅）

PPT 课件

第十二章 胸痹类方药

知识要求：

1. 熟悉胸痹的基本概念、病因病机，理解气滞血瘀型胸痹、气虚血瘀型胸痹、阴虚血瘀型胸痹、气阴两虚型胸痹的辨证要点。
2. 掌握血府逐瘀汤、复方丹参片、速效救心丸、冠心苏合丸的功能主治、应用和使用注意，理解其组方分析。
3. 熟悉银杏叶片、舒心口服液、正心泰片、通心络胶囊、滋心阴口服液、心元胶囊、益心通脉颗粒、心通口服液的功能主治和使用注意。

能力要求：

熟练掌握胸痹类处方调配的基本技能，具有分析本类处方的能力，学会以功能主治、剂型规格阐述各中成药的优缺点。

学·习·目·标

胸痹是指胸部闷痛，甚则胸痛彻背，以短气、喘息不得卧为主症的一种疾病。本病与西医的冠状动脉粥样硬化性心脏病、心绞痛、心包炎等疾病引起的心前区疼痛，以及肺部疾病、胸膜炎、肋间神经痛等以胸痛为主症的疾病相类似。胸痹如持续发作，疼痛剧烈，也可变生厥证、脱证等危重证候。

病因病机 其病因多与寒邪内侵、饮食不当、情志失调、年迈体衰等有关。其病机有虚实两方面：实为寒凝、气滞、血瘀、痰阻，痹遏胸阳，阻滞心脉；虚为心脾肝肾亏虚，心脉失养。在临床中，胸痹患者多虚实夹杂，或以实证为主，或以虚证为主。

寒邪内侵：素体阳衰，胸阳不足，阴寒之邪乘虚侵袭，寒凝气滞，痹阻胸阳，而成胸痹。

饮食不当：饮食不节，如过食肥甘生冷，或嗜酒成癖，以致脾胃损伤，运化失健，聚湿成痰，痰阻脉络，则气滞血瘀而成胸痹。

情志失调：忧思伤脾，脾虚气结，气结则津液不得输布，聚而为痰；郁怒伤肝，肝失疏泄，肝郁气滞，甚则气郁化火，灼津成痰。无论气滞或痰阻，均可使血行失畅、脉络不利，而致气血瘀滞，而发为胸痹。

年迈体衰：中老年之人，肾气渐衰。如肾阳虚衰，则不能鼓舞五脏之阳，可致心气不足或心阳不振；肾阴亏虚，则不能滋养五脏之阴，可引起心阴亏虚、心阳不振，又可使气血运行失畅。

治疗原则及注意事项 应先治其标，后顾其本；先从祛邪入手，然后再予扶正。祛邪治标常以活血化瘀、辛温通阳、泄浊豁痰为主，扶正固本常用温补阳气、益气养阴、滋阴益肾为法。

此处所录胸痹类中成药均为处方药，必须凭执业医师或执业助理医师处方销售、购买和使用。

第一节 气滞血瘀型胸痹类方药

本节方药具有活血化瘀、理气止痛的功效，适用于气滞血瘀型胸痹。气滞血瘀型胸痹表现为胸部刺痛、固定不移、入夜更甚，时或心悸不宁、舌质紫暗、脉象沉涩。

血府逐瘀汤

【方源】《医林改错》。

【组成】桃仁 12g　红花 9g　当归 9g　生地黄 9g　川芎 4.5g　赤芍 6g　牛膝 9g　桔梗 4.5g　柴胡 3g　枳壳 6g　甘草 6g

【功能与主治】活血化瘀，行气止痛。用于胸中瘀血证。症见胸痛、头痛、日久不愈、痛如针刺而有定处，或呃逆日久不止，或饮水即呛、干呕，或心悸怔忡、失眠多梦、急躁易怒、入暮潮热，舌质暗红或舌有瘀斑、瘀点，脉涩或弦紧。

【组方分析】胸中为气之所宗、血之所聚。血瘀胸中，气机阻滞，清阳不升，则胸痛、头痛日久不愈，痛如针刺，且有定处；胸中血瘀，影响及胃，胃气上逆，故呃逆干呕，甚则水入即呛；瘀久化热，则入暮潮热；瘀热扰心则心悸怔忡，失眠多梦；郁滞日久，肝失条达，故急躁易怒。治宜活血化瘀，兼以行气止痛。

方中桃仁、红花活血祛瘀以止痛，共为君药。赤芍、川芎助君药活血祛瘀；牛膝活血通经、祛瘀止痛、引血下行，共为臣药。生地黄、当归，养血益阴、清热活血；桔梗、枳壳，一升一降，宽胸行气；柴胡疏肝解郁、升达清阳，与桔梗、枳壳同用，尤善理气行滞，使气行则血行，以上均为佐药。桔梗并能载药上行，兼有使药之用；甘草调和诸药，亦为使药。本方为治胸中血瘀证之良方。

【临床应用】

① 本方广泛用于因胸中瘀血而引起的多种病证。以胸痛、头痛、痛有定处、舌暗红或有瘀斑、脉涩或弦紧为辨证要点。

② 常用于冠心病心绞痛、风湿性心脏病、胸部挫伤及肋软骨炎之胸痛，以及脑血栓形成、高血压病、高脂血症、血栓闭塞性脉管炎、神经官能症、脑震荡后遗症之头痛、头晕等属瘀阻气滞者。

【用法】水煎服。

【使用注意】由于方中活血祛瘀药较多，故孕妇忌用。

知识链接

血府逐瘀汤出自清代王清任的《医林改错》，为王清任诸活血化瘀方中具有代表性的一首古方，由桃红四物汤合四逆散加桔梗、牛膝而成。后世广泛用于临床各科的诸多病证，其疗效显著。由本方开发出的中成药血府逐瘀胶囊（或颗粒剂、丸剂、口服液、注射剂）具有活血祛瘀、行气止痛之功效。用于气滞血瘀所致的胸痹、头痛日久、痛如针刺而有定处、内热烦闷、心悸失眠、急躁易怒。

复方丹参片

【方源】《中华人民共和国药典》收载。

【组成】丹参 450g　三七 141g　冰片 8g

【功能与主治】活血化瘀，理气止痛。用于气滞血瘀所致的胸痹。症见胸闷、心前区刺痛；冠心病心绞痛见上述证候者。

【组方分析】心脉瘀阻，气血凝滞所致的胸痹、心痛诸证，治宜活血化瘀、芳香开窍、通络止痛。方中丹参活血化瘀、行血止痛；三七化瘀止血、通络止痛；冰片芳香开窍、引药入心。三药合用，可奏化瘀痹、通心脉、开窍止痛之功。

【临床应用】

① 适用于气滞血瘀、阻塞心脉所致的胸痹。以胸前闷痛，或卒然心痛如绞，痛有定处，甚则胸痛彻背、背痛彻胸、舌紫暗或有瘀斑、脉弦涩或结代为辨证要点；冠心病心绞痛见上述证候者。

② 常用于心脑血管疾病的预防和慢性心脑血管疾病的长期治疗。

【性状规格】本品为薄膜衣片，除去包衣后显棕色至棕褐色；气芳香，味微苦。每片重0.32g、0.8g。

【用法】口服。一次 1 片或 3 片，一日 3 次。

【使用注意】孕妇禁用；寒凝血瘀胸痹心痛者不宜使用；脾胃虚寒者慎用。忌食生冷、辛辣、油腻食物。治疗期间，若心绞痛持续发作，宜加用硝酸酯类药物。如果出现剧烈心绞痛、心肌梗死等，应及时救治。

【其他剂型】复方丹参颗粒、滴丸。

♻ **知识链接**

复方丹参片由上海中药二厂于 1975 年研制，《药典》1977 年版、1985 年版、1995 年版至今各版均有收载。复方丹参片已载入《国家基本药物目录》，成为防治心脑血管疾病不可缺少的有效药物之一。复方丹参片用途甚广，不仅对心血管疾病疗效肯定，在与其他中成药联合用药治疗老年性疾病方面有着广泛的用途。如与地黄丸系列合用，可治疗中轻度高血压；与金匮肾气丸合用，治疗血管性痴呆等。此外，尚有降低胆固醇、三酰甘油，升高高密度脂蛋白，改善动脉硬化指数等方面的作用。目前，除片剂外还有滴丸、气雾剂、口含片、颗粒剂、口服液等多种剂型，其中复方丹参片生产厂家最多、临床应用最广。

速效救心丸

【方源】《中华人民共和国卫生部药品标准》收载。

【组成】川芎　冰片

【功能与主治】行气活血，祛瘀止痛。用于冠心病、心绞痛。

【组方分析】方中川芎味辛，性温，活血化瘀、活血行气，通络止痛，为君药。冰片味辛、苦，性凉，入心肺经，"性善走窜开窍，无往不达，芳香之气能解一切邪恶"，具有开窍醒神、辟秽化浊的作用，为臣药。两药合用起到行气、活血、止痛的作用。

【临床应用】常用于因气滞血瘀、心脉闭阻所致的胸痹。以胸闷而痛，或心悸，或痛有定处，或牵引左臂内侧，舌紫暗苔薄，脉细涩为辨证要点；冠心病心绞痛见上述证候者。

【性状规格】本品为棕黄色的滴丸；气凉，味微苦。每粒重 40mg。

【用法】含服。一次 4～6 粒，一日 3 次；急性发作时，一次 10～15 粒。

【使用注意】孕妇禁用；气阴两虚、心肾阴虚只胸痹心痛者慎用；伴中重度心力衰竭的心肌缺血者慎用；有过敏史者慎用。忌食生冷、辛辣、油腻食物。治疗期间，若心绞痛持续发作，宜加用硝酸酯类药物。如果出现剧烈心绞痛、心肌梗死等，应及时救治。

♻ **知识链接**

速效救心丸是治疗冠心病、心绞痛的必备良药，是由章臣桂教授历经多年组方筛选、开发研制成功的。速效救心丸以疗效显著、剂量小、起效快、生物利用度高、服用方便、安全高效等特点驰名中外，特别是服用后具无明显不适感和毒副作用、无耐药性的优势。速效救心丸能扩张冠状动脉、舒张血管平滑肌、抗心肌缺血、保护心肌细胞、抑制粥样动脉形成、降低血黏度和显著地解痉镇痛。

冠心苏合丸

【方源】《外台秘要》吃力伽丸加减,《中华人民共和国药典》收载。

【组成】苏合香 50g　冰片 105g　乳香（制）105g　檀香 210g　土木香 210g

【功能与主治】理气,宽胸,止痛。用于寒凝气滞、心脉不通所致的胸痹。症见胸闷、心前区疼痛;冠心病心绞痛见上述证候者。

【组方分析】方中苏合香辛温走窜、开窍止痛;冰片芳香开窍、开郁止痛,共为君药。乳香、檀香,辛温行散、温经活血、行气宽胸,共为臣药。土木香健脾和胃、调气解郁、散寒止痛,为佐药。诸药合用,共奏理气宽胸、温经、宣痹止痛之功。

【临床应用】常用于治疗寒凝心脉、阳气不运、闭阻气机所致的胸痹。以猝然心痛如绞、遇寒即发、形寒肢冷、甚则胸痛彻背、背痛彻胸、舌淡苔薄白、脉沉弦或沉迟为辨证要点;冠心病心绞痛急性发作期见上述证候者。

【性状规格】本品为深棕色至棕褐色的大蜜丸;气芳香,味苦、凉。每丸重 0.85g。

【用法】嚼碎服。一次 1 丸,一日 3 次,或遵医嘱。

【使用注意】孕妇禁用;阴虚血瘀胸痹者慎用;不宜长期服用;胃炎、胃溃疡、食管炎及肾脏疾病者慎用。本品含有乳香,胃弱者慎用。忌食生冷、辛辣、油腻食物,忌烟酒、浓茶。伴中重度心力衰竭的心肌缺血者慎用。治疗期间,若心绞痛持续发作,宜加用硝酸酯类药物。如果出现剧烈心绞痛、心肌梗死等,应及时救治。

【其他剂型】冠心苏合滴丸、胶囊、软胶囊。

 知识链接

　　本品为"苏合香丸"经实验研究减味而成。苏合香丸源自《外台秘要》,功能芳香开窍、行气止痛,主治昏厥属寒闭证者。根据中医学"异病同治"的理论,本品也常用于治疗虚寒性胃痛、胸腔胀痛、泛吐清水、喜按喜暖的患者;对于"气厥"患者,服后能复苏神志;对痛经,有温经散寒止痛之功效。

银杏叶片

【方源】《中华人民共和国药典》收载。

【组成】银杏叶提取物 40g

【功能与主治】活血化瘀通络。用于瘀血阻络引起的胸痹心痛、中风、半身不遂、舌强语謇;冠心病稳定型心绞痛、脑梗死见上述证候者。

【组方分析】银杏叶味甘、苦、涩,性平。《全国中草药汇编》称其能"活血止痛",《新华本草纲要》称其"用于胸闷心痛,心悸怔忡等症",故本品有活血化瘀、通络止痛之功效。

【临床应用】

① 胸痹。瘀血闭阻心脉所致胸部疼痛、痛处不移、入夜尤甚、心悸不宁、舌黯红、脉沉细涩;冠心病心绞痛见上述证候者。

② 中风。瘀血闭阻脑脉所致头痛头晕、半身不遂、语言謇涩、口眼㖞斜、舌黯红或紫、舌体不正、脉沉细涩;中风恢复期见上述证候者。

此外,还可以用于治疗急性脑梗死、高血压、血管性痴呆。

【性状规格】本品为糖衣片或薄膜衣片,除去包衣后显浅棕黄色至棕褐色;味微苦。

① 每片含总黄酮醇苷 9.6mg、萜类内酯 2.4mg。

② 每片含总黄酮醇苷 19.2mg、萜类内酯 4.8mg。

【用法】口服。一次 2 片（规格①）、一次 1 片（规格②），一日 3 次；或遵医嘱。

【使用注意】孕妇禁用；脑出血急性期及有出血倾向者不宜使用。

【其他剂型】银杏叶胶囊、口服液。

第二节　气虚血瘀型胸痹类方药

本节方药具有补益心气、化瘀止痛的功效，适用于气虚血瘀型胸痹。气虚血瘀型胸痹表现为胸闷憋气、胸部刺痛或绞痛，痛处固定不移，气短乏力、心悸自汗、气短乏力、舌质紫暗，脉细涩或结代。

舒心口服液

【方源】《中华人民共和国药典》收载。

【组成】党参 225g　黄芪 225g　红花 150g　当归 150g　川芎 150g　三棱 150g　蒲黄 150g

【功能与主治】补益心气，活血化瘀。用于心气不足、瘀血内阻所致的胸痹。症见胸闷憋气、心前区刺痛、气短乏力。

【组方分析】方中党参补脾肺之气，气旺血行；黄芪益气升阳、补气行血、通脉养心，二药共为君药。红花活血祛瘀、温通血脉；当归补血活血、温养心脉，二药共为臣药。川芎、三棱既可活血化瘀，又善行气止痛；蒲黄长于行血通经、消瘀止痛，均为佐药。诸药相合，共奏补益心气、活血化瘀之功。

【临床应用】常用于心气不足、瘀血内阻所致的胸痹。以心胸隐痛或刺痛、胸闷、心悸、气短懒言、倦怠乏力、动则易汗喘息，或腹胀、便溏、食后心慌，舌淡有齿痕，脉虚缓或结代为辨证要点；冠心病心绞痛见上述证候者。

【性状规格】本品为棕红色的澄清液体；气微香，味甜、微苦、涩。每支装 20ml。

【用法】口服。一次 20ml，一日 2 次。

【使用注意】孕妇禁用；阴虚血瘀、痰瘀互阻胸痹心痛者慎用；月经期妇女慎用。

【其他剂型】舒心糖浆。

知识链接

舒心口服液是湖北中医药大学附属医院张晓星教授临床的经验方。药物学研究表明，舒心口服液可改善冠状动脉血液循环，使收缩血管扩张，增强冠脉血流量及心肌营养血流，抗血小板聚集，降低血液黏稠度，降低胆固醇，清除氧自由基，改善血管内皮功能，改善心功能。

正心泰片

【方源】《中华人民共和国药典》收载。

【组成】黄芪　葛根　槲寄生　丹参　山楂　川芎

【功能与主治】补气活血，化瘀通络。用于气虚血瘀所致的胸痹。症见胸痛、胸闷、心悸、气短、乏力。

【组方分析】方中黄芪补气，气为血之帅，补气以祛瘀，为君药。丹参、川芎活血祛瘀为臣药。槲寄生补益肝肾；葛根、山楂行瘀化浊，共为佐药。诸药相合，共奏益气活血、化瘀通络之功。

【临床应用】常用于心气不足、心血瘀滞、心脉闭阻所致的胸痹。以胸闷心痛、心悸、气短、自汗、乏力、脉细涩、舌质淡紫为辨证要点；冠心病心绞痛见上述证候者。

【性状规格】本品为糖衣片或薄膜衣片，除去包衣后显棕色至棕褐色；气微，味微苦。薄膜衣片，每片重0.36g；糖衣片，片芯重0.36g。

【用法】口服。一次4片，一日3次。

【使用注意】孕妇慎用；治疗期间，若心绞痛持续发作，宜加用硝酸酯类药物。如果出现剧烈心绞痛、心肌梗死等，应及时救治。

【其他剂型】正心泰胶囊。

通心络胶囊

【方源】《中华人民共和国药典》收载。

【组成】人参　水蛭　全蝎　赤芍　蝉蜕　土鳖虫　蜈蚣　檀香　降香　乳香（制）酸枣仁（炒）　冰片

【功能与主治】益气活血，通络止痛。用于冠心病心绞痛属心气虚乏、血瘀络阻证。症见胸部憋闷，刺痛、绞痛，固定不移，心悸自汗，气短乏力，舌质紫暗或有瘀斑，脉细涩或结代。亦用于气虚血瘀络阻型中风病，症见半身不遂或偏身麻木，口舌歪斜，言语不利。

【组方分析】方中人参大补元气，益气以助血行，为君药。水蛭、土鳖虫、赤芍、乳香、降香，活血破血、祛瘀通痹，共为臣药。全蝎、蜈蚣通络止痛；檀香行气理气、宽胸止痛；冰片通窍止痛；蝉蜕息风止痛；酸枣仁养心安神，共为佐药。诸药相合，共奏益气活血、行气止痛之功。

【临床应用】

① 胸痹。心气不足、心血瘀阻、心脉失养所致胸闷、心前区刺痛、心悸、气短、乏力、自汗、脉细涩、舌淡色紫；冠心病心绞痛见上述证候者。

② 中风。气虚血瘀、脉络阻塞不通所致半身不遂、周身麻木、口舌歪斜、言语不利；缺血性中风见上述证候者。

此外，本品还可以用于治疗高脂血症、椎-基底动脉供血不足、偏头痛、非酒精性脂肪肝及糖尿病早期肾病。

【性状规格】本品为硬胶囊，内容物为灰棕色至棕褐色的颗粒和粉末；气香、微腥，味微咸、苦。每粒装0.26g。

【用法】口服。一次2～4粒，一日3次。

【使用注意】孕妇禁用；月经期妇女及有出血倾向者禁用。

♲ *知识链接*

冠心病心绞痛属于中医"胸痹心痛"范畴。通心络胶囊是由多种纯天然中药精制而成的中药复方胶囊制剂，能扩张冠状动脉血管，增加冠状动脉血流量，增加心肌供氧，打破心绞痛时心肌氧供求失衡，改善心肌供血，增加左室做功，加强心肌泵血功能，而达到抗心绞痛的作用，并能调节血脂水平、延缓动脉粥样硬化的发展进程。临床报道，通心络胶囊治疗冠心病心绞痛疗效确切，且无明显毒副作用，是治疗冠心病心绞痛安全、有效的药物。

第三节　阴虚血瘀型胸痹类方药

本节方药具有滋养心阴、活血化瘀的功效，适用于阴虚血瘀型胸痹。阴虚血瘀型胸痹表现为胸闷胸痛、心悸盗汗、心烦不寐、腰膝酸软、耳鸣头晕、舌红或有紫斑、脉细带数或细涩。

滋心阴口服液

【方源】《中华人民共和国药典》收载。

【组成】麦冬　赤芍　北沙参　三七

【功能与主治】滋养心阴，活血止痛。用于阴虚血瘀所致的胸痹。症见胸闷胸痛、心悸怔忡、五心烦热、夜眠不安、舌红少苔；冠心病心绞痛见上述证候者。

【组方分析】方中麦冬味甘气凉，质柔多汁，长于滋养心阴、清心润肺，为君药。北沙参养胃生津，与麦冬相伍可增强养阴功效，共为臣药。赤芍清热凉血、活血化瘀；三七活血散瘀止痛，二者共为佐药。诸药合用，共奏滋阴宁心、化瘀止痛之功。

【临床应用】常用于因心阴亏虚、心血瘀阻所致的胸痹。以胸闷不舒、胸前区刺痛、心悸怔忡、五心烦热、夜寐不安、舌红少苔、脉细数为辨证要点；冠心病心绞痛见上述证候者。

【性状规格】本品为红棕色的澄清液体；气微香，味甜、微苦。每支装 10ml。

【用法】口服。一次 10ml，一日 3 次。

【使用注意】孕妇慎用；心绞痛持续发作者应及时救治。

【其他剂型】滋心阴胶囊、颗粒。

知识链接

　　滋心阴口服液经全国具有地区代表性的、由中国中医科学院牵头的 15 家中医单位临床验证 317 例心阴不足型胸痹心痛（冠心病、心绞痛），其止痛总有效率为 84.12%，对心悸等主要证候的总有效率为 83.90%。根据中医"异病同治"的原理，进行该药的扩大临床验证。结果表明本品不仅对冠心病、心绞痛疗效确切，对肺源性心脏病、风湿性心脏病、心肌炎、高血压、神经官能症、更年期综合征等属心阴不足证型的病证也有较好的疗效。

心 元 胶 囊

【方源】《中华人民共和国药典》收载。

【组成】制何首乌　丹参　地黄

【功能与主治】滋肾养心，活血化瘀。用于胸痹心肾阴虚、心血瘀阻证。症见胸闷不适、胸部刺痛或绞痛，或胸痛彻背、固定不移、入夜更甚、心悸盗汗、心烦不寐、腰酸膝软、耳鸣头晕；冠心病稳定型劳累性心绞痛、高脂血症见上述证候者。

【组方分析】方中制何首乌养血滋阴、益精生髓；丹参化瘀止痛、清心安神；地黄养阴生津，与方中诸药配伍，共奏滋肾养心、活血化瘀之功。

【临床应用】常用于心肾阴虚、心血瘀阻所致的胸痹。以胸闷不适、胸部刺痛或绞痛，或胸痛彻背、固定不移、入夜更甚、心悸、盗汗、心烦不寐、舌质紫暗、脉沉细涩为辨证要点；冠心病稳定型心绞痛见上述证候者。

【性状规格】本品为硬胶囊，内容物为黄棕色至棕褐色的颗粒及粉末；气微香，味微苦。每粒装 0.3g。

【用法】口服。一次 3～4 粒，一日 3 次。

【使用注意】孕妇慎用；忌食生冷、辛辣、油腻食物，忌烟酒、浓茶。在治疗期间，若心绞痛持续发作，宜加用硝酸酯类药。若出现剧烈心绞痛、心肌梗死，见有气促、汗出、面色苍白者，应及时救治。

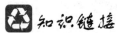 知识链接

心元胶囊为吉泰安（四川）药业有限公司研制的国家三类中药新药，2007 年获国家保密发明专利，目前已成为治疗冠心病的常用有效中成药。大量研究证实，心元胶囊在缓解冠心病心绞痛症状、降低发作频率、减少发作持续时间、改善心肌缺血等方面疗效确切，具有增加冠状动脉血流量、改善心肌缺血、降低心肌耗氧量等作用。

第四节　气阴两虚胸痹类方药

本节方药具有益气养阴、活血通络的功效，适用于气阴两虚型胸痹。气阴两虚型胸痹表现为胸闷隐痛、时作时止、心悸气短、倦怠懒言、面色少华、头晕目眩、遇劳则甚、舌质偏红或有齿印、脉细弱无力或结代。

益心通脉颗粒

【方源】《中华人民共和国药典》收载。

【组成】黄芪　人参　北沙参　玄参　丹参　川芎　郁金　炙甘草

【功能与主治】益气养阴，活血通络。用于气阴两虚、瘀血阻络所致的胸痹。症见胸闷心痛、心悸气短、倦怠汗出、咽喉干燥；冠心病心绞痛见上述证候者。

【组方分析】方中以人参、黄芪补益心肺之气；北沙参、玄参滋阴养血；丹参、川芎、郁金，清热养阴、活血祛瘀；炙甘草既能补气，又调和诸药。

【临床应用】

① 胸痹。气阴两虚、瘀血阻脉所致胸闷心痛、心悸、气短、倦怠、汗出、咽喉干燥、头晕、乏力、舌淡红或黯或有瘀斑、苔少、脉细数或结代；冠心病心绞痛见上述证候者。

② 心悸。气阴两虚、瘀血阻脉所致心悸、怔忡、胸闷气短、头晕乏力、少气懒言、口干咽燥、心烦不寐、面色不华、舌淡红或黯或有瘀斑、苔少、脉细数或结代；心律失常见上述证候者。

【性状规格】本品为棕色至棕褐色的颗粒；味甘、微苦。每袋装 10g。

【用法】温开水冲服。一次 1 袋，一日 3 次。四周为一疗程，或遵医嘱。

【使用注意】有出血性疾病、孕妇及妇女经期慎用。

心通口服液

【方源】《中华人民共和国药典》收载。

【组成】黄芪　党参　麦冬　何首乌　淫羊藿　葛根　当归　丹参　皂角刺　海藻　昆布　牡蛎　枳实

【功能与主治】益气活血，化痰通络。用于气阴两虚、痰瘀痹阻所致的胸痹。症见心痛、胸闷、气短、呕恶、纳呆；冠心病心绞痛见上述证候者。

【组方分析】方中以黄芪、党参、麦冬益气养阴，为主药。配海藻、皂角刺、昆布、牡蛎软坚化痰；当归、川芎、丹参、枳实，养血活血、行气化瘀；葛根清热生津，共奏益气养阴、活血化瘀、软坚化痰、通络止痛之功效。

【临床应用】

① 胸痹。气阴两虚、痰瘀互阻所致心胸疼痛、胸闷、气短、心悸、乏力、心烦、口干、头晕、少寐、舌淡红或黯或有齿痕、苔白腻、脉沉细、弦滑或结代；冠心病心绞痛见上述证候者。

② 心悸。因气阴两虚、痰瘀阻痹所致心悸、气短、乏力、心烦少寐、口干咽痛、舌淡红；心律失常见上述证候者。

【性状规格】本品为棕红色的澄清液体；味甜、微苦。每支装 10ml。

【用法】口服。一次 10～20ml，一日 2～3 次。

【使用注意】孕妇禁用。如有服后泛酸者，可于饭后服用。

♻ 知识链接

　　心通口服液经Ⅱ期临床试验观察 374 例，结果表明：心通口服液组对缓解冠心病心绞痛显效率为 53.87%，总有效率为 95.86%。另有研究发现，心通口服液对慢性肾功能衰竭合并稳定性心绞痛产生良好疗效的同时，未见明显肾功能不良影响，提示心通口服液治疗慢性肾功能衰竭合并稳定性心绞痛具有较好的安全性。

学 习 小 结

　　胸痹的临床特征为胸闷痛，甚则胸痛彻背，短气、喘息，不得安卧。其病因与寒邪内侵、饮食不当、情志失调、年迈体虚等有关。其病位在心，病机总属本虚标实。本虚为阴阳气血的亏虚，标实为阴寒、痰浊、血瘀交互。临床多见虚实夹杂。

证型	病证要点	常用方药
气滞血瘀证	胸部刺痛,固定不移,入夜更甚,时或心悸不宁,舌质紫暗,脉象沉涩	血府逐瘀汤、复方丹参片、速效救心丸、冠心苏合丸、银杏叶片
气虚血瘀证	患者胸痹心痛,兼见气短乏力,面色少华,纳差腹胀,肢倦乏力,苔薄白质淡,脉沉细或结代	舒心口服液、正心泰片、通心络胶囊
阴虚血瘀证	胸闷且痛,心悸盗汗,心烦不眠,腰膝酸软,耳鸣,头晕,舌红或有紫斑,脉细带数或见细涩	滋心阴口服液、心元胶囊
气阴两虚证	胸闷隐痛,时作时止,心悸气短,倦怠懒言,面色少华,头晕目眩,遇劳则甚,舌偏红或有齿印,脉细弱无力或结代	益心通脉颗粒、心通口服液

目 标 检 测

一、单项选择题

1. 血府逐瘀汤主治（　　）。
　　A. 胸中瘀血证　　　　B. 胁下瘀血证　　　　　C. 上焦瘀血证　　　　　D. 下焦瘀血证

2. 心气不足，瘀血内阻所致的胸痹，宜选用（　　）。
　　A. 复方丹参片　　　　B. 益心通脉颗粒　　　　C. 滋心阴口服液　　　　D. 舒心口服液

3. 冠心苏合丸的功效是（　　）。
　　A. 益气养阴，活血通络　　　　　　　　　B. 滋肾养心，活血化瘀
　　C. 补益心气，活血化瘀　　　　　　　　　D. 理气，宽胸，止痛

4. 具有滋养心阴、活血止痛之功效的是（　　）。
　　A. 正心泰片　　　　B. 血府逐瘀汤　　　　　C. 滋心阴口服液　　　　D. 通心络胶囊

5. 心元胶囊适用于（　　）。
　　A. 气滞血瘀型胸痹　　　　　　　　　　　B. 阴虚血瘀型胸痹

C. 气阴两虚型胸痹   D. 气虚血瘀型胸痹

二、多项选择题

1. 主治气滞血瘀所致胸痹的成药有（　　）。

  A. 复方丹参片   B. 参附注射液   C. 参麦注射液

  D. 冠心苏合丸   E. 速效救心丸

2. 治疗气虚血瘀型胸痹常用的中成药有（　　）。

  A. 正心泰片   B. 通心络胶囊   C. 心通口服液

  D. 生脉注射液   E. 益心通脉颗粒

3. 复方丹参片的组成药物有（　　）。

  A. 丹参   B. 三七   C. 人参

  D. 当归   E. 冰片

三、分析题

（一）病例分析

1. 某患者，胸闷隐痛，气短懒言，面色少华，遇劳则甚，舌偏红，脉细弱无力或结代。
请辨证分型，并说出该证型常用的中成药。

2. 某患者，胸部刺痛，入夜更甚，舌质紫暗，脉象沉涩。
请辨证分型，并说出该证型常用的中成药。

（二）处方分析

1. 处方：丹参 12g，川芎 9g，赤芍 9g，红花 3g，当归 6g。
请根据处方主要药物，分析此方适用于胸痹的何种证型，并简要说明理由。

2. 处方：桃仁 21g，红花 9g，当归 9g，生地黄 9g，川芎 4.5g，赤芍 6g，牛膝 9g，桔梗 4.5g，柴胡 3g，枳壳 6g，甘草 6g。

审核以上处方，并指出调配时应注意的问题。

（刘瑶）

PPT 课件

第十三章　头痛类方药

　　头痛即指由于外感与内伤，致使脉络绌急或失养，由清窍不利所引起的，以自觉头部疼痛为特征的一种常见病证，也是一种常见症状。本病大致相当于西医的偏头痛、周期性头痛、紧张性头痛、丛集性头痛及慢性阵发性偏头痛。

　　病因病机　头痛的病位在头，涉及脾、肝、肾等脏腑，风火痰瘀虚为致病之主要因素，脉络阻闭、清窍不利为主要病机。

　　外感头痛：起居不慎，坐卧当风。其感受外邪，以风为主，多挟寒、热、湿邪。风为阳邪，"伤于风者，上先受之"，又风为"百病之长""六淫之首"。若挟寒邪，寒为阴邪伤阳，清阳受阻，寒凝血滞，脉络不畅则失养；若挟热邪，风热上炎，犯于清窍，精血受伤，气血逆乱，脉络失荣而成；若挟湿邪，风伤于巅，湿困清阳，或中州失司，痰湿内生，清窍蔽蒙，脑髓、脉络失充而成。

　　内伤头痛：内伤所致，多与肝、脾、肾三脏有关。因于肝者，一是肝阴不足，或肾阴素亏，肝阳失敛而上亢；二是郁怒而肝失疏泄，郁而化火，日久肝阴被耗，肝阳失敛而上亢。清窍受伤、脉络失养导致头痛。因于脾者，多因饮食所伤，劳逸失度，脾失健运，痰湿内生，致使清阳不升，浊阴不降，清窍痹阻，痰瘀相结，脑失清阳、精血之充，脉络失养而成；或病后、产后失血之后，营血亏损，脑髓失充，脉络失荣而成。因于肾者，多因禀赋不足、肾精亏虚，或劳欲所伤、阴精耗损，或肝乏疏泄之力，少阳生发之气不能疏泄于中，中焦呆滞，化源不足，或肝郁疏泄失司、横成于中、化源不足，终致脑髓失养、脉络失荣而成。此外，外伤跌仆，或久病入络则络行不畅，血瘀气滞，脉络失养导致头痛。

　　问病要点　首先问清疼痛轻重、性质及部位。一般来说，外感较重，内伤较轻；气虚早晨重，血虚午后重。疼痛性质，因于湿者，重坠或胀；肝火者，跳痛；寒厥者，冷感而刺痛；阳亢者，痛而胀；气血、肝肾阴虚者，隐痛绵绵或空痛。疼痛部位，就经络而言，前部为阳明经，后部为太阳经，两侧为少阳经，巅顶为厥阴经。

　　其次，再问影响因素。气虚者与过劳有关；寒湿者，常随天气变化而变化；肝火者因情志波动而加重；阳亢者常因饮酒或暴食而加重；肝肾阴虚者每因失眠而病作或加重；偏头痛者，常遇风寒则痛发。

治疗原则及注意事项 头痛的发生是因脉络痹阻绌急或失养、清窍不利而成，因此治疗时必须以调神清窍、缓急止痛为基本原则。临证时，外感者宜以祛邪活络为主，内伤者以滋阴养血补虚为要。

外感头痛起病较急，其痛如破，痛无休止，病程亦短。有恶寒、发热、鼻塞流涕、骨节疼痛、咳嗽、苔薄、脉浮等症。外感头痛由于外邪性质、受邪部位和疾病发展阶段不同而有不同证型，治疗上以祛邪活络为主，分辨兼挟之邪随证治之；内伤头痛，以缓慢而病、病势绵绵、时痛时止、长久不愈为特征，其痛多空痛、隐痛、昏痛，遇劳或情志刺激发作与加重有关，治疗以滋阴、养血、补虚为主要原则。

川芎茶调散

【方源】《太平惠民和剂局方》川芎茶调散，《中华人民共和国药典》收载。

【组成】川芎120g 白芷60g 羌活60g 细辛30g 防风45g 荆芥120g 薄荷240g 甘草60g

【功能与主治】疏风止痛。用于风邪头痛。症见偏正头痛或巅顶作痛，恶寒、发热、鼻塞、舌苔薄白、脉浮。

【组方分析】方中川芎辛温香窜，为血中气药，上行头目，为治诸经头痛之要药，善于祛风活血而止头痛，长于治少阳、厥阴经头痛（头顶或两侧头痛），故为方中君药。薄荷、荆芥辛散上行，以助君药疏风止痛之功，并能清利头目，共为臣药。羌活、白芷疏风止痛，其中羌活长于治太阳经头痛（后脑连项痛）；白芷长于治阳明经头痛（前额及眉棱骨痛）；细辛祛风止痛，善治少阴经头痛（脑痛连齿），并能宣通鼻窍；防风辛散上部风邪，上述诸药，协助君、臣药以增强疏风止痛之功，共为佐药。甘草益气和中，调和诸药为使，服时以清茶调下，取其苦凉轻清，清上降下，既可清利头目，又能制诸风药之过于温燥与升散，使升中有降，亦为佐药之用。

【临床应用】

① 头痛。感受风邪所致，遇风加重，伴有鼻塞、流涕；外感头痛、紧张型头痛、偏头痛见上述证候者。

② 感冒。外感风邪所致，伴头痛、恶寒、发热、鼻塞；上呼吸道感染见上述证候者。

此外，本品还可用于瘀阻脑络所致的眩晕，如耳源性眩晕、中枢性眩晕见上述证候者。

【性状规格】本品为黄棕色的粉末；气香，味辛、微苦。每袋装6g。

【用法】饭后清茶冲服。一次3～6g，一日2次。

【使用注意】孕妇禁用；久病气虚、血虚、肝肾不足、肝阳上亢头痛者慎用。服药期间忌食辛辣、油腻食物。

【其他剂型】川芎茶调丸、浓缩丸、片、颗粒、袋泡剂、口服液。

【附方】**菊花茶调散**（《银海精微》） 川芎茶调散加菊花、僵蚕。功用：清头明目，解表退热。主治：风热上攻头晕、目眩，以及正偏头痛等症。

知识链接

川芎茶调散是我国古代茶方制剂中最知名的方剂之一，也是中医治疗头痛应用最广泛、最著名的方剂之一。因其方药平和，不良反应少，疗效显著、可靠，而受到临床青睐。川芎茶调散原方为末，用茶叶泡汤调服。茶叶味苦性寒，既可上清风热，又能防药升发太过，具有升中有降之功。

芎菊上清丸

【方源】《太平惠民和剂局方》芎菊上清丸,《中华人民共和国药典》收载。

【组成】川芎 20g　菊花 240g　黄芩 120g　栀子 30g　炒蔓荆子 30g　黄连 20g　薄荷 20g　连翘 30g　荆芥穗 30g　羌活 20g　藁本 20g　桔梗 30g　防风 30g　甘草 20g　白芷 80g

【功能与主治】清热解表,散风止痛。用于外感风邪引起的恶风身热、偏正头痛、鼻流清涕、牙疼喉痛。

【组方分析】方中菊花、川芎合用,清热解毒、行气活血、祛风止痛,共为君药。连翘、薄荷、蔓荆子疏散风热、清利头目、祛风止痛;黄芩、栀子、黄连,清热泻火、解毒止痛,辅助君药清热解表、祛风止痛,共为臣药。羌活、藁本、防风、白芷、荆芥穗,祛风解表、通络止痛,共为佐药。桔梗载药上行,甘草调和药性,共为使药。全方共奏清热解表、散风之痛之功。

【临床应用】

① 头痛。感受风邪所致头痛、头晕目眩、头目不清、恶风、苔薄黄、脉浮数;偏头痛见上述证候者。

② 感冒。因外感风邪所致鼻塞流涕、喷嚏、发热恶风、头疼、头晕、口苦咽干、舌质红、苔薄黄、脉浮数;上呼吸道感染见上述证候者。

【性状规格】本品为棕黄色至棕褐色的水丸;味苦。每 100 粒重 5g。

【用量】口服。一次 6g,一日 2 次。

【使用注意】肝火上攻、风阳上扰头痛慎用。服药期间忌食辛辣、油腻食物。

【其他剂型】芎菊上清片。

♻ *知识链接*

偏头痛又称偏头风,多系肝经风火上扰,复感外邪而致。头为“诸阳之会”“清阳之府”,肝经风火上扰,引起头部气滞血瘀和气亏血虚,进而造成头部经络不通和经络失养,引起头痛反复发作。其治疗应以平肝祛风为主,兼以活血化瘀、通络止痛。临床病案报道,患者焦虑、精神紧张、极度疲倦、情绪抑郁,以及各种各样以自主神经功能不稳定等引起的情绪因素,占偏头痛诱发因素的第一位。在使用芎菊上清丸治疗的同时,配合心理疏导治疗能取得更为满意的效果。

天麻头痛片

【方源】《中华人民共和国药典》收载。

【组成】天麻　白芷　川芎　荆芥　当归　乳香(醋制)

【功能与主治】养血祛风,散寒止痛。用于外感风寒、瘀血阻滞或血虚失养所致的偏正头痛、恶寒、鼻塞。

【组方分析】方中天麻味苦性辛,善于平肝潜阳、内潜风阳、外祛风邪,为治诸般头痛、头风之要药,故为君药。白芷辛香上行,内解湿阻郁结、外散肌肤风寒;荆芥发散风寒、透邪止痛;川芎辛散温通,外能祛风散寒搜邪、内可活血通络止痛,上行头目,祛风通络止痛,共为臣药。佐以当归补血调经、养血扶正,合乳香辛香活血、化瘀止痛,寓有“治风先治血,血行风自灭”之意。诸药合用,共奏养血祛风、散寒止痛之功。

【临床应用】

① 头痛。外感风寒所致,伴恶寒、鼻塞;或血虚、瘀血阻络所致,症见头痛绵绵,劳

则加重或头痛如刺，痛处不移；紧张型头痛、偏头痛见上述证候者。

② 眩晕。肝风内动所致，伴头痛、头胀、耳鸣；原发性高血压见上述证候者。

【性状规格】本品为糖衣片或薄膜衣片，除去包衣后显浅棕色至棕色；气微香，味微辛、苦。

① 薄膜衣片，每片重 0.31g。

② 薄膜衣片，每片重 0.62g。

③ 糖衣片，片芯重 0.3g。

【用量】口服。一次 2～3 片（规格②），一次 4～6 片（规格①、规格③），一日 3 次。

【使用注意】肝火上炎所致的头痛、头晕者慎用；脾胃虚弱者慎用。

正 天 丸

【方源】《中华人民共和国卫生部药品标准》收载。

【组成】钩藤 白芍 川芎 当归 地黄 白芷 防风 羌活 桃仁 红花 细辛 独活 麻黄 黑顺片 鸡血藤

【功能与主治】疏风活血，养血平肝，通络止痛。用于外感风邪、瘀血阻络、血虚失养、肝阳上亢引起的多种头痛，如神经性头痛、颈椎病型头痛、经前头痛。

【组方分析】方中川芎活血行气、祛风止痛，为君药。当归、桃仁、红花、鸡血藤，活血祛瘀、通络止痛，为臣药。黑顺片、麻黄、白芷、防风、独活、羌活、细辛，散寒、祛风、除湿、通络止痛；钩藤平肝止痉；地黄、白芍，滋阴养血、柔肝止痛，共为佐使药。诸药合用，共奏疏风活血、通络止痛之功。

【临床应用】常用于由外感风邪、瘀血阻络所致的头痛。以头面疼痛经久不愈、痛处固定不移或局部跳痛、舌质紫暗或瘀斑为辨证要点；神经性头痛见上述证候者。

【性状规格】本品为黑色的水丸；气微香，味微苦。每瓶装 60g；每袋装 6g。

【用量】饭后服用，一次 6g，一日 2～3 次，15 天为一个疗程。

【使用注意】婴幼儿、孕妇、哺乳期妇女禁用；肝肾功能不全者禁用；对本品过敏者禁用；高血压病、心脏病患者慎用；过敏体质者慎用；不宜长期服用。服药期间忌辛辣、油腻食物。

【其他剂型】正天胶囊。

♲ 知识链接

正天丸是首创于 1985 年的中成药复合组方，选取中医治疗头痛四大古方（川芎茶调散、麻黄附子细辛汤、桃红四物汤、四藤消震饮）中的 15 味中草药组成，擅长治疗各种单纯性或多种原因所致的头痛。药理研究结果表明，本品具有镇静、止痛、扩张血管、改善微循环、增加脑血流量、降低血压等作用，且对脑血管收缩与扩张有双向调节作用。

通天口服液

【方源】《中华人民共和国药典》收载。

【组成】川芎 赤芍 天麻 羌活 白芷 细辛 菊花 薄荷 防风 茶叶 甘草

【功能与主治】活血化瘀，祛风止痛。用于瘀血阻滞、风邪上扰所致的偏头痛，症见头部胀痛或刺痛，痛有定处，反复发作，头晕目眩或恶心呕吐，恶风。

【组方分析】本方由川芎茶调散加减而来。川芎入肝、肾、心包三经，具活血行气、祛风止痛之功效，为君药。天麻平肝息风、通络止痛；羌活解表散寒、祛风胜湿、止痛；白芷解表祛风、止痛，三药相合，既能平息肝阳所化之风，又能驱散外风、行气止痛，共为臣药。赤芍活血和血、通络止痛；菊花、薄荷辛凉疏风、清肝解郁、清利头目；防风、细辛，祛风散寒、通窍止痛，共为佐药。茶叶清利头目、载药上行；甘草调和诸药，二者合为使药。全方共奏活血化瘀、祛风止痛之功。

【临床应用】

① 头痛。瘀血阻滞、风邪上扰所致头部胀痛或刺痛，痛有定处，遇风加重，反复发作；血管神经性头痛、紧张型头痛及偏头痛见上述证候者。

② 眩晕。风阳上扰所致头晕目眩、恶心呕吐、遇风尤甚；原发性高血压、椎-基底动脉供血不足见上述证候者。

【性状规格】本品为棕色的液体；气香，味辛、微苦涩。每支装 10ml。

【用法】口服。第一日：分即刻或服药 1h 后、2h 后、4h 后各服 10ml，以后每 6h 服 10ml。第二日、第三日：一次 10ml，一日 3 次。3 天为一疗程，或遵医嘱。

【使用注意】孕妇禁用；肝火上炎头痛患者慎用。服药期间忌食辛辣、油腻食物。

大川芎口服液

【方源】《中华人民共和国药典》收载。

【组成】川芎 天麻

【功能与主治】活血化瘀，平肝息风。用于瘀血阻络、肝阳化风所致的头痛、头胀、眩晕、颈项紧张不舒、上下肢或偏身麻木、舌部瘀斑。

【组方分析】方中川芎辛温香窜，为血中气药，上行头目，为治诸经头痛之要药，善于祛风活血而止头痛，长于治少阳、厥阴经头痛（头顶或两侧头痛）。天麻甘平，归肝经，息风止痉、祛风通络，与川芎配伍增强祛风通经络之效。

【临床应用】常用于因瘀血内阻或肝阳上亢所致的头痛。以头痛，痛如针刺，经久不愈，入夜尤甚，固定不移，眩晕，失眠，舌紫或有瘀斑、瘀点，苔薄白，脉沉细或细涩为辨证要点；血管性头痛、神经性头痛、丛集性头痛、三叉神经痛、脑外伤、焦虑抑郁症、高血压性头痛、颈椎病见上述证候者。

【性状规格】本品为棕红色的澄清液体；气香，味苦。每支装 10ml。

【用法】口服，一次 10ml，一日 3 次，连服半个月为一个疗程，或遵医嘱。

【使用注意】孕妇禁用；阴虚阳亢、舌绛苔剥者慎用。

天麻钩藤颗粒

【方源】《杂病证治新义》天麻钩藤饮，《中华人民共和国药典》收载。

【组成】天麻 钩藤 石决明 栀子 黄芩 牛膝 盐杜仲 益母草 桑寄生 首乌藤 茯苓

【功能与主治】平肝息风，清热安神。用于肝阳上亢所引起的头痛、眩晕、耳鸣、眼花、震颤、失眠；高血压见上述证候者。

【组方分析】肝为风木之脏，其性刚劲，主风主动。若素体肝肾阴虚，水不涵木，或情志久伤，气郁化火伤阴，则可导致肝阳上亢，扰犯清空，出现头痛、眩晕症状。治当益肾平肝、清热息风。

本方为治疗肝阳上亢、肝风内动证的常用方。方中天麻、钩藤为平肝息风要药，石决明为重镇平肝潜阳要药，均为主药。栀子、黄芩清热泻火，杜仲、牛膝滋肾平肝、引血下行；益母草活血利水，桑寄生补肝肾，首乌藤养心安神，茯苓宁心安神、健脾补中，以上均为辅药。全方合用，平肝潜阳、息风止痉，功效显著。

【临床应用】常用于肝阳偏盛型高血压，西医诊断之原发性高血压 I、II 期，头晕头痛、目眩、耳鸣、舌红、脉数者；肢体颤动，甚则抽搐、头痛眩晕、口苦胁痛者；突然面肌抽搐发作，发怒后抽搐加重者；此外，妊娠高血压综合征，属于肝阳偏亢所致，均可酌情应用。

【性状规格】本品为黄棕色至棕褐色的颗粒；味微苦、微甜；或味苦（无蔗糖）。每袋装5g、10g。

【用量】开水冲服。一次1袋，一日3次，或遵医嘱。

【使用注意】阴虚之动风证忌用。

 知识链接

现代药理研究证明，天麻钩藤颗粒不仅具有明显的降压作用，且对人体有镇静催眠的功效和明显的镇痛作用。并能抑制人体组织的过氧化脂质的生存，清除自由基，保护脑细胞不受损，从而延缓人体的衰老。服用天麻钩藤颗粒后，舒张压下降明显，对人体心血管系统等反射功能具有一定的促进和调节作用。因此，天麻钩藤颗粒特有的降压及降脂作用，可以改善高血压所致的靶器官病变。

学 习 小 结

头痛是以头部疼痛为主症，由外感或内伤导致脉络拘急或失养，由清窍不利所引起。外感头痛，多由风、寒、湿、热之邪侵袭，上犯巅顶，清阳阻遏，脉络不畅而致；内伤头痛多因情志所伤、饮食劳倦、禀赋不足、外伤跌扑等所致。头痛的辨证，首先应辨外感和内伤。外感头痛，发病较急，病势较剧，常见掣痛、跳痛、灼痛、胀痛、重痛，痛无休止，多属实证；内伤头痛，起病缓慢，病势较缓，常见隐痛、空痛、昏痛，痛势悠悠，遇劳则剧，时作时止，多属虚证。外感者以祛邪活络为主，内伤者以补虚为要，虚中夹实者则补虚与祛邪并用。本病相当于西医的偏头痛、周期性偏头痛、紧张性头痛、慢性阵发性偏头痛等。

证型	病证要点	常用方药
风寒头痛	头痛起病较急,其痛如破,连及项背,遇风尤剧,苔薄白,脉多浮紧	川芎茶调散、天麻头痛片、正天丸
风热头痛	头痛而胀,发热,口渴欲饮,面红目赤,便秘溲赤,舌红苔黄,脉浮数	菊花茶调散、芎菊上清丸
瘀血头痛	头痛其痛如刺,固定不移,或头有外伤史,舌紫或瘀斑,苔薄白,脉沉细或细涩	通天口服液、大川芎口服液
肝阳头痛	头痛而胀,心烦易怒,胁痛,口苦,舌红苔薄黄,脉沉弦有力	天麻钩藤颗粒

目 标 检 测

一、单项选择题

1. 川芎茶调散主治（　　）。
   A. 血虚引起的头痛 　　　　　　　　B. 肝阳上亢引起的头痛
   C. 风邪头痛 　　　　　　　　　　　D. 瘀血头痛
2. 肝阳上亢所引起的头痛，宜选用（　　）。
   A. 天麻钩藤颗粒 　　　　　　　　　B. 菊花茶调散
   C. 大川芎口服液 　　　　　　　　　D. 芎菊上清丸
3. 通天口服液的功效是（　　）。

A. 清热解表，散风止痛
B. 平肝息风，清热安神
C. 息风通络
D. 活血化瘀，祛风止痛

4. 具有清热解表、散风止痛之功效的是（　　　）。
A. 川芎茶调散　　　B. 正天丸　　　　　C. 菊花茶调散　　　D. 芎菊上清丸

5. 主治瘀血阻络、肝阳化风所致的头痛、头胀的中成药是（　　　）。
A. 复方丹参片　　　B. 大川芎口服液　　C. 川芎茶调散　　　D. 元胡止痛片

6. 用于外感风邪、瘀血阻络、血虚失养、肝阳上亢引起的多种头痛的中成药是
（　　　）。
A. 正天丸　　　　　B. 天麻钩藤颗粒　　C. 川芎茶调散　　　D. 牛黄上清丸

二、多项选择题

1. 治疗外感头痛，可选用的成药有（　　　）。
A. 川芎茶调散　　　B. 菊花茶调散　　　C. 正天丸
D. 芎菊上清丸　　　E. 通天口服液

2. 治疗内伤头痛，常用中成药有（　　　）。
A. 通天口服液　　　B. 大川芎口服液　　C. 天麻钩藤颗粒
D. 牛黄上清丸　　　E. 川芎茶调散

3. 大川芎口服液的组成药物包括（　　　）。
A. 大黄　　　　　　B. 川芎　　　　　　C. 天麻
D. 钩藤　　　　　　E. 白芷

三、分析题

（一）病例分析

1. 某患者，头痛较急，恶寒发热，鼻塞，苔薄白。
请辨证分型，并为该患者推荐常用的中成药。

2. 某患者，头痛而胀，反复不愈，朝轻暮重，头晕目眩，腰膝酸软，口干苦，舌红苔薄。
请辨证分型，并为该患者推荐常用的中成药。

（二）处方分析

1. 处方：川芎 9g，菊花 6g，黄芩 6g，栀子 6g，蔓荆子 3g，黄连 3g，薄荷 3g，连翘 3g，白芷 3g。
根据处方主要药物，分析此方剂适用于头痛的何种证型，并简要说明理由。

2. 处方：川芎 20g，白芷 20g，薄荷 10g，荆芥穗 10g，石膏。
指出处方书写是否符合要求，以及调配时应注意的问题。

（王丽）

PPT 课件

第十四章　眩晕类方药

知识要求：

1. 熟悉眩晕的基本概念、病因病机，理解各证型的辨证要点。
2. 掌握镇肝熄风汤、半夏白术天麻汤的功能主治及使用注意，理解其组方分析。
3. 熟悉半夏天麻丸、牛黄降压丸、脑立清丸、清脑降压颗粒、复方羚角降压片、天麻首乌丸的功能、主治应用。

能力要求：

　　熟练掌握眩晕类处方调配的基本技能，具有分析本类处方的能力，学会以功能主治、剂型规格阐述各中成药的优缺点，正确地对眩晕患者问病荐药。

　　眩晕是由于风、火、痰、虚、瘀引起清窍失养，临床上以头晕、眼花为主症的一类病证。眩即眼花，晕是头晕，两者常同时并见，故统称眩晕。其轻者闭目可止，重者如坐车船，旋转不定，不能站立，或伴有恶心、呕吐、汗出、面色苍白等症状。本病大致相当于西医的高血压、低血压、低血糖、贫血、梅尼埃病、脑动脉硬化、椎-基底动脉供血不足、神经衰弱等病。

　　病因病机　本病以肝肾阴虚、气血不足为本，风、火、痰、瘀为标。

　　素体阳盛，肝阳上亢，发为眩晕；或因长期忧郁恼怒、气郁化火，使肝阴暗耗，风阳升动，上扰清空，发为眩晕；或肾阴素亏，肝失所养，以致肝阴不足，肝阳上亢，发为眩晕。

　　久病不愈，耗伤气血，或失血之后，虚而不复，或脾胃虚弱，不能健运水谷、生化气血，以致气血两虚，气虚则清阳不展，血虚则脑失所养，皆能发生眩晕。

　　肾为先天之本，藏精生髓，若先天不足、肾阴不充，或老年肾亏，或久病伤肾，或房劳过度，导致肾精亏耗，不能生髓，而脑为髓海，髓海不足，上下俱虚，发生眩晕。

　　嗜酒肥甘，饥饱劳倦，伤于脾胃，健运失司，以致水谷不化精微、聚湿生痰、痰湿中阻，则清阳不升，浊阴不降，引起眩晕。

　　问病要点　本病常见四种证型，问病荐药时要抓住辨证要点。肝阳上亢型眩晕，以眩晕耳鸣、头胀且痛，每因烦劳或恼怒而头晕、头痛加剧为辨证要点；痰浊中阻型眩晕，以眩晕而见头重如蒙、胸闷恶心、食少多寐、苔白腻、脉濡滑为辨证要点；气血亏虚型眩晕，以头晕目眩、面色㿠白、神疲乏力、心悸少寐为辨证要点；肝肾阴虚型眩晕，以眩晕久发不已、两目干涩、少寐健忘、耳鸣、神疲乏力、腰膝酸软为辨证要点。

　　治疗原则及注意事项　治疗原则是虚补实泻、调整阴阳。虚证治以滋养肝肾、益气养血、调补脾胃等法；实证治以平肝潜阳、化痰燥湿、清泻肝火等法。虚实夹杂者，当分主次缓急，相应兼顾。

镇肝熄风汤

【方源】《医学衷中参西录》

【组成】怀牛膝 30g　生赭石 30g　生龙骨 15g　生牡蛎 15g　生龟板 15g　生杭芍 15g　玄参 15g　天冬 15g　川楝子 6g　生麦芽 6g　茵陈 6g　甘草 4.5g

【功能与主治】镇肝息风，滋阴潜阳。用于类中风。症见头目眩晕、目胀耳鸣、脑部热痛、面色如醉、心中烦热，或时常噫气，或肢体渐觉不利，口眼渐形㖞斜；甚或眩晕颠仆，昏不知人，移时始醒，或醒后不能复元，脉弦长有力。

【组方分析】方中怀牛膝归肝肾经，入血分，性善下行，故重用以引血下行，并有补益肝肾之效，为君药。赭石质重沉降，镇肝降逆，合牛膝以引气血下行，急治其标；龙骨、牡蛎、龟板、白芍益阴潜阳、镇肝息风，共为臣药。玄参、天冬下走肾经，滋阴清热，合龟板、白芍滋水以涵木，滋阴以柔肝；肝为刚脏，性喜条达而恶抑郁，过用重镇之品，势必影响其条达之性，故又以茵陈、川楝子、生麦芽清泄肝热、疏肝理气，以遂其性，以上俱为佐药。甘草调和诸药，合生麦芽能和胃安中，以防金石、介类药物碍胃为使。全方重用潜镇诸药，配伍滋阴疏肝之品，共成标本兼治，而以治标为主的良方。

【临床应用】

① 本方是治疗类中风之常用方。无论是中风前，还是中风之时，或中风后，皆可运用。临床应用以头目眩晕、脑部热痛、面色如醉、脉弦长有力为辨证要点。

② 常用于高血压、脑血栓形成、脑出血、血管神经性头痛等属肝肾阴虚、肝风内动者。

【用法】水煎服。

【使用注意】气虚血瘀之中风者，不宜使用。

半夏白术天麻汤

【方源】《医学心悟》。

【组成】半夏 4.5g　天麻　茯苓　橘红各 3g　白术 9g　甘草 1.5g

【功能与主治】燥湿化痰，平肝息风。用于风痰上扰、眩晕头痛、胸闷呕恶、舌苔白腻、脉弦滑。

【组方分析】本方乃风痰为患，治之当化痰息风。故方中以半夏、天麻为君。半夏性温味辛，燥湿化痰、降逆止呕之力颇强，意在治痰；天麻味甘性平，入厥阴肝经，善平息肝风而止眩，旨在治风。半夏天麻相伍，共成化痰息风之效，为治风痰眩晕头痛之要药。白术为臣，具有健脾燥湿之能，治生痰之本。与半夏、天麻相伍，标本同治，祛湿化痰。佐以茯苓、橘红。茯苓健脾渗湿，与白术共成健脾祛湿之功，以治生痰之本；橘红善理气化痰，使气顺则痰消。使以甘草调和药性并能健脾，兼加姜、枣调和脾胃。诸药共奏化痰息风之效。使风得以息，痰得以消，眩晕自愈。

【临床应用】

① 本方是治疗风痰眩晕的常用方。以眩晕、呕恶、舌苔白腻为证治要点。

② 常用于耳源性眩晕、神经性眩晕、高血压病、癫痫等属风痰上扰者。

【用法】生姜一片，大枣两枚，水煎服。

【使用注意】肝肾阴虚、气血不足之眩晕者不宜应用。

半夏天麻丸

【方源】《中华人民共和国药典》收载。

【组成】法半夏 360g　天麻 180g　炙黄芪 360g　人参 30g　苍术（米泔炙）36g　炒白术 80g　茯苓 126g　陈皮 360g　泽泻 36g　六神曲（麸炒）69g　炒麦芽 39g　黄柏 54g

【功能与主治】健脾祛湿，化痰息风。用于脾虚湿盛、痰浊内阻所致的眩晕、头痛、如蒙如裹、胸脘满闷。

【组方分析】方中法半夏善于燥湿化痰；天麻长于平肝潜阳，均为治风痰眩晕、痰厥头痛之良药，共为君药。人参、黄芪、白术健脾益气，苍术、陈皮燥湿健脾，茯苓、泽泻健脾渗湿，诸药共治生痰之本，为臣药。六神曲、麦芽健脾消食；黄柏苦寒坚阴，以防温燥太过，属佐制之用，共为佐药。诸药相合，共奏健脾祛湿、化痰息风之功。

【临床应用】

① 眩晕。用于脾虚湿盛、痰浊内阻所致头晕、视物旋转、头重如蒙、胸脘满闷、呕吐痰涎、苔白腻、脉弦滑；梅尼埃病见上述证候者。

② 头痛。用于脾虚湿盛、痰浊内阻所致头痛、头重如蒙、恶心欲呕；偏头痛、神经性头痛见上述证候者。

【性状规格】本品为浅黄色至棕黄色的水丸；味苦、微甘。每 100 粒重 6g。

【用法】口服。一次 6g，一日 2~3 次。

【使用注意】孕妇禁用；肝肾阴虚、肝阳上亢所致的头痛、眩晕慎用；平素大便干燥者慎用。忌食生冷油腻食物。

牛黄降压丸

【方源】《中华人民共和国药典》收载。

【组成】羚羊角　珍珠　水牛角浓缩粉　人工牛黄　冰片　白芍　党参　黄芪　决明子　川芎　黄芩提取物　甘松　薄荷　郁金

【功能与主治】清心化痰，平肝安神。用于心肝火旺、痰热壅盛所致的头晕目眩、头痛失眠、烦躁不安；高血压病见上述证候者。

【组方分析】方中人工牛黄清热豁痰、息风镇惊；羚羊角清热解毒、平肝潜阳息风，共为君药。珍珠母潜阳安神、清热平息肝风；冰片清心开窍、疏散郁火、清利咽喉、聪耳明目；水牛角、黄芩凉血清心开窍，潜降苦泄肝经火邪，共为臣药。黄芪、党参健脾益气；白芍平抑肝阳、敛阴养血；郁金活血、疏肝解郁；川芎行气活血；决明子清肝定眩；薄荷疏肝解郁；甘松疏肝理气，共为佐药。诸药相合，共奏清心化痰、平肝安神之功。

【临床应用】

① 眩晕。肝阳上亢及痰火壅盛所致眩晕、急躁易怒、面红口苦、心烦不寐、舌红脉弦；原发性高血压病见上述证候者。

② 头痛。肝阳上亢及痰火壅盛所致头痛、头晕、烦躁易怒、面红目赤；血管神经性头痛、原发性高血压病见上述证候者。

【性状规格】本品为深棕色的水蜜丸，或为浅棕绿色至深棕色的大蜜丸；气微香，味微甜、苦，有清凉感。水蜜丸，每 20 丸重 0.3g；大蜜丸，每丸重 1.6g。

【用法】口服。水蜜丸一次 20~40 丸，一日 1 次；大蜜丸一次 1~2 丸，一日 1 次。

【使用注意】孕妇禁用；气血不足所致的眩晕、失眠者慎用；体弱、便溏者慎用。忌食寒凉、油腻食物。

【其他剂型】牛黄降压胶囊。

♻ 知识链接

　　牛黄降压丸是借鉴古方"牛黄清心丸""安宫牛黄丸"立法宗旨，采取调节机体阴阳虚实，使之平衡之法，经反复研制而成的临床验方。牛黄降压丸一般应用于轻、中度（1、2级）原发性高血压，即收缩压（SBP）140~179mmHg 或舒张压（DBP）90~109mmHg，初诊发现未用药或近 1 周未用降压药者。排除继发性高血压、重度高血压、心肝肾功能不全、血糖未控制的糖尿病、腹泻、妊娠、精神病患者。牛黄降压丸不良反应较轻，偶有腹泻，耐受性良好。

脑 立 清 丸

【方源】《中华人民共和国药典》收载。

【组成】磁石200g　赭石350g　珍珠母100g　清半夏200g　酒曲200g　酒曲（炒）200g　牛膝200g　薄荷脑50g　冰片50g　猪胆汁350g（或猪胆粉50g）

【功能与主治】平肝潜阳，醒脑安神。用于肝阳上亢、头晕目眩、耳鸣口苦、心烦难寐；高血压见上述证候者。

【组方分析】方中磁石潜阳纳气、镇惊安神；珍珠母潜阳安神、清热平息肝风；赭石平肝潜阳，三药为君药。猪胆汁，入肝胆，可凉肝息风、清热醒脑；冰片、薄荷脑，清利头目、开窍醒神，以上共为臣药。半夏化痰降逆；酒曲调和脾胃，为佐药。牛膝活血化瘀，引火引血下行，为使药。诸药配合，共奏重镇潜阳、芳香清凉、醒脑开窍、化痰降逆之功。

【临床应用】

① 眩晕。肝阳上亢所致眩晕、耳鸣、头痛且胀、每因烦劳或恼怒而增剧、面色潮红、性急易怒、少寐多梦、心烦、口苦；原发性高血压病、神经衰弱见上述证候者。

② 头痛。因肝阳上亢所致头痛且胀、每因烦劳或恼怒而增剧，伴有面色潮红、烦躁易怒、失眠多梦、口苦咽干；血管神经性头痛、原发性高血压病见上述证候者。

【性状规格】本品为深褐色的水丸；气芳香，味微苦。每10丸重1.1g。

【用法】口服。一次10粒，一日2次。

【使用注意】孕妇禁用；肾精亏虚所致头晕、耳鸣者慎用；体弱虚寒者慎用。忌食寒凉、油腻食物。

【其他剂型】脑立清胶囊。

清脑降压颗粒

【方源】《中华人民共和国药典》收载。

【组成】黄芩200g　夏枯草120g　槐米120g　煅磁石120g　牛膝120g　当归200g　地黄80g　丹参80g　水蛭40g　钩藤120g　决明子200g　地龙40g　珍珠母80g

【功能与主治】平肝潜阳。用于肝阳上亢所致的眩晕，症见头晕、头痛、项强、血压偏高。

【组方分析】方中以黄芩、夏枯草、决明子、槐米，清肝泻火、平肝潜阳，共为君药。钩藤、磁石、珍珠母，平肝潜阳、息风止痉，共为臣药。佐以牛膝、地黄、当归，滋补肝肾、引血下行；丹参活血化瘀、清心除烦；地龙、水蛭，活血破瘀、息风止痉、通络止痛。诸药合用，共奏平肝潜阳、清眩止晕之功。

【临床应用】

① 眩晕。肝阳上亢、肝火上炎所致头晕、目眩、项背强痛、目赤、耳聋、面部潮红、口苦、四肢发麻、大便干燥；原发性高血压病见上述证候者。

② 头痛。肝阳上亢、肝火上炎所致头部胀痛、头昏、耳鸣、心烦易怒、目赤、口苦、大便干燥、舌红苔黄、脉弦数；原发性高血压病见上述证候者。

【性状规格】本品为棕色至棕褐色的混悬颗粒；味甘、微苦。每袋装2g。

【用法】开水冲服。一次2～3g，一日3次。

【使用注意】孕妇禁用；气血不足所致头晕、头痛者慎用；有出血倾向者慎用。血压明显升高，或药后血压不降时，应配合其他降压药使用。

【其他剂型】清脑降压片、清脑降压胶囊。

复方羚角降压片

【方源】《中华人民共和国药典》收载。

【组成】羚羊角 8.6g　夏枯草 582g　黄芩 186g　槲寄生 582g

【功能与主治】平肝泄热。用于肝火上炎、肝阳上亢所致的头晕、头胀、头痛、耳鸣；高血压并见上述证候者。

【组方分析】方中羚羊角清泻肝火、平肝息风、定眩止痛，为君药。夏枯草清泻肝火、解郁结；黄芩善于清肝经火郁，皆为臣药；槲寄生补肝肾、强筋骨，尤擅治疗肝肾不足引起的阳亢化风、风阳上扰证，为佐药。四药同用，平肝阳，泄肝热，降血压。

【临床应用】

① 眩晕。肝火上炎、肝阳上亢所致头痛、眩晕、面红、目赤、烦躁易怒、口苦而干、耳鸣、耳聋；原发性高血压病、紧张型头痛或偏头痛见上述证候者。

② 耳聋。肝胆之火上扰清窍所致耳鸣、耳聋，时轻时重，每于郁怒之后加重，头痛、眩晕、心烦易怒；神经性耳聋见上述证候者。

【性状规格】本品为黄棕色至棕褐色的片；味苦。每片重 0.35g。

【用法】口服。每次 4 片，一日 2～3 次。

【使用注意】脾胃虚寒者慎用；服药期间忌食辛辣、油腻食物。不可过量、久用。

【其他剂型】复方羚角降压胶囊。

天麻首乌片

【方源】《中华人民共和国药典》收载。

【组成】天麻　白芷　何首乌　熟地黄　丹参　川芎　当归　炒蒺藜　桑叶　墨旱莲　女贞子　白芍　黄精　甘草

【功能与主治】滋补肝肾，养血息风。用于肝肾阴虚所致的头晕目眩、头痛耳鸣、口苦咽干、腰膝酸软、脱发、白发；脑动脉硬化、早期高血压、血管神经性头痛、脂溢性脱发见上述证候者。

【组方分析】方中以何首乌、熟地黄、当归、墨旱莲、女贞子、黄精滋补肝肾阴血；天麻、刺蒺藜、桑叶祛风平肝；白芍柔肝息风；白芷、川芎祛风止头痛；丹参活血安神；甘草调和诸药。诸药相合，共奏滋补肝肾、养血息风之功。

【临床应用】

① 眩晕。肝肾阴虚、精血不足、肝阳上亢所致头晕目眩、耳鸣、少寐、口苦咽干、腰膝酸软、精神萎靡、舌红少苔、脉弦细数；脑动脉硬化、轻度原发性高血压病见上述证候者。

② 头痛。肝肾阴虚、肝阳上亢所致头痛、眩晕、耳鸣、心烦易怒、目赤、口苦、腰膝酸软、神疲乏力、舌红苔少、脉沉细或弦；原发性高血压病、偏头痛、紧张型头痛见上述证候者。

③ 脱发白发。肝肾阴虚、精血不足、发失所养所致须发早白甚或脱落、腰膝酸软、神疲乏力；神经性脱发、脂溢性脱发见上述证候者。

【性状规格】本品为糖衣片或薄膜衣片，除去包衣后显棕褐色；气香，味微苦。每片重 0.25g。

【用法】口服。一次 6 片，一日 3 次。

【使用注意】孕妇禁用；湿热内蕴、痰火壅盛者慎用。忌食生冷、辛辣、油腻食物。

学习小结

眩晕是以头晕、眼花为主症的一类病证。轻者闭目可止，重者如坐车船，不能站立，或伴有恶心呕吐、汗出、面色苍白等症状。本病辨证当辨脏腑、虚实、标本。眩晕兼见头胀痛、面潮红者为肝阳上亢；兼有纳呆、乏力、便溏者为脾虚；兼见腰膝酸软、耳鸣者为肾精不足。凡病程短、体壮者多实，病程长、体弱者多虚。眩晕以肝肾阴虚、气血不足为本，风、火、痰、瘀为标。本病相当于西医的高血压、低血压、低血糖、贫血、脑动脉硬化、椎-基底动脉供血不足、神经衰弱等病。

证型	病证要点	常用方药
肝阳上亢	眩晕耳鸣,头痛且胀,肢体震颤,腰膝酸软,舌红苔黄,脉弦细数	牛黄降压丸、脑立清丸、清脑降压颗粒、复方羚角降压片、天麻钩藤颗粒
痰浊中阻	头重如蒙,视物旋转,胸闷作恶,呕吐痰涎,苔白腻,脉弦滑	半夏白术天麻汤、半夏天麻丸
肝肾阴虚	头晕目眩,耳鸣,口苦咽干,腰膝酸软,舌红少苔,脉弦细数	镇肝熄风汤、天麻首乌片
气血亏虚	头晕目眩,面色㿠白,神疲乏力,心悸少寐,舌淡苔薄白,脉细弱	归脾丸、八珍丸、十全大补丸

目 标 检 测

一、单项选择题

1. 复方羚角降压片适用于（　　　）。
   A. 肝火上炎、肝阳上亢所致的眩晕　　　B. 肝肾阴虚所致的眩晕
   C. 痰浊中阻所致的眩晕　　　　　　　　D. 气血亏虚所致的眩晕

2. 肝肾阴虚所致的眩晕，宜选用（　　　）。
   A. 天麻钩藤颗粒　　　　　　　　　　　B. 半夏天麻丸
   C. 天麻首乌丸　　　　　　　　　　　　D. 归脾丸

3. 牛黄降压丸的功效是（　　　）。
   A. 平肝潜阳，醒脑安神　　　　　　　　B. 平肝，息风，止痉
   C. 燥湿化痰，平肝息风　　　　　　　　D. 清心化痰，平肝安神

4. 具有健脾祛湿、化痰息风之功效的是（　　　）。
   A. 复方羚角降压片　　　　　　　　　　B. 半夏天麻丸
   C. 脑立清丸　　　　　　　　　　　　　D. 天麻首乌片

5. 半夏白术天麻汤主治（　　　）。
   A. 脾虚湿盛、痰浊内阻所致的眩晕　　　B. 肝阳上亢所致的头晕目眩
   C. 心肝火旺、痰热壅盛所致的头晕目眩　D. 风痰上扰所致的眩晕头痛

二、多项选择题

1. 肝阳上亢型眩晕，可选用的成药有（　　　）。
   A. 复方羚羊降压片　　　　　　　　　　B. 脑立清丸
   C. 牛黄降压丸　　　D. 半夏天麻丸　　　E. 天麻首乌丸

2. 天麻首乌片的功效有（　　　）。
   A. 平肝泻热　　　　B. 燥湿化痰　　　　C. 滋补肝肾
   D. 化痰息风　　　　E. 养血息风

3. 复方羚角降压片的组成药物有（　　　）。
   A. 羚羊角　　　　　B. 夏枯草　　　　　C. 黄芩
   D. 天麻　　　　　　E. 槲寄生

三、分析题

（一）病例分析

1. 某患者，头晕目眩，耳鸣，头痛且胀，每因恼怒而加剧，烦躁失眠，面色潮红，口苦，舌红苔黄。

请辨证分型，并为该患者推荐常用的中成药。

2. 某患者，头晕目眩，腰膝酸软，口干苦，舌红苔薄。

请辨证分型，并为该患者推荐常用的中成药。

（二）处方分析

1. 处方：当归15g，龙胆草15g，芦荟6g，青黛6g，栀子15g，黄连15g，黄芩15g，黄柏15g，大黄6g，木香3g，麝香1.5g。

根据处方主要药物，分析此方剂适用于眩晕的何种证型，并简要说明理由。

2. 处方：半夏9g，白术15g，天麻6g，茯苓6g，橘红6g，甘草3g，生姜1片，大枣2枚。

指出处方书写是否符合要求，以及调配时应注意的问题。

（王丽）

PPT 课件

第十五章 失眠类方药

知识要求：
1. 熟悉失眠的基本概念、病因病机，理解失眠实证与虚证的辨证要点。
2. 掌握朱砂安神丸、酸枣仁汤、天王补心丸的功能、主治应用及使用注意，理解其组方分析。
3. 熟悉泻肝安神丸、柏子养心丸、养心宁神丸、安神补脑液、刺五加片的功能主治和使用注意。

能力要求：
　　熟练掌握失眠类处方调配的基本技能，具有分析本类处方的能力，学会以功能、剂型规格阐述中成药的用药特点，正确地对失眠患者问病荐药。

学·习·目·标

　　失眠又称不寐，主要表现为入睡困难，或寐而不酣，或时寐时醒，或醒后不能再寐，或彻夜不眠等，并常伴有头晕、头痛、心悸、健忘等症。

　　病因病机　失眠系由情志所伤、劳逸失调、素体虚弱或病后体虚及饮食不节等因素，导致阴虚阳盛、阴阳失交而成。病在心肾，涉及肝脾。其主要病机为阳盛阴虚、阴阳失交。

　　或因暴饮暴食，宿食停滞，脾胃受损，酿生痰热，壅遏于中，痰热上扰，胃气失和，而不得安寐；或由情志不遂，肝气郁结，肝郁化火，邪火扰动心神，神不安而不寐；或由暴怒伤肝，肝血不能舍魂，魂不藏而不寐；或由五志过极，心火内炽，心神扰动而不寐；或由暴受惊恐，导致心虚胆怯，神魂不安，夜不能寐，以致心神不宁而失眠。以上多为实证型失眠。

　　或因劳倦、思虑过度，伤及心脾，心伤则阴血暗耗，神不守舍；脾伤则食少，纳呆，生化之源不足，营血亏虚，不能上奉于心，致心神不安；或因久病血虚，年迈血少，引起心血不足，心失所养，心神不安而不寐。以上多为虚证型失眠。

　　问病要点　失眠的不同临床表现，与其病因、病情轻重、久暂有关。轻者少眠或不眠，重者彻夜不眠。本病证当辨其病位，主要病位在心，由于心神的失养或不安，神不守舍而不寐，且与肝、胆、脾、胃、肾的阴阳气血失调相关。如急躁易怒而不寐，多为肝火内扰；脘闷苔腻而不寐，多为胃腑宿食、痰热内盛；心烦心悸、头晕健忘而不寐，多为阴虚火旺、心肾不交；面色少华、肢倦神疲而不寐，多属脾失健运、心神失养。

　　治疗原则及注意事项　失眠有虚实之分，治疗当以补虚泻实，调整脏腑气血阴阳，以安神定志为原则。实证泻其有余，如疏肝泻热、清化痰热、消导和中；虚证补其不足，如益气养血、健脾补肝益肾。在泻实补虚的基础上安神定志，如养血安神、镇惊安神、清心安神，配合精神治疗，消除紧张焦虑，保持规律生活及精神舒畅。重镇安神方药多含有有毒的金石、贝壳类药物，易伤胃气，不宜久服。脾胃虚弱者，宜配伍健脾和胃药。某些安神药，如朱砂具有一定的毒性，久服能引起慢性中毒或蓄积中毒，应当注意。

第一节　实证失眠类方药

实证失眠症见心神不宁、惊悸不眠、烦躁易怒，以及惊痫、癫狂、舌红、脉数等。此证为心肝阳亢、热扰心神所致，故治疗应重镇安神、清热，选用重镇安神药（如朱砂、磁石、龙骨、珍珠母等），辅以生地黄、熟地黄、当归等滋阴养血药组成方药。

朱砂安神丸

【方源】《内外伤辨惑论》朱砂安神丸，《中华人民共和国卫生部药品标准》收载。

【组成】朱砂200g　黄连300g　地黄200g　当归200g　甘草100g

【功能与主治】清心养血，镇惊安神。用于心火亢盛、阴血不足证。症见失眠多梦、胸中烦热、心悸不宁、舌红、脉细数。

【组方分析】方中朱砂质重性寒，专入心经，重可镇怯，寒能清热，长于镇心安神，且清心火，为君药。黄连苦寒，清心泻火，助君药安神志，为臣药。生地黄滋阴清热；当归辛甘温润，补养心血，合生地黄滋阴补血以养心，共为佐药。炙甘草调药和中，以防黄连之苦寒，朱砂质重碍胃为使药。诸药合用，重镇泻火而宁心神，滋养心阴而补心血，标本兼治，心神得养，则神志安定，故名"安神丸"。

【课堂互动】
　　为何本品不宜长期服用？

【临床应用】
① 适用于不寐之心火亢盛、阴血不足证。以失眠多梦、心烦、舌红、脉细数为辨证要点。
② 常用于治疗神经衰弱、精神抑郁症等有上述证候者。

【性状规格】本品为红棕色的水蜜丸、小蜜丸或大蜜丸；味苦、微甜。大蜜丸，每丸重9g。

【用法】口服。水蜜丸一次6g，小蜜丸一次9g，大蜜丸一次1丸；一日1～2次。

【使用注意】因含朱砂，不宜长期服用。

泻肝安神丸

【方源】《中华人民共和国卫生部药品标准》收载。

【组成】龙胆9g　黄芩9g　栀子（姜炙）9g　珍珠母60g　牡蛎15g　龙骨15g　柏子仁9g　酸枣仁（炒）15g　远志（去心甘草炙）9g　当归9g　生地黄9g　麦冬9g　蒺藜（去刺盐炙）9g　茯苓9g　车前子（盐炙）9g　泽泻（盐炙）9g　甘草3g

【功能与主治】清肝泻火，重镇安神。用于失眠、心烦、惊悸及神经衰弱。

【组方分析】方中以龙胆、栀子、黄芩，清肝泻火、凉血除烦，为君药。酸枣仁、柏子仁，养血滋阴、宁心安神；远志交通心肾；地黄凉血滋阴；当归养血活血；珍珠母、牡蛎、龙骨，平肝潜阳、镇心安神，为臣药。蒺藜平肝解郁；麦冬养阴生津；茯苓宁心安神；车前子、泽泻，清肝泻火、清利湿热，为佐药。甘草调和诸药，为使药。诸药共用，共奏清肝泻火、重镇安神之功。

【临床应用】常用于因肝火亢盛、心神不宁所致之不寐。以入睡困难、多梦易醒、心烦易怒、头晕目眩、耳鸣耳聋、口苦、目赤、舌红苔黄、脉弦数为辨证要点；神经衰弱见上述证候者。

【性状规格】本品为绿褐色的水丸；味微苦。每 100 丸重 6g。

【用法】口服。一次 6g，一日 2 次。

【使用注意】脾胃虚弱便溏者忌服。睡前不宜饮用咖啡、浓茶等兴奋性饮品。

解郁安神颗粒

【方源】《中华人民共和国药典》收载。

【组成】柴胡 80g　大枣 60g　石菖蒲 80g　姜半夏 60g　炒白术 60g　浮小麦 200g 制远志 80g　炙甘草 60g　炒栀子 80g　百合 200g　胆南星 80g　郁金 80g　龙齿 200g　炒酸枣仁 100g　茯苓 100g　当归 60g

【功能与主治】舒肝解郁，安神定志。用于情志不畅、肝郁气滞所致的失眠、心烦、健忘等症。

【组方分析】方中柴胡、郁金，疏肝解郁、调畅情志，共为君药；酸枣仁养血安神，百合清心安神，共为臣药。栀子泻火除烦；远志交通心肾；石菖蒲化浊开窍、醒神健脑；白术健脾燥湿，以资化源；胆南星、半夏清热化痰；龙齿镇心安神；茯苓健脾宁心；当归调畅气血；大枣、浮小麦，和中缓急、养心安神；郁金疏肝解郁，共为佐药。炙甘草调和诸药，为使药。诸药共用，共奏舒肝解郁、宁心安神之功。

【临床应用】常用于因情志不舒、肝郁气滞导致的不寐。以入睡困难、多梦易醒，或醒后难以再入睡、胸闷、胁痛、心烦易怒、焦虑、健忘为辨证要点；神经官能症、更年期综合征见上述证候者。

【性状规格】本品为棕色至棕褐色的颗粒；气微腥，味甜、微苦，或味苦、微甜（无蔗糖）。每袋装 2g（无蔗糖）、5g。

【用法】开水冲服。一次 1 袋，一日 2 次。

【使用注意】睡前不宜饮用咖啡、浓茶等兴奋性饮品；保持心情舒畅。

第二节　虚证失眠类方药

虚证失眠症见心悸怔忡、健忘失眠、舌红少苔等。此证多为阴血不足、心神失养所致，故治疗应选用养心安神药（如酸枣仁、柏子仁、五味子），辅以生地黄、玄参、阿胶等滋阴养血药组成方药。

酸枣仁汤

【方源】《金匮要略》。

【组成】酸枣仁 15g　茯神 6g　知母 6g　川芎 6g　甘草 4g

【功能与主治】养血安神，清热除烦。用于肝血不足、虚热内扰证。症见失眠心悸、虚烦不安、头目眩晕、夜间盗汗、咽干口燥、舌红、脉弦细。

【组方分析】肝主血、藏魂，肝血虚则魂不安，虚火扰心则神不宁，故虚烦不得眠、心悸；虚阳上扰，故头目眩晕；虚热迫津外泄，故夜间盗汗；咽干口燥、脉细弦或数，为阴虚内热之征。治宜养血安神、清热除烦。

方中重用酸枣仁入心肝经，养肝血，宁心神，为君药。茯神健脾宁心安神，知母滋阴润燥、清热除烦，为臣药，与君药相配，以助君药安神除烦之效。佐以川芎调畅气机，疏达肝气，与君药相配，酸收辛散并用，具有养血调肝之妙。甘草生用，和中缓急，为使药。诸药合用，共奏养血安神、清热除烦之功。

【临床应用】常用于肝血不足、阴虚内热所致失眠。以失眠心悸、虚烦不安、头目眩晕、脉弦细为辨证要点；神经衰弱、神经官能症、更年期综合征、精神障碍等见上述证候者。

【用法】水煎服。

天王补心丸

【方源】《摄生秘剖》天王补心丹加减，《中华人民共和国药典》收载。

【组成】丹参25g 当归50g 党参25g 石菖蒲25g 茯苓25g 五味子50g 麦冬50g 天冬50g 地黄200g 玄参25g 桔梗25g 远志25g 甘草25g 酸枣仁（炒）50g 朱砂10g

【功能与主治】滋阴养血，补心安神。用于心阴不足、心悸健忘、失眠多梦、大便干燥。

【组方分析】方中重用生地黄滋阴养血清热，为君药。天冬、麦冬滋阴清热，酸枣仁、柏子仁养心安神，当归补血润燥，共为臣药。党参补气生血，且宁心益智；五味子敛心气、安心神；茯苓、远志养心安神，且交通心肾；玄参滋阴降火；丹参清心活血，合补血药补而不滞；朱砂镇心安神；石菖蒲开窍宁神，共为佐药。桔梗载药上行，使药力作用于胸膈之上，与丹参相伍，又可行气血，使诸药滋而不腻，补不留瘀；甘草调和诸药，共为使药。诸药合用以滋阴养血、补心安神为主，兼以滋阴降火、交通心肾。

【临床应用】

① 不寐。阴虚血少、心神失养所致心悸、失眠多梦、健忘、舌红少苔、脉细数；神经官能症、更年期综合征、老年性记忆力减退见上述证候者。

② 心悸。心肾阴虚、心失所养所致心悸、气短、舌红少苔、脉细数或结代；病毒性心肌炎、冠心病、心律失常、原发性高血压及甲状腺功能亢进等见上述证候者。

【性状规格】棕黑色的水蜜丸、褐黑色的小蜜丸或大蜜丸；气微香，味甜、微苦。大蜜丸每丸重9g。

【用法】口服。水蜜丸一次6g，小蜜丸一次9g，大蜜丸一次1丸，一日2次。

【使用注意】本品含有朱砂，不宜久服；肝肾功能不全者禁用；不宜饮用浓茶、咖啡等刺激性饮品；严重心律失常者，需急诊观察治疗。

柏子养心丸

【方源】《中华人民共和国药典》收载。

【组成】柏子仁25g 党参25g 炙黄芪100g 川芎100g 当归100g 茯苓200g 远志（制）25g 酸枣仁25g 肉桂25g 五味子（蒸）25g 半夏曲100g 炙甘草10g 朱砂30g

【功能与主治】补气，养血，安神。用于心气虚寒证。症见心悸易惊、失眠多梦、健忘。

【组方分析】方中炙黄芪补气升阳，党参益气生血，二者相合为君药。当归、川芎补血活血，柏子仁养心血、安心神，共为臣药。酸枣仁益肝养血安神，远志宣通心气益智，五味子滋肾敛阴宁心，肉桂温肾运营通脉，茯苓健脾安神，半夏曲和胃祛痰，朱砂镇心定惊，以上药物共为佐药。甘草调和药性为使。诸药合用，共奏补气养血、养心安神之功。

【临床应用】

① 不寐。心气虚寒、心失温养所致少寐多梦、易醒难眠、心慌气短、精神恍惚、自汗、肢冷、舌淡脉细弱；神经衰弱见上述证候者。

② 心悸。心气虚寒、心神失养所致心悸易惊、失眠、多梦、健忘、神疲乏力，或肢冷畏寒、舌淡苔白、脉细弱或结代；心律失常、神经衰弱见上述证候者。

【性状规格】本品为棕色的水蜜丸、棕色至棕褐色的小蜜丸或大蜜丸；味先甜而后苦、微麻。大蜜丸，每丸重9g。

【用法】口服。水蜜丸一次6g，小蜜丸一次9g，大蜜丸一次1丸，一日2次。

【使用注意】本品含有朱砂，不可过量、久用；不可与溴化物、碘化物同服；不宜饮用浓茶、咖啡等兴奋性饮品；宜饭后服用。

枣仁安神颗粒

【方源】《中华人民共和国药典》收载。

【组成】炒酸枣仁1425g　丹参285g　醋五味子285g

【功能与主治】养血安神。用于心血不足所致的失眠、健忘、心烦、头晕等症。

【组方分析】方中酸枣仁补心血、养肝血、宁心安神、敛汗，为君药；醋炙五味子入肝经，益气生津、补肾宁心、敛汗，为臣药；佐以丹参养血活血、清心除烦，兼佐制酸枣仁、五味子酸敛之性，使之敛不碍邪。诸药相合，共奏补心养肝、安神益智之功。

【临床应用】

① 不寐。心血不足、心失所养所致失眠多梦、健忘、气短懒言、记忆力减退、头晕、面色少华、舌淡红、苔薄、脉细弱；神经衰弱见上述证候者。

② 心悸。心血不足、心失所养所致心悸不宁、气短懒言、失眠多梦、记忆力减退、面色少华、舌淡红、苔薄、脉细弱；神经衰弱见上述证候者。

【性状规格】本品为浅棕黄色的颗粒；气香，味酸、微苦。每袋装5g。

【用法】开水冲服。一次1袋，一日1次，临睡前服用。

【使用注意】胃酸过多者慎用；不宜服用咖啡、浓茶等兴奋性饮品。

【其他剂型】枣仁安神胶囊、枣仁安神液。

养血安神丸

【方源】《中华人民共和国卫生部药品标准》收载。

【组成】首乌藤150g　鸡血藤150g　熟地黄150g　地黄150g　合欢皮150g　墨旱莲150g　仙鹤草250g

【功能与主治】滋阴养血，宁心安神。用于阴虚血少、头眩、心悸、失眠健忘、手足心热等症。

【组方分析】方中熟地黄滋阴养血，为君药。首乌藤养血安神，墨旱莲滋阴益肾，合欢皮解郁安神，为臣药。仙鹤草调补气血，地黄凉血清热，鸡血藤补血活血，为佐药。诸药相合，共奏滋阴养血、宁心安神之功。

【临床应用】

① 不寐。心阴亏损、心神失养所致不易入睡或多梦易醒、头晕目眩、心悸、虚烦、健忘、神疲、舌红少津、脉细数；神经衰弱、贫血见上述证候者。

② 心悸。心阴不足、心失所养所致心悸、烦躁、失眠、健忘、头晕目眩、舌淡红少津、脉细数；神经衰弱见上述证候者。

【性状规格】本品为棕红色的浓缩丸，除去外衣呈棕褐色；味微涩。每100粒重12g。

【用法】口服。一次6g，一日3次。

【使用注意】不宜饮用浓茶、咖啡等兴奋性饮品；保持心情舒畅，劳逸适度；糖尿病患者不宜服用糖浆剂。

【其他剂型】养血安神糖浆、养血安神片。

养心宁神丸

【方源】《中华人民共和国卫生部药品标准》收载。

【组成】党参1440g　酸枣仁（炒）281g　茯苓（炒）467g　远志（制）55g　白术（炒）287g　莲子（炒）641g　山药（炒）641g　丹参608g　大枣428g　龙眼肉641g　石菖蒲21g　陈皮45g

【功能与主治】养心益脾，镇静安神。用于神经衰弱、心悸失眠、耳鸣目眩。

【组方分析】方中党参、莲子、山药、茯苓、大枣、白术，益气健脾、养心安神；龙眼肉、丹参、酸枣仁，养血和血、补心安神；远志、石菖蒲，化痰通窍、宁心安神；陈皮理气调中、醒脾燥湿，使补益之品补不碍胃、补而不滞。诸药合用，共奏益气补血、养心安神之功。

【临床应用】适用于心脾两虚型失眠。以少眠多梦、头晕心悸、食少乏力、舌淡、脉弱为辨证要点；神经衰弱、更年期综合征、精神分裂症等有上述证候者。

【性状规格】本品为黑褐色的水蜜丸或棕红色的大蜜丸；气香，味甘。大蜜丸，每丸重9g。

【用法】口服。水蜜丸一次6g；大蜜丸一次1丸；一日2次。

【使用注意】忌烟、酒及辛辣、油腻食物。

安神补脑液

【方源】《中华人民共和国药典》收载。

【组成】鹿茸　制何首乌　淫羊藿　干姜　甘草　大枣　维生素B_1

【功能与主治】生精补髓，益气养血，强脑安神。用于肾精不足、气血两亏所致的头晕、乏力、健忘、失眠。

【组方分析】方中以鹿茸、何首乌，补肾益智、益精养血、养心安神为君药。淫羊藿、干姜加强温补肾阳之功，为臣药。大枣补脾益气、养血安神为佐药。甘草调和药性，为使药。维生素B_1参与体内糖代谢，为机体提供能量。诸药合用，共奏填精补髓、益气养血、强脑安神之功。

【临床应用】

① 不寐。精血不足、气血两亏、心神失养所致入睡困难、多梦易醒、健忘、头晕、神疲乏力、纳呆、腰膝酸软、舌质淡、苔薄白、脉细弱；神经衰弱见上述证候者。

② 健忘。肝肾不足、精血亏虚、元神失养所致健忘、头晕、气短乏力、失眠多梦、腰膝酸软、遗精滑泄、舌质淡、苔薄白、脉细弱；神经衰弱见上述证候者。

【性状规格】本品为黄色至棕黄色的液体；气芳香，味甜、辛。每支10ml（含维生素B_1 5mg）、100ml（含维生素B_1 50mg）。

【用法】口服。一次10ml，一日2次。

【使用注意】不宜服用咖啡、浓茶等兴奋性饮品；保持心情舒畅。

刺 五 加 片

【方源】《中华人民共和国药典》收载。

【组成】刺五加浸膏150g

【功能与主治】益气健脾，补肾安神。用于脾肾阳虚、体虚乏力、食欲不振、腰膝酸痛、失眠多梦。

【组方分析】刺五加性温，味辛、微苦，具有益气健脾、补肾安神的作用。

【临床应用】常用于脾肾阳虚、心神失养所致不寐。以失眠多梦、头晕、形寒肢冷、气短、纳差、面色无华、经血量多而色淡、舌质淡、苔薄白、脉沉迟为辨证要点；神经衰弱见上述证候者。

【性状规格】本品为糖衣片，除去糖衣后显棕褐色；味微苦、涩。每片重0.29g。

【用法】口服。一次 2~3 片，一日 2 次。

【使用注意】阴虚内热及邪实体壮者慎用；睡前不宜饮用咖啡、浓茶等兴奋性饮品。

乌 灵 胶 囊

【方源】《中华人民共和国药典》收载。

【组成】乌灵菌粉 330g

【功能与主治】补肾健脑，养心安神。用于心肾不交所致的失眠、健忘、心悸心烦、神疲乏力、腰膝酸软、头晕耳鸣、少气懒言、脉细或沉无力。

【组方分析】乌灵菌为乌灵参提取物，功专补肾填精、养心安神。

【临床应用】常用于心肾不交所致不寐。以失眠、心烦、健忘、神疲乏力、耳鸣、心悸为辨证要点；神经衰弱见上述证候者。

【性状规格】本品为硬胶囊，内容物为浅棕色至棕色的粉末；气特异，味甘、淡。每粒装 0.33g。

【用法】口服。一次 3 粒，一日 3 次。

学 习 小 结

失眠多为情志所伤、久病体虚、饮食不节、劳逸失度等引起阴阳失调、阴阳失交。病位主要在心，涉及肝、胆、脾、胃、肾。实证者，多因心火偏亢、肝郁化火、痰热内扰、胃气失和，引起心神不安所致，治当清心泻火、清肝泻火、清化痰热、和中导滞，佐以安神宁心，常用朱砂安神丸、龙胆泻肝汤、保和丸等。虚证者，多由阴虚火旺、心脾两虚、心胆气虚引起心神失养所致，治当滋阴降火、补益心脾、益气镇惊，佐以养心安神，常用成药有天王补心丸、归脾丸、安神补脑液等。

证型	病证要点	常用方药
心火盛失眠	心烦不寐,燥扰不宁,怔忡,口干舌燥,小便短赤,口舌生疮,舌尖红,苔薄黄,脉细数	朱砂安神丸
肝郁化火失眠	急躁易怒,不寐多梦,甚至彻夜不眠,伴有头晕头胀,目赤耳鸣,口干而苦,便秘溲赤,舌红苔黄,脉弦而数	泻肝安神丸、解郁安神丸
阴血亏虚失眠	心烦不寐,心悸不安,腰膝足软,伴头晕、耳鸣、健忘、遗精,口干津少,五心烦热,舌红少苔,脉细而数	酸枣仁汤、天王补心丸、养血安神丸
心脾两虚失眠	多梦易醒,心悸健忘,神疲食少,头晕目眩,伴有四肢倦怠,面色少华,舌淡苔薄,脉细无力	柏子养心丸、枣仁安神颗粒、养心宁神丸、归脾丸、人参归脾丸
脾肾两虚失眠	腰膝酸软,夜尿频多,食欲减退,大便稀薄,神疲乏力,失眠,健忘	安神补脑液、刺五加片
心肾不交型失眠	失眠,健忘,神疲乏力,少气懒言,腰膝酸软,脉细或沉无力	乌灵胶囊

目 标 检 测

一、单项选择题

1. 症见心烦不寐、燥扰不宁、口舌生疮、小便短赤、舌红苔薄黄、脉数。治疗方药宜选用（　　）。

A. 朱砂安神丸　　　　B. 天王补心丸　　　　C. 泻肝安神丸　　　　D. 酸枣仁汤

2. 某患者，近半年因学业压力较大，精神紧张，经常失眠，伴心烦、心悸不安、头晕、健忘，口干咽燥，手足心热，舌质红，脉细数。宜选用方药是（　　　　）。

A. 泻肝安神丸　　　　B. 天王补心丸　　　　C. 归脾丸　　　　D. 乌灵胶囊

3. 肾精不足、气血两亏所致头晕、乏力、健忘、失眠，治宜选用方药（　　　　）。

A. 安神补脑液　　　　B. 柏子养心丸　　　　C. 天王补心丸　　　　D. 朱砂安神丸

4. 用于心火亢盛、阴血不足型失眠的方药是（　　　　）。

A. 天王补心丸　　　　B. 泻肝安神丸　　　　C. 朱砂安神丸　　　　D. 酸枣仁汤

5. 用于肝火旺盛型失眠的方药是（　　　　）。

A. 朱砂安神丸　　　　B. 酸枣仁汤　　　　C. 天王补心丸　　　　D. 泻肝安神丸

6. 用于肝郁伤神的方药是（　　　　）。

A. 朱砂安神丸　　　　B. 柏子养心丸　　　　C. 解郁安神颗粒　　　　D. 天王补心丸

7. 用于肝血不足、虚热内扰型失眠的方药是（　　　　）。

A. 朱砂安神丸　　　　　　　　　　B. 酸枣仁汤

C. 天王补心丸　　　　　　　　　　D. 解郁安神颗粒

8. 用于脾肾两虚、心神失养型失眠的方药是（　　　　）。

A. 朱砂安神丸　　　　B. 乌灵胶囊　　　　C. 解郁安神颗粒　　　　D. 归脾丸

二、多项选择题

1. 用于实证失眠的方药有（　　　　）。

A. 解郁安神颗粒　　　　B. 朱砂安神丸　　　　C. 泻肝安神丸

D. 安神补脑液　　　　E. 乌灵胶囊

2. 用于虚证失眠的方药有（　　　　）。

A. 酸枣仁汤　　　　B. 泻肝安神丸　　　　C. 归脾丸

D. 安神补脑液　　　　E. 柏子养心丸

3. 酸枣仁汤组成中含有（　　　　）。

A. 川芎　　　　B. 茯神　　　　C. 知母

D. 朱砂　　　　E. 柏子仁

4. 用于肝郁化火失眠型的方药是（　　　　）。

A. 泻肝安神丸　　　　B. 安神补脑液　　　　C. 酸枣仁汤

D. 龙胆泻肝丸　　　　E. 柏子养心丸

5. 心脾两虚失眠具有下列哪些症状？（　　　　）。

A. 多梦易醒　　　　B. 心烦神乱　　　　C. 健忘

D. 面色苍白　　　　E. 舌淡苔白

三、分析题

（一）病例分析

1. 某患者，男，48岁。因心情不快，入寐困难。入寐后纷梦不断，严重时彻夜不眠，伴头晕头胀，口干而苦，便秘溲赤，舌红苔黄，脉弦数有力。

请辨证分型，并为该患者推荐常用的中成药。

2. 某患者，女，35岁。近年来因工作压力人，常加班，经常失眠，伴头晕、耳鸣、健忘，口干咽燥，手足心热，舌质红，脉细数。

请辨证分型，并为该患者推荐常用的中成药。

3. 某患者，女，50岁。失眠多梦，惊悸怔忡，燥扰不宁，口干舌燥，小便短赤，口舌生疮，舌尖红，苔薄黄，脉数有力。

请辨证分型，并为该患者推荐常用的中成药。

（二）处方分析

1. 处方：生地黄 15g，栀子 12g，川木通 9g，柴胡 10g，当归 12g，甘草 6g，龙胆 10g，生牡蛎 30g，生龙骨 30g，车前子 9g。

根据方中药物，分析此方适用于失眠的何种证型，并简要说明理由。

2. 处方：黄芪 15g，柴胡 15g，党参 15g，丁香 9g，酸枣仁 15g，当归 12g，远志 8g，木香 10g，郁金 15g，夜交藤 20g，茯神 15g，炙甘草 6g。

审核以上处方，并指出调剂时的注意事项。

（赵吉宇、张阳儿）

PPT 课件

第十六章　风湿痹类方药

知识要求：
1. 熟悉风湿痹的基本概念、病因病机，理解风寒湿痹、热痹、风湿痹日久的辨证要点。
2. 掌握羌活胜湿汤、三妙丸、独活寄生丸的功能、主治应用及使用注意，理解其组方分析。
3. 熟悉小活络丸、风湿骨痛胶囊、木瓜丸、伤湿止痛膏、骨刺消痛片、湿热痹片、雷公藤多苷片、天麻丸、妙济丸的功能主治和使用注意。

能力要求：
　　熟练掌握风湿痹类处方调配的基本技能，具有分析本类处方的能力，学会以功能、剂型规格阐述中成药的用药特点，正确地对风湿痹证患者问病荐药。

　　风湿痹病是以肢体关节及肌肉酸痛、麻木、重着、屈伸不利，甚或关节肿大变形为主要临床表现的病证。本病大致相当于现代医学的风湿热、类风湿性关节炎、强直性脊柱炎、骨性关节炎等疾病，表现以风湿痹临床特征为主者。

　　病因病机　风湿痹病的发生因正气不足，腠理不密，卫外不固，外感风、寒、湿、热之邪，致使肌肉、筋骨、关节、经络痹阻，气血运行不畅，不通则痛。

　　由于居处潮湿、涉水冒雨等原因，风寒湿邪趁虚入侵人体。风为阳邪，开发腠理，寒邪借此力内犯，风邪又借寒邪凝滞之力，附着病位，留滞关节，使经络壅塞，气血运行不畅而成风寒湿痹。

　　若素体阳盛或阴虚内热，感受外邪之后易从热化，或因风寒湿痹郁久化热，热邪与人体气血相搏而见关节红肿疼痛、发热等，发为热痹。

　　若风湿痹病治疗不当，久服祛风燥湿或温散寒湿或清热燥湿等药，易导致机体气血损伤、阴液耗竭，致使气滞血瘀、痰瘀阻络、筋脉痹阻，进而出现关节肿大，甚至强直变形、屈伸不利等症状，形成正虚邪恋、迁延难愈的风湿痹病顽疾。

　　问病要点　首问患者职业及发病诱因。本病以体力劳动者、体育爱好者、运动员易患，同时与寒冷、潮湿、劳累及天气等诱因有关。

　　其次，肢体关节肌肉疼痛是痹病的证候特征，而证候特征多因感受邪气的不同而表现各异。应结合患者的具体情况，辨清病邪性质及虚实。肢体关节疼痛呈游走不定者，属风胜；疼痛较剧、遇寒则甚、得热则缓者，属寒胜；重着而痛、手足沉重、肌肤麻木者，属湿胜；红肿热痛、筋脉拘急者，属热胜。新病、发病急痛势剧，脉实有力者多属实；病程长、疼痛绵绵、痛势较缓、脉虚无力者，多属虚，若迁延不愈，证见关节漫肿，甚则强直畸形，痛如针刺，痛有定处，屈伸不利，舌体胖边有齿痕，多属正虚邪恋、瘀痰交结、经络不通而成顽疾。

　　治疗原则及注意事项　祛邪活络、缓急止痛是治疗风湿痹病的基本原则。对于风胜者，用祛风之品，中病即止，不可多用，以防风燥之剂伤阴，耗血耗气；寒胜者，散寒同时结合助阳之品，使阳气充裕，则寒散痹通而病愈；湿胜者，渗湿化浊同时，辅以健脾益气之品，加强脾主运化水湿之功能；热胜者，以清泄郁热为主，佐以活血通络，须防苦寒伤阳湿滞之过；病久入络者，养血化瘀调之，并配以补益肝肾之品。

第一节　风寒湿痹类方药

风寒湿痹症见肢体关节、肌肉疼痛酸楚，屈伸不利，或疼痛呈游走性；或痛势较剧，部位固定，遇寒则痛甚；或肢体关节、肌肉酸楚、重着、疼痛，肌肤麻木不仁，初起可见有恶风、发热舌苔薄白，脉浮或浮缓等表证。此证候为风寒湿邪，流注经络、关节，使经络壅塞、气血运行不畅所致，故治疗祛风、胜湿、止痛，选用羌活、独活、防风等组成方药。

羌活胜湿汤

【方源】《脾胃论》。

【组成】羌活　独活各6g　藁本　防风　甘草各3g　蔓荆子2g　川芎1.5g

【功能与主治】祛风，胜湿，止痛。主治风湿在表之痹证。症见肩背痛不可回顾、头痛身重或腰脊疼痛，难以转侧，苔白，脉浮。

【课堂互动】
　　风湿痹病和痿病的病机及病证表现有何异同？

【组方分析】本方主治为风湿在表，其证多由汗出当风，或久居湿地，风湿之邪侵袭肌表所致。风湿之邪客于太阳经脉，经气不畅，则头痛身重或腰脊疼痛，难以转侧。风湿在表，宜从汗解，治宜祛风胜湿。

方中羌活、独活皆辛苦温燥之品，可祛风除湿、通利关节。其中羌活善祛上部风湿，独活善祛下部风湿，二者合用，能散一身上下之风湿，故共为君药。臣以防风、藁本入太阳经，祛风胜湿，且善止头痛。佐以川芎活血行气、祛风止痛；蔓荆子祛风止痛。使以甘草调和诸药。全方共奏祛风胜湿之效，使客于肌表之风湿随汗而解。

【临床应用】

① 本方长于祛风胜湿止痛，主治风湿在表之头身重痛而表证不明显者。以头身重痛或腰脊疼痛、苔白脉浮为辨证要点。

② 常用于风湿性关节炎、类风湿性关节炎、骨质增生症、强直性脊柱炎等属风湿在表者。

【用法】水煎服。

小活络丸

【方源】《太平惠民和剂局方》小活络丹，《中华人民共和国药典》收载。

【组成】制川乌180g　制草乌180g　胆南星180g　地龙180g　制乳香66g　制没药66g

【功能与主治】祛风散寒，化痰除湿，活血止痛。主治风寒湿邪闭阻、痰瘀阻络所致的痹病。症见肢节关节疼痛，或冷痛，或刺痛，或疼痛夜甚，关节屈伸不利、麻木拘挛。

【组方分析】风寒湿邪或瘀血湿痰留滞经络，使气血不得宣通、营卫失于流畅，而见肢体麻木拘挛、屈伸不利。治宜祛风除湿、通络止痛、化痰、活血。

方中制川乌、制草乌均为辛热之品，功能祛风除湿、温通经络，并具有较强的止痛作用，共为君药。胆南星祛风燥湿化痰，以除经络中的风痰湿浊，为臣药。佐以乳香、没药，行气活血、化瘀通络，使气血流畅，且两药均有较好的止痛作用。地龙性善走窜，为入络佳品，功能通经活络。诸药合用，则风寒湿邪与痰浊、瘀血均能祛除，从而使血活络通，故方名"活络"。

【临床应用】常用于因风寒湿邪闭阻、痰瘀阻络所致之痹病。以肢体关节疼痛、酸楚、重着、麻木，遇阴寒潮湿加剧，或关节肿大，屈伸不利，步履艰难，行动受阻，舌苔薄白或白腻，脉弦紧或濡缓为辨证要点；类风湿性关节炎、骨关节炎、强直性脊柱炎见上述证候者。

【性状规格】本品为黑褐色至黑色的大蜜丸；气腥，味苦。每丸重3g。

【用法】黄酒或温开水送服。一次1丸，一日2次。

【使用注意】孕妇禁用；湿热瘀阻或阴虚有热者慎用；脾胃虚弱者慎用；不可过量服用。

 知识链接

实验研究表明，小活络丸有良好的镇痛作用，镇痛效应强度与剂量呈显著正相关；用药剂量小于20mg/kg，镇痛效应不明显；剂量超过100mg/kg，效应不再增加，且有不良反应出现。

风湿骨痛胶囊

【方源】《中华人民共和国药典》收载。

【组成】制川乌　制草乌　红花　甘草　木瓜　乌梅　麻黄

【功能与主治】温经散寒、通络止痛。用于寒湿痹阻经络所致的痹病，症见腰脊疼痛、四肢关节冷痛。

【组方分析】本方主用于寒湿阻络证之腰腿痛。方中川乌、草乌为辛热之品，能祛风除湿、温通经络、止痛，共为君药。麻黄祛风散寒；红花活血化瘀、血行风自灭；木瓜平肝舒筋活络、祛湿、止痛，三药以助君药祛风散寒、通络止痛作用，共为臣药。乌梅敛肺清虚热、生津；甘草和中、调和诸药，共为佐使。诸药合用，共奏祛风散寒、通络止痛之功。

【临床应用】常用于由寒湿阻络所致之痹病。以肢体关节疼痛、喜温畏寒，或关节肿胀、局部僵硬、肢体麻木、活动不利，或颈肩腰背疼痛、遇寒痛增，苔白腻，脉弦紧为辨证要点；类风湿关节炎、强直性脊柱炎、骨关节病、颈椎病、腰椎骨质增生见上述证候者。

【性状规格】本品为硬胶囊，内容物为黄褐色粉末；味微苦、酸；每粒装0.3g。

【用法】口服。一次2～4粒，一日2次。

【使用注意】本品含毒性药，不可过量服用，孕妇忌服。阴虚火旺或湿热痹病者慎用。

木　瓜　丸

【方源】《中华人民共和国药典》收载。

【组成】木瓜80g　当归80g　川芎80g　白芷80g　威灵仙80g　狗脊（制）40g　牛膝160g　鸡血藤40g　海风藤80g　人参40g　制川乌40g　制草乌40g

【功能与主治】祛风散寒，除湿通络。用于风寒湿痹阻所致的痹病，症见关节疼痛、肿胀、屈伸不利、局部畏恶寒、肢体麻木、腰膝酸软。

【组方分析】方中以木瓜、狗脊、牛膝，祛风湿、强筋骨、止痹痛；威灵仙、鸡血藤、海风藤，养血祛风、通络止痛；白芷、制草乌、制川乌，祛风散寒、温经止痛；当归、川芎养血活血；人参补脾益气、扶正祛邪。诸药相合，共奏祛风散寒、温经通络、通痹止痛、强壮筋骨之功。

【临床应用】常用于风寒湿闭阻、脉络不通所致之痹病。以关节疼痛、肿胀、屈伸不利、麻木或伴形寒肢冷，遇阴寒或天气变化加重，得温则疼痛减轻，舌苔薄白，脉弦紧为辨证要点；类风湿性关节炎、骨关节炎、腰肌劳损、坐骨神经痛等见上述证候者。

【性状规格】本品为糖衣浓缩丸，除去糖衣后显黄褐色至黑褐色；味酸、苦。每10丸重1.8g。

【用法】口服。一次30丸，一日2次。

【使用注意】孕妇禁用；风湿热痹者慎用；不可过量服用。

伤湿止痛膏

【方源】《中华人民共和国药典》收载。

【组成】伤湿止痛流浸膏50g　水杨酸甲酯15g　薄荷脑10g　冰片10g　樟脑20g　芸香浸膏12.5g　颠茄流浸膏30g

【功能与主治】祛风湿，活血止痛。用于风湿性关节炎、肌肉疼痛、关节肿痛。

【组方分析】本品为中西药联合制剂。方中伤湿止痛流浸膏为君药，祛风湿，止痹痛；辅以薄荷脑辛香疏散、清散风热；冰片清热止痛；樟脑温散除湿、活血止痛，协助伤湿止痛流浸膏辛散祛风、活血止痛；为防寒凉太过，佐以芸香、颠茄流浸膏，活血祛风、除湿止痛。诸药合用，共奏祛风湿、活血止痛之功。

【临床应用】常用于因外感风寒湿邪、阻滞经络、气血不通所致之痹病。以关节痛、不肿或肿胀、不红不热、遇寒加重、遇热则减、不发热或微热、小便清长、舌苔淡白或白腻、脉弦紧或浮紧为辨证要点；风湿性关节炎、类风湿性关节炎见上述证候者。

【性状规格】本品为淡黄绿色至淡黄色的片状橡胶膏；气芳香。

【用法】外用，贴于患处。

【使用注意】孕妇禁用；凡对橡胶膏过敏或皮肤糜烂、破裂者不宜贴用；使用中如皮肤发痒或变红，应立即取下。

骨刺消痛片

【方源】《中华人民共和国药典》收载。

【组成】制川乌53.25g　秦艽53.25g　甘草53.25g　穿山龙106.5g　制天南星53.25g　当归53.25g　制草乌53.25g　白芷53.25g　粉萆薢106.5g　薏苡仁106.5g　红花106.5g　徐长卿159.75g

【功能与主治】祛风止痛。用于风湿痹阻、瘀血阻络所致的痹病。症见关节疼痛、腰腿疼痛、屈伸不利。

【组方分析】方中川乌、草乌祛风散寒止痛，为君药。辅以秦艽、白芷祛风舒筋；徐长卿、穿山龙、当归、红花，辛散温通、活血通络；天南星燥湿化痰，以除经络中之痰湿，亦有止痛之效；粉萆薢、薏苡仁渗湿；甘草和中。诸药合用，共奏祛风除湿、活血通络、散寒止痛之效。

【临床应用】常用于风湿痹阻所致关节疼痛，局部畏寒、遇寒，或活动后加重，得热痛减，休息后关节僵硬，关节屈伸不利，舌质淡红，舌苔薄白或腻，脉浮缓或濡缓；骨性关节炎、风湿性关节炎见上述证候者。

【性状规格】本品为糖衣片，除去糖衣后显黄褐色；味微麻、辣、咸。每片重0.3g。

【用法】口服。一次4片，一日2~3次。

【使用注意】孕妇禁用；湿热痹者慎用；本品应在医生指导下使用，不可过量服用。

第二节　热痹类方药

热痹症见关节游走性疼痛，关节局部灼热红肿，痛不可触，得冷则舒，可有皮下结节或红斑，常伴有发热、恶风、汗出、口渴、烦躁不安等全身症状。此证候为湿热之邪与气血相搏、经络不通所致，故治疗清热燥湿，选用苍术、黄柏等组成方药。

三 妙 丸

【方源】《医学正传》，《中华人民共和国药典》收载。

【组成】苍术（炒）600g　黄柏（炒）400g　牛膝200g

【功能与主治】燥湿清热。用于湿热下注所致的痹证。症见足膝红肿热痛、下肢沉重、小便黄少等。

【组方分析】湿热下注，流于下肢，湿热痹阻筋脉，以致筋骨疼痛、足膝红肿，而成痹证。治宜清热燥湿。方中黄柏清热燥湿，长于清下焦湿热，为君药。臣以苍术辛散苦燥，长于燥湿健脾。佐以牛膝祛风湿，补肝肾，引药下行。三药相伍，清热燥湿，标本兼顾。

【临床应用】常用于因湿热下注，交阻于经络、关节、肌肉所致之痹病。以足膝红肿热痛，或关节积液、屈伸不利，或伴发热，口苦而黏，口渴不欲饮，溲黄，舌质红，苔黄腻，脉滑数为辨证要点；类风湿性关节炎、急性痛风性关节炎、骨关节炎见上述证候者。

【性状规格】本品为灰黄色的水丸；味苦辛。每50粒重3g。

【用法】口服。一次6～9g，一日2～3次。

【使用注意】孕妇禁用；寒湿痹阻、脾胃虚寒者慎用。忌烟酒、辛辣、油腻及腥发食物。

 知识链接

　　源自《丹溪心法》二妙散的中成药有二妙丸、三妙丸、四妙丸。三者均能清热燥湿。主治湿热下注诸症。二妙丸即三妙丸去牛膝。牛膝能补肝肾、祛风湿、引药下行，故三妙丸专治下焦湿热之两脚麻木。四妙丸又加薏苡仁，苡仁能利湿舒筋，故主治湿热下注之痿证。

　　临床报道，三妙丸可以用于治疗下肢膝踝关节为主的风湿性关节炎，主要表现于下肢的进行性肌萎缩、肌营养障碍、重症肌无力、下肢慢性溃疡等，以及腰腿痛、红斑性肢痛病等病，证属湿热下注者。

湿 热 痹 片

【方源】《中华人民共和国药典》收载。

【组成】苍术43.9g　忍冬藤87.8g　地龙43.9g　黄柏43.9g　防风43.9g　防己65.8g　粉萆薢65.8g　连翘65.8g　薏苡仁87.8g　威灵仙52.6g　川牛膝65.8g　桑枝87.8g

【功能与主治】祛风除湿，清热消肿，通络定痛。用于湿热痹阻证。症见肌肉或关节红肿热痛，有沉重感，步履艰难，发热，口渴不欲饮，小便短赤。

【组方分析】方中黄柏苦寒，清热燥湿；苍术辛苦温，健脾燥湿、辛散祛风，二药合用，清热燥湿、善治湿热痹痛，故为君药。粉萆薢祛风除湿；薏苡仁利水湿除痹；防己祛风胜湿、通痹止痛；连翘清热消肿散结，共为臣药。川牛膝活血通经、通利关节；地龙清热活血、通络止痛；防风祛风胜湿止痛；威灵仙祛风湿、通经络、止痹痛；忍冬藤、桑枝，清热祛风、通经活络，均为佐药。诸药合用，共奏祛风除湿、清热消肿、通络定痛之功。

【临床应用】本品常用于治疗类风湿性关节炎、强直性脊柱炎、痛风、骨性关节炎等。

【性状规格】本品为糖衣片，除去包衣后显黄棕色；味苦。每片片芯重0.25g。

【用法】口服。一次6片，一日3次。

【使用注意】孕妇禁用；寒湿痹、脾胃虚寒者慎用。

【其他剂型】湿热痹颗粒。

雷公藤多苷片

【方源】《中华人民共和国卫生部药品标准》收载。

【组成】本品为雷公藤多苷经加工制成的片。

【功能与主治】祛风解毒，除湿消肿，舒筋通络。用于风湿热瘀、毒邪阻滞所致的痹证。症见晨僵、关节肿痛，多见于手、足、腕等小关节，呈对称性，或伴发热、无力、纳差症状。

【组方分析】雷公藤味苦性寒，功能祛风除湿、活血通络、消肿止痛、杀虫解毒。

【临床应用】常用于类风湿关节炎见上述证候者。此外，本品还可治疗肾病综合征、白塞综合征、麻风反应、自身免疫性肝炎。

①肾病综合征。因风湿热瘀、毒邪阻滞所致，症见浮肿、大量蛋白尿、血浆蛋白过低、血脂过高等。

②白塞综合征。因风湿热瘀、毒邪阻滞所致，症见复发性口腔溃疡、外阴部溃疡和眼色素膜炎的三联征。

③麻风反应。因风湿热瘀、毒邪阻滞所致，引起麻风症状迅速加重或出现结节红斑性损害，或伴有发热、寒战、全身乏力、肌痛、关节痛、神经炎及虹膜炎等临床表现。

④自身免疫性肝炎。因风湿热瘀、毒邪阻滞所致，症见嗜睡、极度疲乏、周身不适或恶心、厌食、右上腹不适或疼痛、皮肤瘙痒、关节肌肉疼痛、皮疹、发热、黄疸等。

【性状规格】本品为浅黄色片；味微苦、涩。每片10mg。

【用法】口服，按每1kg体重每日1～1.5mg，分三次饭后服用，或遵医嘱。

【使用注意】孕妇禁用；肝病、严重心血管病和老年患者慎用；白细胞及血小板减少或贫血者慎用；服药期间可引起月经紊乱、精子活力及数目降低，影响生育；生育年龄有孕育要求者不宜服用。

 知识链接

雷公藤别名断肠草，具有清热凉血、活血化瘀止痛的功效。由于毒性大，早期主要作为杀虫剂，不作药用。自20世纪60年代报道应用雷公藤治疗麻风病以来，又被广泛用于治疗类风湿性关节炎等自身免疫及过敏性疾病。1977年首次证实雷公藤对肾小球肾炎有减少蛋白尿、消除水肿的作用。在雷公藤取得较好临床疗效的同时，对其毒副作用也不容忽视。雷公藤及其多苷片的二萜类成分主要损伤心、肝、胃肠道及骨髓；生物碱主要损害肝脏，并可破坏红细胞，引起贫血；还可损害中枢神经，肾衰及休克是雷公藤中毒致死的主要原因。

第三节　风湿痹日久类方药

风湿痹日久症见日久不愈、关节屈伸不利、腰膝酸软、畏寒肢冷，或骨蒸劳热、心烦口干，舌质淡红，舌苔薄白或少津，脉沉细弱或细数。此证候为肝肾亏虚、气滞血瘀、痰瘀阻络、筋脉痹阻所致，故治疗应祛风湿、止痹痛、益肝肾、补气血，选用独活、桑寄生、杜仲、牛膝、当归、白芍等组成方药。

独活寄生丸

【方源】《备急千金要方》独活寄生汤，《中华人民共和国药典》收载。

【组成】独活54g　桑寄生54g　熟地黄36g　杜仲（盐制）54g　牛膝54g　细辛

54g　秦艽54g　茯苓54g　肉桂54g　防风54g　川芎54g　党参54g　甘草36g　当归（酒制）36g　白芍36g

【功能与主治】祛风湿，止痹痛，益肝肾，补气血。用于痹证日久、肝肾两虚、气血不足证。症见腰膝疼痛、痿软，肢节屈伸不利，或麻木不仁，畏寒喜温，心悸气短，舌淡苔白，脉细弱。

【组方分析】风寒湿邪客于肢体关节，气血运行不畅，故见腰膝疼痛，久则肢节屈伸不利，或麻木不仁；肾主骨，肝主筋，邪客筋骨日久必损伤肝肾、耗伤气血。肝肾不足则腰膝痿软；气血耗伤则心悸气短。治宜祛风寒湿邪，又补益肝肾气血。

方中独活，且性善下行，善祛下焦与筋骨间的风寒湿邪，为君药。细辛入少阴肾经，温经散寒除湿；秦艽祛风湿、舒筋络、利关节；肉桂温里祛寒、通利血脉；防风祛一身之风而胜湿，四者共为臣药。佐以桑寄生、杜仲、牛膝，补益肝肾、强壮筋骨，且桑寄生可祛风湿，牛膝尚能活血通筋脉；当归、川芎、熟地黄、白芍养血和血；人参、茯苓、甘草健脾益气。甘草调和诸药，兼使药之用。全方以祛风寒湿邪为主，辅以补肝肾、益气血，邪正兼顾，祛邪不伤正、扶正不留邪。

【临床应用】

① 痹病。因气血不足、肝肾两亏、风寒湿闭阻而致，症见腰膝酸软而痛、关节屈伸不利，入夜尤甚，或痹痛游走不定，或麻木不仁，舌质淡苔白，脉细弱；风湿性关节炎、类风湿性关节炎、坐骨神经痛、骨性关节炎见上述证候者。

② 腰痛。寒湿所致腰部酸冷而痛，转侧不利，遇阴雨天则痛加剧，头晕耳鸣，四肢乏力，怕冷喜温，舌淡苔白，脉细无力；腰椎骨质增生、腰肌劳损、腰椎间盘突出症见上述证候者。

【性状规格】本品为黑褐色的大蜜丸或水蜜丸；味微甘而辛、麻。水蜜丸，每袋装6g；大蜜丸，每丸重9g。

【用法】口服。水蜜丸一次6g，大蜜丸一次1丸，一日2次。

【使用注意】孕妇慎用。

【其他剂型】独活寄生合剂。

天 麻 丸

【方源】《中华人民共和国药典》收载。

【组成】天麻60g　羌活100g　独活50g　杜仲（盐炒）70g　牛膝60g　粉萆薢60g　附子（制）10g　当归100g　地黄160g　玄参60g

【功能与主治】祛风除湿，通络止痛，补益肝肾。用于风湿瘀阻、肝肾不足所致的痹病。症见肢体拘挛、手足麻木、腰腿酸痛。

【组方分析】方中天麻息风止痉、祛风除湿、通痹止痛，为君药。羌活、独活、粉萆薢，祛风湿、止痹痛；杜仲、牛膝，补肝肾、强腰膝、壮筋骨，共为臣药。附子温经散寒、除湿止痛；地黄、玄参滋补肾阴；当归活血补血、行滞止痛，皆为佐药。诸药相合，共奏祛风湿、舒筋骨、补肝肾、止痹痛之功。

【临床应用】

① 痹病。因风湿瘀阻、肝肾不足所致。症见筋脉挛痛、手足麻木、腰腿疼痛、行走不便，舌苔薄白或白腻，脉弦紧或濡缓；风湿性关节炎、类风湿性关节炎见上述证候者。

② 中风。由肝肾不足、风邪入络、血脉痹阻所致，症见半身不遂、肌肤不仁，或耳鸣，视物不清、肢体拘急，或腰膝酸软、头晕目眩，舌苔白腻，脉弦缓；中风后遗症见上述证候者。

【性状规格】本品为黑褐色的水蜜丸或黑色的大蜜丸；气微香，味微甜，略苦麻。大蜜丸，每丸重 9g。

　　【用法】口服。水蜜丸一次 6g，大蜜丸一次 1 丸，一日 2～3 次。

　　【使用注意】孕妇禁用；湿热痹者慎用。忌食生冷、油腻食物。

　　【其他剂型】天麻片。

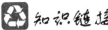知识链接

　　实验研究表明，天麻丸具有抗炎、镇痛、镇静作用，能显著抑制二甲苯或组织胺所致小鼠皮肤毛细血管通透性的增加，抑制蛋清性或甲醛性的大鼠足肿胀。能明显抑制乙酸所致小鼠的扭体反应和提高热板法刺激小鼠的痛阈；能延长戊巴比妥钠对小鼠的睡眠时间，减少小鼠的自发活动。

妙 济 丸

　　【方源】《中华人民共和国药典》收载。

　　【组成】黑木耳（醋制）300g　当归 32g　酒白芍 10g　川芎 12g　木瓜 16g　盐杜仲 20g　续断 32g　川牛膝（酒蒸）32g　苍术 32g　盐小茴香 8g　木香 6g　丁香 6g　母丁香 6g　乳香（制）8g　茯苓 50g　土茯苓 32g　龟甲（制）50g

　　【功能与主治】补益肝肾，祛湿通络，活血止痛。用于肝肾不足、风湿瘀阻所致的痹病，症见骨节疼痛、腰膝酸软、肢体麻木拘挛。

　　【组方分析】方中龟甲滋阴益肾健骨；杜仲、续断，补肝肾、强筋骨，三药为君药。土茯苓、木瓜、苍术、茯苓祛风除湿；当归、白芍、川芎、乳香、川牛膝，行气活血、通络止痛，九药均为臣药。小茴香、木香、丁香、母丁香，理气和中、散寒止痛；黑木耳益气润燥；散瘀止痛，共为佐药。诸药相合，共奏补益肝肾、祛湿通络、活血止痛之功。

　　【临床应用】

　　① 痹病。因肝肾不足、风湿瘀阻所致，症见关节疼痛、肿胀、腰膝酸软、腰痛、肢冷沉重、手足麻木、肢体拘挛、屈伸不利；骨性关节炎、腰肌劳损见上述证候者。

　　② 肢体麻木。因肝肾不足、风湿痹阻所致，症见四肢肌肤麻木、皮肤不荣、倦怠乏力、肢体困重，多伴关节肌肉游走性疼痛，舌质淡，苔白润，脉浮或细；颈椎病、坐骨神经痛见上述证候者。

　　【性状规格】本品为黑褐色的大蜜丸；气特异，味微甜而后苦、辛。每丸重 6g。

　　【用法】用黄酒送服。一次 1～2 丸，一日 2 次。

　　【使用注意】孕妇禁用；湿热痹慎用。

学 习 小 结

　　风湿痹病是由风、寒、湿、热等外邪，侵袭人体肌肉、筋骨、关节，致使气血运行不畅、经络痹阻所致。临床表现以肢体关节及肌肉酸痛、麻木、重着、屈伸不利，甚或关节肿大变形为特征。治疗当以祛邪活络、缓急止痛为基本原则，用祛风散寒、清热化湿类方药施治。因病因、患者体质、患病时间长短的不同，风湿痹病有风胜、寒胜、湿胜、热胜、病久入络等不同证候。在问病荐药时，务必分清证型，对证荐药。同时注意对于风胜者，用祛风之品，中病即止，不可多用；湿胜者，辅以健脾益气之品，加强脾主运化水湿之功能；热胜者，须防苦寒伤阳湿滞之过；病久入络者，并配以补益肝肾之品。

证型	病证要点	常用方药
风寒湿痹	肢体关节、肌肉疼痛酸楚,屈伸不利,或疼痛呈游走性;或痛势较剧,部位固定,遇寒则痛甚;或肢体关节、肌肉酸楚、重着、疼痛;肌肤麻木不仁初起可见有恶风、发热等表证,舌苔薄白,脉浮或浮缓	羌活胜湿汤、小活络丸、风湿骨痛胶囊、木瓜丸、伤湿止痛膏、骨刺消痛片
热痹	游走性关节疼痛,关节局部灼热红肿,痛不可触,得冷则舒,可有皮下结节或红斑,常伴有发热、恶风、汗出、口渴、烦躁不安	三妙丸、湿热痹片、雷公藤多苷片
风湿痹日久	日久不愈,关节屈伸不利,腰膝酸软,畏寒肢冷,或骨蒸劳热,心烦口干,舌质淡红,舌苔薄白或少津,脉沉细弱或细数	独活寄生丸、天麻丸、妙济丸

目 标 检 测

一、单项选择题

1. 具有祛风湿、止痹痛、益肝肾、补气血功用的方药是 ( )。
   A. 独活寄生合剂　　B. 天麻丸　　　　　C. 小活络丸　　　　D. 风湿骨痛胶囊

2. 主治风寒湿邪闭阻、痰瘀阻络所致的痹病的方药是 ( )。
   A. 香连丸　　　　　B. 独活寄生丸　　　C. 小活络丸　　　　D. 天麻丸

3. 主治风湿瘀阻、肝肾不足所致的病证的方药是 ( )。
   A. 木瓜丸　　　　　B. 三妙丸　　　　　C. 小活络丸　　　　D. 天麻丸

4. 主治风湿在表之痹证的方药是 ( )。
   A. 羌活胜湿汤　　　B. 独活寄生丸　　　C. 小活络丸　　　　D. 补益活络丸

5. 主治痹证日久,症见腰膝疼痛、痿软,肢节屈伸不利,或麻木不仁,畏寒喜温,心悸气短,舌淡苔白,脉细弱,宜选用的方药是 ( )。
   A. 木瓜丸　　　　　B. 独活寄生丸　　　C. 羌活胜湿汤　　　D. 风湿骨痛胶囊

6. 有祛风湿、止痹痛、益肝肾、补气血作用的方药是 ( )。
   A. 三妙丸　　　　　B. 独活寄生丸　　　C. 小活络丸　　　　D. 天麻丸

二、多项选择题

1. 对天麻丸描述错误的是 ( )。
   A. 孕妇慎用
   B. 具有祛风除湿、通络止痛、补益肝肾之功
   C. 主治风湿在表之痹证
   D. 症见关节疼痛,或冷痛,或刺痛,屈伸不利
   E. 常用于风湿瘀阻、肝肾不足型痹证

2. 独活寄生丸治证的病机是 ( )。
   A. 风寒湿痹日久　　B. 精血虚冷　　　　C. 气血两虚
   D. 下元虚衰　　　　E. 肝肾不足

3. 主治热痹的方药有 ( )。
   A. 木瓜丸　　　　　B. 独活寄生丸　　　C. 三妙丸
   D. 雷公藤多苷片　　E. 天麻丸

4. 三妙丸的组成是 ( )。
   A. 苍术　　　　　　B. 黄柏　　　　　　C. 牛膝
   D. 独活　　　　　　E. 防己

5. 独活寄生丸含有 ( )。

A. 独活　　　　　B. 桑寄生　　　　C. 杜仲
D. 牛膝　　　　　E. 羌活

三、分析题

（一）病例分析

1. 某患者，女，46岁，四肢关节肿痛反复发作近10年。近1月来出现午后低热，形体消瘦，关节肿痛固定在双手指关节、肘、膝关节，晨起关节僵硬，午后缓解，夜有盗汗。

请辨证分型，并为该患者推荐常用的中成药。

2. 某患者，女，45岁。因体型偏瘦，双膝关节疼痛反复发作三年就诊。来诊时症见：双膝关节红肿热痛，痛如刀割，筋脉拘急，入夜更甚，发热烦渴。舌红，苔黄腻，脉滑数。

请辨证分型，并为该患者推荐常用的中成药。

（二）处方分析

1. 处方：独活9g，桑寄生15g，秦艽10g，防风10g，细辛3g，当归6g，白芍9g，川芎6g，生地黄12g，杜仲9g，牛膝9g，人参5g，茯苓10g，甘草5g。

根据方中药物，分析此方适用于风湿痹的何种证型，并简要说明理由。

2. 处方：羌独活12g，防风9g，细辛9g，藁本6g，炒蔓荆子6g，川芎6g，甘草3g。

审核以上处方，并指出调剂时的注意事项。

（张阳儿）

PPT 课件

第十七章　五官科用方药

知识要求：

1. 熟悉眼病、耳病、鼻病、咽喉病的症状特征，理解眼病、耳病、鼻病、咽喉病虚实分型的辨证要点。
2. 掌握明目上清片、明目地黄丸、石斛夜光丸、辛夷鼻炎丸、辛芩颗粒、桂林西瓜霜、六神丸、口炎清颗粒的功能主治、应用及使用注意。
3. 熟悉拨云退翳丸、黄连羊肝丸、耳聋丸、耳聋左慈丸、冰硼散、藿胆丸、鼻渊舒口服液、玄麦甘桔含片、清音丸、黄氏响声丸的功能主治和使用注意。
4. 了解鼻炎康片、千柏鼻炎片、通窍鼻炎片、梅花点舌丸的应用。

能力要求：

　　学会以功能主治、剂型规格阐述各中成药的优缺点，能正确地对眼病、咽喉病患者荐药。

　　常见的五官科疾病包括眼病、耳病、鼻病及咽喉病。

　　眼病常见沙眼、时复症、视疲劳、迎风流泪、圆翳内障、针眼等，出现痒痛、磨痛、眼睑水肿、流泪、干涩、视力减退、夜盲等现象。其病因不外虚实两种。其中实证多由风热壅盛、湿热蕴结、血热瘀滞等证引起，或因时邪与湿热交阻所致；虚证多因气血不足或肝肾两虚，致目失涵养所引起的一种慢性眼病。问病荐药时应关注患者眼部的主观感觉，并仔细观察眼胞、白睛和黑睛的变化。

　　耳病范围较广，如耳鸣、耳聋、耳疔、耳疮等，病因病理较复杂，大多须去医院诊治。实证多因肝火上扰、痰火郁结所致；虚证多因阴精亏损、心脾气虚所致。

　　中医鼻病主要有鼻窒、鼻渊、鼻鼽三类，即西医所称的急慢性鼻炎、急慢性鼻窦炎、过敏性鼻炎等。可因邪毒外袭，或肝胆湿热上移酿成痰浊所致，或因肺、脾、肾三脏亏虚，卫气不固，外感风邪而反复发作。鼻病问病要注意和感冒初期的鼻塞等症状区分开，前者素有病根，反复发作，会因外感而加重。

　　咽喉病包括咽部、喉部的病变，由于两者在部位上紧密相连，致病因素多有相似，故常合而称之。常见的病证有喉痹（急慢喉痹，相当于咽喉炎）、乳蛾、喉痈、喉喑、梅核气等。多由风热邪毒侵袭或情志所伤、忧虑过度而致肝郁气滞、久郁化火，或由肾阴不足、虚火上炎、消灼肺金、熏燎咽喉而致；过食辛辣、酒等刺激之品也可发生，与慢性咽炎相类似。

　　因五官科涉及病证较多，用药时应根据眼病、耳病、鼻病及咽喉病的不同疾病表现辨证施治，应用时应注意使用方法及注意事项。

第一节　眼病用药

　　实证眼病多见风热赤眼、眼白红肿、灼热疼痛，怕见亮光，生眼屎，或有发热、发冷，或翳膜遮睛，视物不清，实证或因风热，或因肝火，宜用疏散风热、清泻肝火或退翳明目等作用的方药。

　　虚证眼病多见视物不清，或眼前出现黑影，或视一物而有两形，或入夜则不能视，或内障遮睛而视物模糊。虚证多因肝肾不足所致，治宜补益肝肾。

明目上清片

　　【方源】《万病回春》明目上清丸加减，《中华人民共和国药典》收载。

　　【组成】桔梗 72g　熟大黄 72g　天花粉 45g　石膏 45g　麦冬 45g　玄参 72g　栀子 45g　蒺藜 45g　蝉蜕 45g　甘草 45g　陈皮 72g　菊花 72g　车前子 45g　当归 45g　黄芩 72g　赤芍 45g　黄连 72g　枳壳 72g　薄荷脑 0.225g　连翘 45g　荆芥油 0.11ml

　　【功能与主治】清热散风，明目止痛。用于暴发火眼、红肿作痛、头晕目眩、眼睑刺痒、大便燥结、小便赤黄。

　　【组方分析】方中菊花、连翘疏散风热以明目，黄芩、黄连清泻肝经实火湿热，共为君药。薄荷脑、荆芥油、蝉蜕、蒺藜助君药疏风散热；栀子、熟大黄、石膏、天花粉清入里无形之邪热，共为臣药。麦冬、玄参养阴清热；当归、赤芍活血散瘀；车前子清热明目，引邪热由小便而解；陈皮、枳壳，调达气机、宽胸导滞，共为佐药。桔梗载药上行，甘草清热解毒，调和诸药，为使药。诸药合用，共奏清热散风、明目止痛之功。

　　【临床应用】常用于急性细菌性结膜炎、溃疡性睑缘炎、睑腺炎初起、急性虹膜睫状体炎等病证。对于急性风火赤眼所生目翳有一定的消退作用。

　　【性状规格】本品为棕色至棕褐色的片，或为薄膜衣片，除去包衣后显棕色至棕褐色；味苦。素片，每片含 0.60g；薄膜衣片，每片含 0.63g。

　　【用法】口服。一次 9g，一日 1～2 次。

　　【使用注意】脾胃虚寒、孕妇、年老体弱及白内障患者忌服；儿童及有高血压、心脏病、肝病、肾病、糖尿病等慢性病严重患者慎用；宜与治疗暴发火眼的外用眼药配用。

拨云退翳丸

　　【方源】《原机启微》拨云退翳丸，《中华人民共和国药典》收载。

　　【组成】密蒙花 80g　蒺藜（盐炒）60g　菊花 20g　木贼 80g　蛇蜕 12g　蝉蜕 20g　荆芥穗 40g　蔓荆子 80g　薄荷 20g　当归 60g　川芎 60g　黄连 20g　地骨皮 40g　花椒 28g　楮实子 20g　天花粉 24g　甘草 12g

　　【功能与主治】散风清热，退翳明目。用于风热所致的目翳外障、视物不清、隐痛流泪。

　　【组方分析】方中蝉蜕、蛇蜕、木贼皆为祛风散热之品，能退目中翳膜，为君药。密蒙花、蒺藜、菊花、荆芥穗、蔓荆子、薄荷，散风清热、明目退翳；黄连、地骨皮、楮实子、天花粉，清热养阴而明目；当归、川芎，养肝血、行血滞、祛头目风痛，共为臣药。花椒味辛而大热，"辛"散其热气、解内郁之火邪，"热"制君臣药性之寒凉，是为佐药。甘草调和诸药，为使药。诸药合用，共奏散风清热、退翳明目之功。

　　【临床应用】常用于风热及肝热所致的外眼感染性目疾和白内障等。

　　【性状规格】本品为黑褐色至黑色的大蜜丸；气芳香，味苦。每丸重 9g。

　　【用法】口服。一次 1 丸，一日 2 次。

　　【使用注意】孕妇忌用及阴虚火旺者忌用；儿童及脾虚便溏者慎用；老年患者用量酌减。

黄连羊肝丸

【方源】《太平惠民和剂局方》秘传羊肝丸加味,《中华人民共和国药典》收载。

【组成】黄连 20g 胡黄连 40g 黄芩 40g 黄柏 20g 龙胆 20g 柴胡 40g 青皮(醋炒)40g 木贼 40g 密蒙花 40g 茺蔚子 40g 决明子(炒)40g 石决明(煅)40g 夜明砂 40g 鲜羊肝 160g

【功能与主治】泻火明目。用于肝火旺盛、目赤肿痛、视物昏暗、羞明流泪、胬肉攀睛。

【组方分析】方中黄连、龙胆苦寒,皆入肝经,相须为用,清肝泻火之力甚著,为君药。胡黄连、黄芩、黄柏、密蒙花、木贼、茺蔚子、夜明砂、决明子、石决明,散风清热、平肝明目,为臣药。柴胡、青皮入肝经,调畅气机、疏泄郁热,为佐药。鲜羊肝取其以脏养脏之用,为使药。诸药合用,共奏清肝泻火明目之功。

【临床应用】常用于急性卡他性结膜炎、流行性角膜结膜炎、翼状胬肉、球后视神经炎、视神经萎缩早期等属肝火旺盛者。

【性状规格】为黑褐色的大蜜丸;味苦。每丸重 9g。

【用法】口服。一次 1 丸,一日 1～2 次。

【使用注意】本品以苦寒之品为主,不可连续久服,避免伤胃;阴虚火旺、脾虚便溏、小儿及年老体弱者慎用。

明目地黄丸

【方源】《万病回春》明目地黄丸,《中华人民共和国药典》收载。

【组成】熟地黄 160g 山茱萸(制)80g 牡丹皮 60g 山药 80g 茯苓 60g 泽泻 60g 枸杞子 60g 菊花 60g 当归 60g 白芍 60g 蒺藜 60g 石决明(煅)80g

【功能与主治】滋肾,养肝,明目。用于肝肾阴虚、目涩畏光、视物模糊、迎风流泪。

【组方分析】方中熟地黄滋补肾阴,填精益髓,精气充则神旺,神旺则目精光明,故为君药。山茱萸、枸杞子、山药、当归、白芍补精养血,血盛则形强,以充养神光,为臣药。蒺藜、石决明,平肝祛翳、明目除昏;牡丹皮凉血散瘀,治血中郁热;茯苓、泽泻清热利湿,引浮越之火下行,共为佐药。菊花清热散风,除头痛目赤,引药上行,可升发阴精,为佐使药。诸药合用,共奏滋肾养肝、益精升阴而明目之效。

【临床应用】常用于慢性球后视神经炎,轻度视神经萎缩,视网膜黄斑部退行性病变,角膜、结膜干燥症,泪囊吸引泪液下行功能减弱,营养不良性老年视弱等。

【性状规格】本品为黑褐色至黑色的水蜜丸、黑色的小蜜丸或大蜜丸;气微香,味先甜而后苦、涩。大蜜丸每丸重 9g,水丸每袋重 6g,小蜜丸每袋重 9g。

【用法】口服。水蜜丸一次 6g,小蜜丸一次 9g,大蜜丸一次 1 丸,一日 2 次。

【使用注意】暴发火眼者忌用;肝经风热、肝火上扰者不宜使用;脾胃虚弱、肝胆湿热者慎用。

石斛夜光丸

【方源】《景岳全书》石斛夜光丸,《中华人民共和国药典》收载。

【组成】石斛 30g 人参 120g 山药 45g 茯苓 120g 甘草 30g 肉苁蓉 30g 枸杞子 45g 菟丝子 45g 地黄 60g 熟地黄 60g 五味子 30g 天冬 120g 麦冬 60g 苦杏仁 45g 防风 30g 川芎 30g 枳壳 30g 黄连 30g 牛膝 45g 菊花 45g 蒺藜 30g 青葙子 30g 决明子 45g 水牛角浓缩粉 60g 羚羊角 30g

【功能与主治】滋阴补肾,清肝明目。用于肝肾两亏、阴虚火旺、内障目暗、视物昏花。

【组方分析】本方用于肝肾两亏、阴虚火旺引起的内障目暗、视物昏花。方中以石斛、麦冬、天冬、地黄、熟地黄共为君药。其中麦冬、天冬，滋阴润燥、养阴生津；地黄、熟地黄，补肾生精、养血滋阴，二冬合二地，金水相生。再加石斛清热生津、滋阴明目，共收生津补肾、滋阴养血之功。肉苁蓉、菟丝子、枸杞子，补益肝肾、益精明目，共为臣药。人参、茯苓、山药，补脾健肺、资生气血；蒺藜、菊花、青葙子、决明子，疏风散热、清肝明目；黄连、水牛角、羚羊角凉血清热；川芎、防风、枳壳、杏仁，行气活血、畅达气机；五味子酸涩暖肾、固精生津；牛膝补益肝肾、活血祛瘀、引热下行，以上药味共为佐药。甘草补脾益气、调和药性。诸药配合，共奏滋阴补肾、清肝明目之功。

【临床应用】适用于早期老年性白内障、视神经萎缩。

【性状规格】本品为棕色的水蜜丸、棕黑色的小蜜丸或大蜜丸；味甜而苦。大蜜丸，每丸重9g；小蜜丸，每瓶27g；水蜜丸，每瓶30g。

【用法】口服。水蜜丸一次6g，小蜜丸一次9g，大蜜丸一次1丸，一日2次。

【使用注意】糖尿病患者禁用；肝经风热、肝火上攻者不宜使用；孕妇及脾胃虚弱者慎用。

第二节　耳病用药

耳病实证多见耳聋耳鸣速发，自觉鸣声甚，兼见烦躁易怒、头晕胀痛、口苦胁痛、舌红苔黄，或胸脘满闷、痰多黏稠、口苦舌红苔黄腻，或胸闷刺痛、舌质紫暗、头目昏眩。其证或因肝火，或因痰郁，气滞血瘀，多选用泻肝降逆、清火化痰、行气活血等作用的药物组方。

耳病虚证多见耳聋渐起或听力渐降，伴有头晕目眩、腰膝酸软、烦热盗汗、舌红苔薄，或腰酸肢凉、面白体倦、纳少便溏、舌淡苔薄，或心悸神疲、纳差便溏。虚证多因肾阴亏虚、肾阳不足、心脾两虚所致，多用滋阴补肾、温肾壮阳、健脾养心的方药治疗。

耳　聋　丸

【方源】《中华人民共和国药典》收载。

【组成】龙胆500g　黄芩500g　地黄500g　泽泻500g　关木通500g　栀子500g　当归500g　石菖蒲500g　甘草500g　羚羊角25g

【功能与主治】清热泻火，利湿通便。用于肝胆火盛、头眩目胀、耳聋耳鸣、耳内流脓、大便干燥、小便赤黄。

【组方分析】方中龙胆苦寒沉降，既能泻肝胆实火，又能清肝经湿热，针对病机，为君药。黄芩、栀子性味苦寒，清热燥湿、泻火解毒，为臣药。泽泻、木通导湿热下行，地黄养阴，当归补血，石菖蒲芳香化湿、宣通耳窍，羚羊角咸寒苦降、清肝泻火，皆为佐药。甘草清热解毒、缓急止痛、调和诸药，为使药。诸药合用，共奏清肝泻火、利湿通窍之功。

【临床应用】适用于肝胆火旺引起的突然耳聋，以及肝胆湿热引起的耵耳。可用于各种耳鸣、脑鸣、听力下降、神经性耳聋、药物中毒性耳聋、突发性耳聋、外伤性耳聋、老年性耳聋、噪声性耳聋等耳部疾病。

【性状规格】本品为灰黑色的水丸；除去外衣呈灰褐色，味苦。每袋装6g。

【用法】口服。一次6g，一日2次。

【使用注意】年老体弱、大便溏软及脾肾两虚寒证者慎用；不宜在服药期间同时服用温补性中成药。

耳聋左慈丸

【方源】《重订广温热论》耳聋左慈丸，《中华人民共和国药典》收载。

【组成】磁石（煅）20g　熟地黄160g　山茱萸（制）80g　牡丹皮60g　山药80g　茯苓60g　泽泻60g　竹叶柴胡20g

【功能与主治】滋养肝肾。用于肝肾不足、耳鸣、听力下降、失眠、头昏眼花、腰膝酸软等症。

【组方分析】方中重用熟地黄滋阴补肾，填精益髓，为君药。山茱萸补养肝阴，山药补益脾阴，为臣药。泽泻利湿泄浊，茯苓健脾渗湿，并助山药之健运；牡丹皮清泄相火，并制山茱萸之温涩；又配竹叶柴胡疏肝解郁；用磁石重镇平肝、潜纳浮阳、聪耳明目，均为佐药。诸药合用，共奏滋补肾阴、平肝潜阳、宣通耳窍之功。

【临床应用】常用于肝肾阴虚所致的耳鸣耳聋、头晕目眩；高血压引起的耳鸣、感音性耳聋、药源性听力下降、老年性耳聋、耳源性眩晕等见肝肾阴亏、阴虚阳亢证候者。

【性状规格】本品为黑褐色的小蜜丸；味甜，微酸。每瓶装60g。

【用法】口服。一次9g，一日2次。

【使用注意】突发耳鸣、耳聋者禁用；凡属外耳、中耳病变出现的耳鸣不宜用，或在医师指导下用药。

知识链接

耳聋丸与耳聋左慈丸均可治疗耳聋耳鸣、头晕目眩之症，但病因病机大相径庭。耳聋丸重在清泻肝胆实火，用于耳聋耳鸣证属实热亢盛者，常伴有目赤头痛、口苦心烦、大便干燥等。耳聋左慈丸重在滋补肾阴，用治阴虚火旺者，常伴有腰膝酸软、五心烦热、头晕眼花等。一般而论，耳聋丸所治者发病较急、病程较短；而耳聋左慈丸所治者，病势较缓、病程较长。

第三节　鼻病用药

鼻病临床以鼻痒、鼻塞、流涕等为主要症状。儿童、老年人、孕妇和哺乳期妇女患该病者，以及鼻中隔偏曲、鼻息肉患者不适于自己选择用药。

鼻病实证如胆经郁热证，可见鼻塞、鼻涕黏稠量多、鼻内灼热、舌红苔黄、身热口渴、大便干燥；脾胃湿热证，可见鼻塞、流涕黄浊缠绵不愈，舌红苔黄腻；气血瘀滞证，可见持续鼻涕黏稠不易擤出，嗅觉迟钝。鼻病虚证多因肾阳虚弱、肺气虚弱、肺脾两虚所致，宜选用温补肾阳、健脾养肺的方药。

辛夷鼻炎丸

【方源】《中华人民共和国药典》收载。

【组成】辛夷42g　薄荷433g　紫苏叶317g　甘草215g　广藿香433g　苍耳子1111g　鹅不食草209g　板蓝根650g　山白芷433g　防风313g　鱼腥草150g　菊花433g　三叉苦433g

【功能与主治】祛风宣窍，清热解毒。用于风热上攻、热毒蕴肺所致的鼻塞、鼻流清涕或浊涕、发热、头痛；慢性鼻炎、过敏性鼻炎、神经性头痛见上述证候者。

【组方分析】苍耳子散风热、化湿浊、通鼻窍；辛夷芳香透窍，有散风邪、通鼻窍之功，二药配伍散风邪、升清阳、化湿浊、通鼻窍，共为君药。薄荷宣散风热、清利头目；紫苏叶解表散风；防风解表散风、除湿止痛；白芷发散风寒、排脓止痛；菊花疏散风热、清热解毒，以辅助君药增强宣散风热、通窍止痛之功，为臣药。广藿香、鹅不食草其气芳香、化湿浊、通鼻窍；板蓝根、鱼腥草、三叉苦清热解毒消肿，以佐助君臣药物化湿浊、解热毒、通鼻窍之功，为佐药。甘草既可清热解毒，又能调和诸药，为使药。诸药合用，共奏祛风宣窍、清热解毒之功。

【临床应用】常用于鼻炎（包括过敏性鼻炎、慢性鼻炎等）、神经性头痛、感冒流涕、鼻塞不通。

【性状规格】本品为黑色的浓缩水丸，除去包衣后，显棕褐色；气芳香，味甘凉、微苦。每 10 丸重 0.75g。

【用法】口服。一次 3g，一日 3 次。

【使用注意】外感风寒、肺脾气虚及气滞血瘀者慎用；儿童慎用。用药后感觉唇部麻木者，应停服。

千柏鼻炎片

【方源】《中华人民共和国药典》收载。

【组成】千里光 2424g 卷柏 404g 羌活 16g 决明子 242g 麻黄 81g 川芎 8g 白芷 8g

【功能与主治】清热解毒，活血祛风，宣肺通窍。用于风热犯肺、内郁化火、凝滞气血所致的伤风鼻塞、时轻时重、鼻痒气热、流涕黄稠，或鼻塞无歇、嗅觉迟钝；急慢性鼻炎、鼻窦炎见上述证候者。

【组方分析】方中千里光清热解毒、活血化瘀，为君药。卷柏活血散瘀；川芎活血行气、祛风止痛；麻黄、白芷配伍苦寒之千里光，祛风解表而不助热，且能通透鼻窍，为臣药。决明子既能清热泻火，又可润肠通便、引热下行；羌活辛温升散，善解肌表风邪，共为佐药。诸药合用，共奏清热解毒、活血祛风、宣通鼻窍之效。

【临床应用】常用于急慢性鼻炎、过敏性鼻炎、鼻窦炎等。

【性状规格】本品为糖衣片或薄膜衣片，除去包衣后显棕黑色；味苦。片芯重 0.44g。

【用法】口服。一次 3～4 片，一日 3 次。

【使用注意】孕妇慎用；服用本品时，不宜同时服用温补性中成药。

鼻炎康片

【方源】《中华人民共和国药典》收载。

【组成】广藿香 鹅不食草 野菊花 黄芩 薄荷油 苍耳子 麻黄 当归 猪胆粉 马来酸氯苯那敏

【功能与主治】清热解毒，宣肺通窍，消肿止痛。用于风邪蕴肺所致的急慢性鼻炎、过敏性鼻炎。

【组方分析】方中野菊花苦泄辛散微寒，善清热解毒、疏散风热；黄芩苦寒清泄而燥，善清热燥湿、泻火解毒；猪胆粉苦寒清泄通利，善清郁热、解热毒、化痰浊。三者相伍，既善清热解毒，又兼散风除湿，共为君药。麻黄辛温发散、微苦略降，善散风寒、宣肺而通鼻窍；薄荷油辛香清凉疏散，善疏散风热、清利头目；苍耳子辛散苦温、疏燥通达，善散风寒湿、通鼻窍，三药辅助君药，增强疏风散邪、宣肺利窍之功，共为臣药。广藿香辛散芳化微温，善化湿浊而通鼻窍；鹅不食草辛香升散温通，善祛风散寒、祛湿散浊，以助君臣药物化湿浊之功；当归甘能润补、辛温行散，既善和血消肿止痛，又防辛香燥散再伤气血，共为佐药。更加抗组胺之西药马来酸氯苯那敏，以消除过敏之症状。全方配伍，中西药合璧，各取所长，标本兼顾，共达清热解毒、宣肺通窍、消肿止痛之效。

【临床应用】常用于风热外袭或上攻、热毒蕴肺犯鼻所致的急慢性鼻炎、过敏性鼻炎。

【性状规格】本品为薄膜衣片，除去包衣后显浅褐色至棕褐色；味微甘而苦涩，有凉感。每片重 0.37g（含马来酸氯苯那敏 1mg）。

【用法】口服。一次 4 片，一日 3 次。

【使用注意】孕妇及高血压患者慎用；用药期间不宜驾驶车辆、管理机器及高空作业等；忌食辛辣食物；不宜过量、久服。

藿 胆 丸

【方源】《医宗金鉴》藿胆丸，《中华人民共和国药典》收载。

【组成】广藿香叶 4000g　猪胆粉 315g

【功能与主治】芳香化浊，清热通窍。用于湿浊内蕴、胆经郁火所致的鼻塞、流涕，色黄量多，伴前额头痛、口干苦、苔黄腻等。

【组方分析】方中广藿香芳香化湿去浊，猪胆清热。二药合用，共奏清热化湿、宣通鼻窍之效。

【临床应用】常用于风寒化热、胆火上攻引起的鼻塞欠通、鼻渊头痛；慢性鼻炎、慢性鼻旁窦炎见上述证候者。

【性状规格】本品为黑色的包衣水丸；气特异，味苦。每瓶装 36g。

【用法】口服。一次 3～6g，一日 2 次。

【使用注意】儿童慎用。

鼻渊舒口服液

【方源】《中华人民共和国药典》收载。

【组成】苍耳子　辛夷　薄荷　白芷　黄芩　栀子　柴胡　细辛　川芎　黄芪　川木通　桔梗　茯苓

【功能与主治】疏风清热，祛湿通窍。用于鼻炎、鼻窦炎属肺经风热及胆腑郁热证者。

【组方分析】方中辛夷辛香温散通达，苍耳子辛散苦燥温通，二者相伍，善散风邪、升清阳、化湿浊、通鼻窍，故为君药。栀子苦寒清利，善清热泻火、解毒消肿、凉血利湿；黄芩清苦寒清泄而燥，善清热燥湿、泻火解毒；柴胡苦泄辛散微寒，善疏解肝胆郁热；薄荷芳香清凉疏散，善散肺肝经风热、清利头目；川芎辛香行散温通，善活血行气、祛风止痛；细辛芳香辛温走窜，有小毒而力强，善散风寒湿、通窍止痛；白芷辛温香窜，善散风通窍、燥湿止痛、消肿排脓。七药相伍，既助君药散风、祛湿、通窍，又善清泄肺火、解胆腑郁热，还能消肿排脓，故为臣药。茯苓甘平渗利，川木通苦寒，二者同用，善清热利湿；桔梗苦辛泄散、平而升浮，既宣散肺气，又载药上行而直达头面；黄芪甘温升补，既补气行滞而托毒排脓，又利尿而增祛湿之功，故为佐使药。全方配伍，辛香通散、苦寒清利，共奏疏风清热、祛湿排脓、通窍止痛之功。

【临床应用】常用于急性鼻炎、急慢性鼻窦炎属肺经风热及胆腑郁热证者。

【性状规格】本品为棕黄色至棕褐色的液体；具有特异香气；味甜、微苦。每支装 10ml。

【用法】口服。一次 10ml，一日 2～3 次，7 天为一疗程。

通窍鼻炎片

【方源】《中华人民共和国药典》收载。

【组成】炒苍耳子 200g　防风 150g　黄芪 250g　白芷 150g　辛夷 150g　炒白术 150g　薄荷 50g

【功能与主治】散风固表，宣肺通窍。用于风热蕴肺、表虚不固所致的鼻塞时轻时重、鼻流清涕或浊涕、前额头痛；慢性鼻炎、过敏性鼻炎、鼻窦炎见上述证候者。

【组方分析】方中苍耳子为君药，以散风除湿、通窍止痛。辛夷、白芷为臣药，以发散风寒、宣通鼻窍。佐以薄荷疏散风热、清利头目；再加黄芪大补脾肺之气，白术健脾益气，防风走表祛风。诸药合用，以奏散风消炎、宣通鼻窍之功。

【临床应用】常用于风热蕴肺、表虚不固所致的鼻塞时轻时重、鼻流清涕或浊涕、前额头痛；慢性鼻炎、过敏性鼻炎、鼻窦炎见上述证候者。

【性状规格】本品为糖衣片或薄膜衣片，除去包衣后显黄棕色至棕褐色；味微苦、辛凉。薄膜衣片，每片重0.3g（相当于饮片1.1g）。

【用法】口服。一次5～7片，一日3次。

辛 芩 颗 粒

【方源】《中华人民共和国药典》收载。

【组成】细辛200g 黄芩200g 荆芥200g 防风200g 白芷200g 苍耳子200g 黄芪200g 白术200g 桂枝200g 石菖蒲200g

【功能与主治】益气固表，祛风通窍。用于肺气不足、风邪外袭所致的鼻痒、喷嚏、流清涕、易感冒。

【组方分析】方中白术健脾益气；黄芪补气升阳、益卫固表；防风能引芪、术走表而御风邪，补而不滞，无恋邪之弊，三药合用，为君药。细辛辛散温通、疏风散寒、通窍止痛；荆芥、桂枝，发表疏风、通达荣卫，为臣药。白芷解表散风、通窍止痛；苍耳子散风化浊、通窍止痛；石菖蒲芳香化浊开窍；佐以黄芩之苦寒，清热燥湿、泻火解毒，以防病邪入里化热，四药合用，共为佐药。诸药合用，共奏益气固表、祛风通窍之功。

【临床应用】适用于肺气虚弱、卫表不固、外感风寒所致鼻痒、喷嚏连作、流清涕、鼻塞等；过敏性鼻炎、慢性鼻炎见上述证候者。

【性状规格】本品为灰黄色至棕黄色颗粒；味甜，微苦。或为棕黄色至棕褐色的颗粒；味微甜，微苦（无蔗糖）。每袋装5g（无蔗糖）、26g。

【用法】冲服。一次1袋，一日3次。

第四节 咽喉病用药

咽喉病实证或因风热，或因风寒，或因肺胃热盛，宜选用清热疏风、疏风散寒、清热解毒之品组方；虚证则多因肺胃阴虚、肾阴亏虚所致，治宜滋阴润燥、清虚火。

问病首先要了解患者起病缓急，通常起病急促、咽部灼痛感明显或咽痛较剧，伴有表证症状或热盛症状者属急喉痹，为实证；而起病较缓，以咽部暗红，伴有咽干微痛或涩痛、干咳少痰或阴虚症状者属慢喉痹，为虚证。

六 神 丸

【方源】《雷允上诵芬堂方》六神丸，《中华人民共和国卫生部药品标准》收载。

【组成】珍珠粉4.5g 西牛黄4.5g 麝香4.5g 雄黄3g 蟾酥3g 冰片3g

【功能与主治】清热解毒，消肿散结，止痛。用于热毒蕴结所引起的烂喉丹痧、咽喉肿痛、喉风喉痛、单双乳蛾、小儿热疖、痈疡疔疮、乳痈发背、无名肿毒等。

【组方分析】方中以牛黄、麝香为主药。辅以冰片加强清热解毒、化腐消肿之功，同时配以蟾酥，加强解毒、消肿、止痛之力。佐以珍珠解毒化腐生肌，雄黄解毒散结。诸药合用，共奏清热解毒、化腐消肿止痛之功，是治疗热毒所致咽喉肿痛、痈疽疔疮的良药。

【临床应用】

① 喉痹。热毒炽盛、上灼咽喉所致咽喉红肿、咽痛较剧、吞咽困难，伴发热、口渴、心烦、尿赤、便秘、舌红苔黄、脉数有力；急性咽炎见上述证候者。

② 喉风。痰火邪毒停聚咽喉所致咽喉红肿、疼痛连及项颊，或痰涎壅盛、语声难出、吞咽、呼吸困难；急性会厌炎见上述证候者。

③ 喉痈。火热毒邪壅盛、熏灼咽喉所致咽痛剧烈，多偏向一侧、吞咽时疼痛难忍、言语含糊、口涎外溢、张口受限，痈肿鲜红高突、触之较硬，伴高热不退、口臭、口渴、便秘、尿赤，舌红苔黄，脉数；扁桃体炎周围脓肿见上述证候者。

④ 乳蛾。肺胃热盛、热毒循经上攻咽喉所致咽核红肿胀大、咽部疼痛剧烈，痛连耳根及颌下，吞咽时疼痛加重，有堵塞感，发热、口渴、口臭、便秘、尿赤、舌红、苔黄，脉洪数；急性扁桃体炎见上述证候者。

⑤ 疖肿。脏腑蕴热、火毒结聚、热毒蕴蒸肌肤所致皮肤红肿热痛、发热、口渴、便秘、尿赤，舌红苔黄，脉数。

【性状规格】本品为黑色有光泽的小水丸；味辛辣。每 1000 粒重 3.125g。

【用法】口服。一次 5～10 丸，一日 2～3 次。亦可外用敷在皮肤红肿处，取丸 10 数粒，用冷开水或米醋少许，盛食匙中化散，敷搽 4 周，每日数次常保潮润，直至肿退为止。如红肿已将出脓或已穿烂，切勿再敷。

【使用注意】孕妇忌服；运动员慎用

 知识链接

六神丸沿用至今已有 250 年历史。由于其具有易用、高效、速效等特点，深受人们青睐，是家庭常备良药之一。近年来，通过大量研究发现六神丸还具有强心、增强免疫力等作用，随之在治疗支气管哮喘、病毒性肝炎、流行性感冒、寻常疣等症上开拓了新用途。但在临床上曾出现过六神丸引起中毒的病例，因为六神丸的组分蟾酥的有效成分为蟾酥毒、蟾毒素等，一旦滥用，则有可能引起中毒症状，出现离服药时间快则 20min、慢则半小时至 2h 或以上，必须严格控制剂量，且对小儿慎用、新生儿禁用。

六神丸的不良反应包括：①过敏反应，与用量无关，而且不论内服、外用均可引起，主要表现为药疹，也有出现喉头水肿者，严重者会出现过敏性休克，故过敏体质者应慎用；②子宫收缩，因六神丸中含麝香所致，孕妇应禁用；③六神丸因含有雄黄，故不宜与多酶丸及胃蛋白酶合用，否则会使药物降效或失效，更不宜与阿托品等联用，否则会促使雄黄氧化，增加毒性反应。六神丸性香燥、易败胃，故宜饭后服用。

梅花点舌丸

【方源】《中华人民共和国药典》收载。

【组成】牛黄 60g　人工麝香 60g　熊胆粉 30g　朱砂 60g　葶苈子 30g　珍珠 90g　蟾酥（制）60g　雄黄 30g　硼砂 30g　乳香（制）30g　没药（制）30g　沉香 30g　血竭 30g　冰片 30g

【功能与主治】清热解毒，消肿止痛。用于火毒内盛所致的疔疮痈肿初起、咽喉牙龈肿痛、口舌生疮。

【组方分析】方中牛黄味苦气凉、清热解毒、消肿止痛；麝香辛香走窜、活血散结、消肿止痛；蟾酥味辛气温、解毒消肿止痛，三药均善清热解毒、消肿止痛，共为君药。熊胆清热解毒，冰片消肿止痛，硼砂解毒利咽，雄黄解毒疗疮，葶苈子化痰泻肺利咽，助君药清热解毒、化痰利咽、消肿止痛为臣药。乳香、没药、血竭活血消肿散结，珍珠收敛生肌、解毒祛腐，沉香行气止痛，朱砂清热解毒，共为佐药。全方合用，共奏清热解毒、化痰利咽、消肿止痛之效。

【临床应用】

① 喉痹。火毒内盛、上灼咽喉所致咽痛、吞咽不利、口干喜饮、发热、咽部红肿、大便秘结、小便黄、舌红苔黄、脉数；急性咽炎见上述证候者。

② 疔疮。火毒攻冲、经络壅滞所致疔疮局部红赤肿、疼痛、发热、口渴、大便秘结、小便短赤、舌红苔黄、脉数；化脓性皮肤病见上述证候者。

③ 牙宣。火毒内盛、熏蒸牙龈所致牙龈红肿疼痛、出血溢脓、烦渴多饮、口臭、大便秘结、舌红苔黄、脉数；牙周炎见上述证候者。

④ 口疮。火毒内盛、熏蒸口舌所致口腔溃烂、舌根、舌下溃点，或溃面色黄，周边红肿灼痛，进食痛甚、心烦、失眠、便秘、舌红苔黄、脉数；口腔炎见上述证候者。

【性状规格】本品为朱红色的包衣水丸，除去包衣后显棕黄色至棕色；气香，味苦、麻舌。每 10 丸重 1g。

【用法】口服。一次 3 丸，一日 1~2 次；外用，用醋化开，敷于患处。

【使用注意】孕妇忌服。

冰 硼 散

【方源】《外科正宗》冰硼散，《中华人民共和国药典》收载。

【组成】冰片 50g　硼砂（煅）500g　朱砂 60g　玄明粉 500g

【功能与主治】清热解毒，消肿止痛，祛腐生肌。用于热毒蕴结所致的咽喉疼痛、牙龈肿痛、口舌生疮。

【组方分析】方中冰片辛散苦泄、芳香走窜、性偏寒凉，外用以清热泻火、消肿止痛、生肌敛疮见长，故为君药。硼砂清热解毒、防腐生肌，以加强君药清热解毒、防腐消肿之功，为臣药。朱砂善消疮毒肿痛，玄明粉清热消肿，二药合用清热利咽、散结消肿，共为佐药。四药合用，共奏清热解毒、消肿止痛之功。

【临床应用】

① 喉痹。热毒蕴结、上灼咽喉所致咽部红肿、咽痛、吞咽困难、口干渴、小便黄赤、大便秘结、舌红苔黄、脉数；急性咽炎见上述证候者。

② 牙宣。胃热壅盛、循经上攻所致牙龈红肿疼痛、烦渴多饮、大便秘结、舌红苔黄、脉数；牙周炎见上述证候者。

③ 口疮。热毒蕴结、火毒上攻所致口舌溃烂、疼痛灼热、心烦、失眠、大便秘结、舌红苔黄、脉数；口腔炎、口腔溃疡见上述证候者。

【性状规格】本品为粉红色的粉末；气芳香，味辛凉。每瓶装 0.6g、1.5g。

【用法】吹敷患处，每次少量，一日数次。

【使用注意】虚寒性溃疡者禁用；小儿慎用。

桂林西瓜霜

【方源】《中华人民共和国药典》收载。

【组成】西瓜霜　煅硼砂　黄柏　黄连　山豆根　射干　浙贝母　青黛　冰片　无患子果（炭）大黄　黄芩　甘草　薄荷脑

【功能与主治】清热解毒，消肿止痛。用于风热上攻、肺胃热盛所致的乳蛾、喉痹、口糜；症见急慢性咽炎、扁桃体炎、口腔炎、口腔溃疡、牙龈炎。

【组方分析】方中西瓜霜咸寒，清肺胃之热，解毒散结、消肿止痛，为君药。黄芩、黄连、黄柏苦寒泄降、清热燥湿、泻火解毒；射干、山豆根，清热解毒、消肿利咽，共为臣药。同时配大黄清热泻火、峻下热结、通腑泻热、凉血祛瘀；浙贝母养阴清热、化痰利咽；青黛清热解毒、凉血消肿；薄荷脑解毒利咽、消肿止痛；无患子果解毒利咽消肿；硼砂清热解毒、防腐生肌；冰片清热止痛、生肌敛疮，共为佐药。甘草清热解毒，并调和诸药，为使药。全方配伍，清解消散兼收敛，既善清热解毒、消肿止痛，又兼散风、敛疮、止血。

【临床应用】

① 喉痹。肺胃热盛或虚火上炎、熏灼咽喉所致咽部干燥、灼热疼痛、吞咽困难、咽部如有异物感；急、慢性咽炎见上述证候者。

② 乳蛾。肺胃热盛上攻，搏结于咽核所致咽核红肿胀大、咽部疼痛剧烈，吞咽时疼痛加重，有堵塞感，发热，口渴，舌红苔黄，脉数；急性扁桃体炎见上述证候者。

③ 口疮。肺胃热盛、熏灼口舌所致口舌黏膜表面破溃、疼痛、局部红肿、灼热、有脓点或有出血，舌红，苔黄腻，脉滑数；口腔炎、口腔溃疡见上述证候者。

④ 牙宣。肺胃热盛、熏灼牙龈所致牙龈红肿疼痛，或出血，牙齿疼痛剧烈，肿连腮颊，烦渴多饮，舌红苔黄，脉数；牙周炎见上述证候者。

【性状规格】本品为灰黄绿色的粉末；气香，味咸、甜、微苦而辛凉。每瓶装 1g、2g、2.5g、3g。

【用法】外用。喷、吹或敷于患处，一次适量，一日数次；重症者兼服，一次 1~2g，一日 3 次。

黄氏响声丸

【方源】《中华人民共和国药典》收载。

【组成】薄荷　连翘　胖大海　川芎　桔梗　甘草　浙贝母　蝉蜕　酒大黄　儿茶　诃子肉　薄荷脑

【功能与主治】疏风清热，化痰散结，利咽开音。用于风热外束、痰热内盛所致的急慢性喉喑，症见声音嘶哑、咽喉肿痛、咽干灼热、咽中有痰，或寒热头痛，或便秘尿赤；急慢性喉炎及声带小结、声带息肉初起见上述证候者。

【组方分析】方中薄荷、薄荷脑芳香辛凉清疏，善疏散风热、清利头目而利咽开音；浙贝母苦寒清泄，善清热化痰、散结消肿；桔梗辛散苦泄，平而升浮，主入肺经，善宣肺祛痰、利咽开音。合而用之，善疏散风热、化痰散结、利咽开音，故为君药。蝉蜕甘寒质轻、清宣透散，善疏散风热、利咽、疗音哑；胖大海甘寒清润，善清宣肺气、利咽开音、润肠通便；儿茶苦寒清泻涩敛，善清热解毒、化痰消肿；生诃子肉苦泄酸敛、平而偏凉，主入肺经，善下气降火、利咽开音。四者相合，可增君药之功，故为臣药。川芎辛香行散温通、活血行气、祛风止痛；连翘苦寒清泄而轻浮，善疏散风热、清热解毒、散结利尿；酒制大黄苦寒沉降、清泄通利，善泻火解毒、散瘀消肿、攻下通便。三者相合，既助君臣药疏风清热、散结利咽，又通利二便导热邪外出，故为佐药。甘草甘平，既清热解毒，又调和诸药，故为使药。全方配伍，辛散苦泄寒清，共奏疏风清热、化痰散结、利咽开音之功。

【临床应用】常用于急慢性喉喑、急慢性喉炎及声带小结、声带息肉初起。

【性状规格】本品为糖衣或炭衣浓缩水丸，除去包衣后显褐色或棕褐色；味苦、清凉。

① 炭衣丸，每丸重 0.1g。

② 炭衣丸，每丸重 0.133g。

③ 糖衣丸，每瓶装 400 丸。

【用法】口服。一次 8 丸（规格①）或一次 6 丸（规格②）或一次 20 丸（规格③），一日 3 次，饭后服用；儿童减半。

【使用注意】胃寒便溏者慎用。

清音丸

【方源】《验方汇集》清音丸加减，《中华人民共和国药典》收载。

【组成】桔梗 100g　寒水石 100g　薄荷 100g　诃子（去核）100g　甘草 100g　乌梅

（去核）100g　青黛 20g　硼砂（煅）20g　冰片 20g

【功能与主治】清热利咽，生津润燥。用于肺热津亏、咽喉不利、口舌干燥、声哑失音。

【组方分析】本方用于风热火毒蕴结于咽喉导致的咽喉肿痛不利之证。风热之邪留连不去，转而化火化毒。喉为肺之门户，故外来之邪，首先犯喉。火灼津液，肺金失濡，故而不鸣。或火毒上灼肺叶，内蕴于胃，则咽自受累而见红肿热痛。至于口干口渴、舌红脉数者，皆为火热之象。火毒炽盛，当清热泻火、解毒利咽。

方中以桔梗、寒水石为主药，桔梗辛平，可宣肺利咽；寒水石咸寒，可清热泻火、除烦止渴。二者并用，一升一降，一开一泻，相得益彰。加用薄荷辛凉，散风透热、清利咽喉；青黛咸寒，清热泻火、凉血消肿。二药升降并施，共助主药清热泻火、解毒消肿之力，为方之臣药。诃子、乌梅酸涩性平，可敛肺止咳，兼生津开音，用于久咳、燥咳之音哑咽痒效佳；硼砂、冰片性寒，均可清热解毒、爽口利咽、消肿止痛。四药同用，既助主辅药清热消肿利咽，又能敛肺生津开音，故为方之佐药。甘草甘平，既解毒利咽，又调和诸药，为方之使药。诸药合用，清香凉爽，既清热泻火解毒，又消肿利咽开音，故临床被广泛用于口腔之火毒之证。

【性状规格】本品为褐色的水蜜丸或大蜜丸；味甘、微酸涩。水蜜丸，每 100 粒重 10g；大蜜丸，每丸重 3g。

【临床应用】常用于风热邪毒引起的咽喉肿痛、声音嘶哑；急性、亚急性咽炎，慢性喉炎见上述证候者。

【用法】口服。温开水送服或噙化。水蜜丸一次 2g，大蜜丸一次 1 丸，一日 2 次。

玄麦甘桔含片

【方源】《中华人民共和国药典》收载。

【组成】玄参 275g　麦冬 275g　甘草 275g　桔梗 275g

【功能与主治】清热滋阴、祛痰利咽。用于阴虚火旺、虚火上浮、口鼻干燥、咽喉肿痛。

【组方分析】方中玄参甘寒养阴、苦寒清热，具有清热解毒、滋阴降火、散结消肿之功，针对阴虚火旺、热毒蕴结的主要病机，故为君药。麦冬润肺养阴、益胃生津，加强君药养阴润喉之功，同时配以桔根宣肺祛痰利咽，共为臣药。甘草清热解毒利咽、调和药性，为佐使药。诸药合用，共奏清热解毒、滋阴降火、祛痰利咽之效。

【临床应用】常用于慢性咽炎、慢性扁桃体炎属阴虚火旺者。

【性状规格】本品为浅棕色至棕色的片或薄膜衣片，薄膜衣片除去包衣后显浅棕色至棕色；味甜，有清凉感。每片重 1.0g；薄膜衣片每片重 1.0g。

【用法】含服。一次 1～2 片，一日 12 片，随时服用。

口炎清颗粒

【方源】《中华人民共和国药典》收载。

【组成】天冬　麦冬　玄参　金银花　甘草

【功能与主治】滋阴清热，解毒消肿。用于阴虚火旺所致的口腔炎症。

【课堂互动】
阴虚火旺导致的咽喉炎、口腔炎症有什么特点？

【组方分析】方中天冬滋阴润燥、清肺降火，为君药。麦冬清心润肺、养胃生津；玄参滋阴降火、解毒利咽、消肿润燥，共为臣药。甘草调和诸药、清热和中，为佐使药。诸药合用，共奏滋阴清热、解毒消肿之功。

【临床应用】常用于阴虚火旺所致的口疮。以黏膜破溃、反复发作、口渴口干、失眠、乏力、手足心热、便干、尿黄、舌苔薄黄、脉沉细弦为辨证要点；复发性口疮见上述证候者。

【性状规格】本品为棕黄色至棕褐色的颗粒；味甜或味甘（无蔗糖）、微苦。每袋装 3g（无蔗糖）、10g。

【用法】冲服。一次 2 袋，一天 2～3 次。

【使用注意】孕妇及糖尿病患者慎用；实证患者不宜用。

学 习 小 结

五官科疾病总体说来分为虚实两型，实证多由六淫外邪侵袭人体而致病，虚证多由气血阴阳亏虚而致。临床表现，实证多急发，治疗以清热、解表类方药施治，使在表之邪从表而出；虚证内生，症状多缓和，治疗宜针对成因调和气血阴阳。在问病荐药时，务必分清证型，对证荐药。同时应嘱咐患者服药期间忌服腥腐、辛热、油腻食物，以免影响治疗。

病证	证型	病证要点	常用中成药
眼病	实证	风热赤眼、眼白红肿、灼热疼痛，怕见亮光，眼屎多，或伴有恶寒发热，或见翳膜遮睛，视物不清	明目上清片、拨云退翳丸、黄连羊肝丸、珍珠明目滴眼液
	虚证	视物不清，或眼前出现黑影，或视一物前而有两形，或入夜则不能视，或内障遮睛而视物模糊，疼痛感不明显	明目地黄丸、石斛夜光丸、杞菊地黄丸、磁朱丸
耳病	实证	耳聋耳鸣速发，自觉鸣声甚，兼见烦躁易怒、头晕胀痛、口苦胁痛、舌红苔黄	耳聋丸、龙胆泻肝丸
	虚证	耳聋渐起或听力渐降，伴有头晕目眩、腰膝酸软、烦热盗汗、舌红	耳聋左慈丸
鼻病	实证	鼻塞、鼻涕黏稠量多、鼻内灼热、身热口渴、便干或见鼻塞、流涕黄浊缠绵不愈；或见持续鼻涕黏稠不易擤出，嗅觉迟钝	辛夷鼻炎丸、千柏鼻炎片、鼻炎康片、藿胆丸、鼻渊舒口服液、鼻窦炎口服液
	虚证	涕多清稀，遇冷鼻痒，少气乏力，舌淡苔薄白	辛芩颗粒、通窍鼻炎片
咽喉病	实证	起病急促、咽部灼痛感明显或咽痛较剧，红肿明显，伴有表证症状或热盛症状	六神丸、冰硼散、梅花点舌丸、清音丸、黄氏响声丸、桂林西瓜霜、清火栀麦片、银黄颗粒、众生丸、金嗓子喉宝、西瓜霜润喉片、西黄清醒片、咽炎含片
	虚证	起病较缓，以咽部暗红，伴有咽干微痛或涩痛，干咳少痰或阴虚症状	口炎清颗粒、玄麦甘桔含片、金果饮、金嗓利咽胶囊、健民咽喉片

目 标 检 测

一、单项选择题

1. 具有清热利咽、生津润燥功效的中成药是（　　）。

　　A. 清音丸　　　　　B. 口炎清颗粒　　　　C. 冰硼散　　　　　D. 六神丸

2. 下列用于肺虚感寒，症见鼻痒、喷嚏连作、流清涕、鼻塞等症的是（　　）。

　　A. 藿胆丸　　　　　B. 千柏鼻炎片　　　　C. 辛芩颗粒　　　　D. 辛夷鼻炎丸

3. 藿胆丸的功能是（　　　　）。

    A. 滋肾平肝

    B. 清热化湿，健脾止泻

    C. 清热解毒，消肿止痛

    D. 芳香化浊，通鼻窍，去肝胆之火

4. 下列用于阴虚火旺、虚火上浮、口鼻干燥、口疮等症的是（　　　　）。

    A. 梅花点舌丸　　　B. 口炎清颗粒　　　　C. 六神丸　　　　　D. 冰硼散

5. 用于风热邪毒所致咽喉肿痛、声音嘶哑的是（　　　　）。

    A. 清音丸　　　　　B. 六神丸　　　　　　C. 口炎清颗粒　　　D. 辛芩颗粒

6. 下列眼病类药属于外用药的是（　　　　）。

    A. 明目地黄丸　　　B. 八宝眼药散　　　　C. 黄连羊肝丸　　　D. 明目上清丸

7. 以下脾胃虚寒，孕妇、年老体弱白内障患者忌服的是（　　　　）。

    A. 石斛夜光丸　　　B. 黄连羊肝丸　　　　C. 明目上清片　　　D. 明目地黄丸

8. 用于阴虚火旺所致的口腔炎症的是（　　　　）。

    A. 六神丸　　　　　B. 桂林西瓜霜　　　　C. 口炎清颗粒　　　D. 清音丸

9. 用于耳聋渐起或听力渐降，伴有头晕目眩、腰膝酸软等症的是（　　　　）。

    A. 耳聋丸　　　　　B. 上清丸　　　　　　C. 龙胆泻肝丸　　　D. 耳聋左慈丸

10. 用于肝肾两亏、阴虚火旺、内障目暗、视物昏花的是（　　　　）。

    A. 明目上清丸　　　B. 黄连羊肝丸　　　　C. 石斛夜光丸　　　D. 拨云退翳丸

11. 用于肝火旺盛、目赤肿痛、视物不清、羞明流泪的是（　　　　）。

    A. 明目地黄丸　　　B. 拨云退翳丸　　　　C. 八宝眼药散　　　D. 黄连羊肝丸

12. 用于热毒蕴结导致的咽喉肿痛、口腔溃疡的是（　　　　）。

    A. 清音丸　　　　　B. 六神丸　　　　　　C. 口炎清颗粒　　　D. 玄麦甘桔含片

二、多项选择题

1. 下列可用于热毒所致咽喉肿痛的是（　　　　）。

    A. 六神丸　　　　　B. 梅花点舌丸　　　　C. 口炎清颗粒

    D. 冰硼散　　　　　E. 玄麦甘桔含片

2. 咽喉肿痛可由哪些原因引起？（　　　　）。

    A. 肝火上扰　　　　B. 风热外袭　　　　　C. 火毒上攻

    D. 风阳上扰　　　　E. 虚火上炎

3. 辛夷鼻炎丸使用时要注意（　　　　）。

    A. 忌辛辣、鱼腥食物

    B. 用药后，感觉唇部麻木者应停药

    C. 外感风寒者忌用

    D. 按照用法用量服用，儿童应在医师指导下服用

    E. 忌抽烟、喝酒

三、分析题

（一）病例分析

1. 某患者，男，29 岁。突发眼痛，眼睛充血，眼白发红，视物模糊，流泪眼屎多，伴有心烦口渴、舌红苔薄黄。请辨证分型，并为该患者推荐常用的中成药。

2. 某教师患者，女，50 岁。经常出现咽喉肿痛、喉痒、干咳少痰；平素多见头晕耳鸣、咽部干燥、舌红少苔、脉细数。

请辨证分型，并为该患者推荐常用的中成药。

3. 某患者，男，35 岁。素有慢性鼻窦炎，常流浊涕；近期感冒后鼻塞欠通，鼻涕黄稠，

口渴，舌红苔黄。

请辨证分型，并为该患者推荐常用的中成药。

（二）处方分析

1. 处方：玄参 9g，诃子 9g，南沙参 6g，麦冬 6g，桔梗 6g，甘草 3g。

根据方中药物，分析此方适用于咽炎的何种证型，并简要说明理由。

2. 处方：六神丸 1 次 10 粒，1 日 2 次，噙化咽服；牛黄解毒片 1 次 3 片，1 日 3 次。

判断以上处方中是否有误，如有问题请指出。并根据处方内容分析可用于何证？

（张超然）

PPT 课件

第十八章 外科、皮肤科用方药

知识要求：

1. 熟悉外科中的疮疡、湿疹、痤疮、瘿瘤、肛肠疾病的基本概念、病因病机。理解疮疡实证、疮疡虚证的辨证要点；注意痔疮和便秘的辨证区别。
2. 掌握如意金黄散、小金丸、槐角丸的功能主治、应用及使用注意。
3. 熟悉地榆槐角丸、马应龙麝香痔疮膏、紫草膏、消瘿丸、消风止痒颗粒、湿疹散、当归苦参丸、皮肤康洗液、湿毒清胶囊、癣湿药水的功能主治和使用注意。

能力要求：

　　具有分析本类处方的能力，学会以功能主治、剂型规格阐述各中成药的优缺点，正确地对皮肤病患者问病荐药。

　　疮疡多生于体表，为外邪入侵或内伤导致的人体局部气血凝滞、营卫不和、经络阻塞。虽多数是发生于体表的某些局部，但与脏腑气血却有着密切的关系，如《灵枢·脉度》说："六腑不和则留为痈"。

　　体表皮肤疾病还包括湿疹、皮炎、风疹、手足癣、粉刺、痤疮、酒糟鼻等。以瘙痒、疼痛、肿胀、抓破流脓或皮肤表面有突起团块为特点，由内因和外因共同致病。究其成因，有久处湿地、感染湿毒风邪、致敏物、虫咬等外因，亦与湿热蕴肤、血热风燥等内因关系密切。

　　瘿瘤，中医指多因郁怒忧思过度、肝郁不舒、脾失健运、气郁痰凝血瘀结于颈部，或生活在山区与水中缺碘有关的病。

　　肛肠疾病最常见的是痔疮。其常见的致病因素分为风、湿、热、燥、气虚、血虚等。可单独致病，亦有合而致病者。常见湿热瘀阻证、血热风盛证。临床表现以便血、肿痛、脱垂、流脓、便秘等为主。

　　治疗上述疾病时，应内外并治，既要重视局部病变，又要重视整体情况，分清寒热、虚实、表里、阴阳，采取准确的治疗方法，达到治愈的目的。因此，本章用方药也分内服和外用两类。

　　要注意的是，本章有些药物具有一定毒性，使用过程中要严格按方法使用，以防局部吸收过量而致中毒。如有过敏反应而致使皮肤出现丘疹、水疱、潮红、渗液、瘙痒等表现时，应立即停用，必要时应作相应的治疗。

　　另外，大部分外科皮肤疾病在发病期间或疾病治愈后的一段时间内，应注意饮食禁忌，限制或禁食鱼、虾、蟹等海腥"发物"，以及禽类食品和葱、蒜、辣椒等刺激性食物及煎炸油腻食物等，避免症状加重或复发。

如意金黄散

【方源】《外科正宗》如意金黄散，《中华人民共和国药典》收载。

【组成】姜黄160g　大黄160g　黄柏160g　苍术64g　厚朴64g　陈皮64g　甘草64g　生天南星64g　白芷160g　天花粉320g

【功能与主治】消肿止痛。用于疮疡初起、红肿热痛。

【组方分析】天花粉清热泻火、排脓散肿为君药。黄柏泻火解毒、清热燥湿；大黄泻火解毒、活血化瘀；姜黄破血行气，并能止痛；白芷消肿排脓、止痛止痒，共为臣药。厚朴、陈皮、苍术、天南星行气燥湿、消痰散结，共为佐药。甘草解毒，调和诸药，为佐使药。

【临床应用】广泛用于疮疡肿痛、丹毒流注、跌扑损伤等。急性软组织损伤、蜂窝组织炎、多发性疖肿、毛囊炎、湿疹、急性乳腺炎、阑尾周围脓肿、急性淋巴结炎、甲沟炎、静脉脉管炎、褥疮、内痔、外科手术后瘢痕硬结等疾病均有运用机会。

【性状规格】本品为黄色至金黄色的粉末；气微香，味苦、微甘。每袋装9g。

【用法】外用。症见红肿、烦热、疼痛，用清茶调敷；漫肿无头，用醋或葱酒调敷；亦可用植物油或蜂蜜调敷；一日数次。

【使用注意】外用药，不可内服；痈疽疮疡已形成溃烂的创口忌用。

连翘败毒丸

【方源】《中华人民共和国卫生部药品标准》收载。

【组成】金银花262g　连翘262g　大黄262g　紫花地丁196.5g　蒲公英196.5g　栀子196.5g　白芷196.5g　黄芩196.5g　赤芍196.5g　浙贝母196.5g　桔梗196.5g　玄参196.5g　川木通196.5g　防风196.5g　白鲜皮196.5g　甘草196.5g　蝉蜕131g　天花粉131g　蜂蜜（炼）5400g

【功能与主治】清热解毒，消肿止痛。用于疮疖溃烂、灼热发烧、流脓流水、丹毒疮疹、疥癣痛痒。

【组方分析】方中连翘清热解毒，系治十二经疮毒之圣药；金银花、紫花地丁、蒲公英，清热解毒、消散疮肿；赤芍、玄参，凉血清热、活血化滞。栀子、黄芩、木通、大黄清利热毒，从二便而出。防风祛风邪；蝉蜕、白芷疏风散结；花粉、浙贝母清热散结。白鲜皮解热除湿止痒；桔梗升提气血、表散邪毒；甘草调和诸药。全方主治风火郁结之阳证疮疡。

【临床应用】常用于疮疖炎症、蜂窝组织炎、急性淋巴结炎、流行性腮腺炎、丹毒及渗出性皮肤病。症见疮疡溃烂、灼热流脓、疥癣痛痒等。

【性状规格】本品为棕褐色大蜜丸，气微香，味甘苦。每丸重9g。

【用法】口服。一次1丸，一日2次。

【使用注意】疮疡阴证、气血两虚者忌服；孕妇忌服。

牛黄醒消丸

【方源】《外科全生集》方之犀黄丸，《中华人民共和国卫生部药品标准》收载。

【组成】牛黄6g　麝香30g　乳香（制）200g　没药（制）200g　雄黄100g

【功能与主治】清热解毒，消肿止痛。用于痈疽发背、瘰疬流注、乳痈乳岩、无名肿毒。

【组方分析】方中牛黄清热解毒、豁痰散结，为君药。麝香活血散结、通经活络；雄黄解毒疗疮，共为臣药。佐以乳香、没药，活血祛瘀、消肿定痛。

【临床应用】常用于痈疽肿毒、瘰疬流注（脓毒血症）、疔毒恶疮、急性乳腺炎、乳腺囊性增生、乳腺癌、蜂窝组织炎、毛囊炎、疖、淋巴结炎、淋巴结核，以及其他皮肤和皮下组织化脓性炎症、多发性脓肿、骨髓炎等见舌红脉滑数者。

【性状规格】本品为棕黄色至暗黄色的水丸；气芳香，味微苦。

【用法】用温黄酒或温开水送服。一次3g，一日1～2次。患在上部，临睡前服；患在下部，空腹时服。

【使用注意】孕妇忌服。

紫 草 软 膏

【方源】《中华人民共和国药典》收载。

【组成】紫草 500g 当归 150g 防风 150g 地黄 150g 白芷 150g 乳香 150g 没药 150g

【功能与主治】化腐生肌，解毒止痛。用于热毒蕴结所致的溃疡，症见疮面疼痛、疮色鲜活、脓腐将尽。

【组方分析】方中紫草清热凉血解毒，为君药。当归、地黄，凉血解毒、养血生肌，为臣药。白芷散结消肿排脓，防风祛风止痛，乳香、没药祛腐生肌，为佐药。

【临床应用】常用于疮疡已溃久不收口、银屑病、丹毒、烧烫伤及冬季冻疮等。

【性状规格】本品为紫红色的软膏；具特殊的油腻气。每支装 10g。

【用法】外用。摊于纱布上贴患处，每隔 1～2 日换药 1 次。

【使用注意】禁止内服；孕妇慎用。

生 肌 玉 红 膏

【方源】《中华人民共和国卫生部药品标准》收载。

【组成】甘草 60g 白芷 60g 当归 60g 紫草 60g 虫白蜡 210g 血竭 24g 轻粉 24g

【功能与主治】解毒消肿、生肌止痛。用于疮疡肿痛、乳痈发背、溃烂流脓、浸淫黄水。

【组方分析】方中以当归、血竭、虫白蜡，活血养血、祛腐生肌、敛疮止痛；轻粉、紫草、甘草，清热解毒、凉血祛腐；白芷辛温通窍、溃脓止痛。诸药合用，共奏活血祛腐、解毒生肌之功。

【临床应用】适用于溃疡久不收口者，亦可用于痈疽发背、烫伤溃烂。现代多治疗慢性骨髓炎、烫伤、溃疡、皮肤热毒、褥疮、肛周疾病等。

【性状规格】本品为紫红色的软膏；气微。每盒装 12g。

【用法】疮面洗清后外涂本膏，一日 1 次。

【使用注意】外用药，切勿入口。

京 万 红 软 膏

【方源】《中华人民共和国药典》收载。

【组成】地榆 地黄 当归 桃仁 黄连 木鳖子 罂粟壳 血余炭 棕榈 半边莲 土鳖虫 白蔹 黄柏 紫草 金银花 红花 大黄 苦参 五倍子 槐米 木瓜 苍术 白芷 赤芍 黄芩 胡黄连 川芎 栀子 乌梅 冰片 血竭 乳香 没药

【功能与主治】活血消肿，祛瘀止痛，解毒排脓，去腐生肌。用于水、火、电灼烫伤，疮疡肿痛，皮肤损伤，创面溃烂等症。

【组方分析】方中乳香、没药，活血化瘀、消肿止痛、生肌敛疮；白蔹清热解毒、敛疮生肌，共为君药。当归、桃仁、血余炭、土鳖虫、红花、川芎、赤芍，活血化瘀、消肿止痛；黄连、黄芩、黄柏、大黄、金银花、胡黄连、栀子、半边莲、地黄、紫草、木鳖子、苦参、苍术、白芷，清热燥湿、解毒消肿、凉血止血、排脓祛腐，共为臣药。地榆、罂粟壳、棕榈、五倍子、血竭、槐米、木瓜、乌梅，敛疮生肌、收敛止血、共为佐药。冰片开窍止痛，为使药。诸药合用，用治水火烫伤或疮疡肿痛，见皮肤损伤、创面溃烂者。共收活血消肿、祛瘀止痛、解毒排脓、去腐生肌之功。

【临床应用】常用于外伤、蜂窝组织炎、毛囊炎、褥疮、糖尿病足、冻疮、湿疹、晒伤、带状疱疹等外科病症的治疗。尚可用于乳头皲裂、外阴炎、老年性阴道炎等。

【性状规格】本品为深棕红色的软膏；具特殊的油腻气。每支 10g；每盒 50g。

【用法】用生理盐水清理创面，涂敷本品或将本品涂于消毒纱布上，敷盖创面，用消毒纱布包扎，每日换药一次。

【使用注意】可引起接触性皮炎、过敏反应，停药后可自行消失。

小　金　丸

【方源】《外科证治全生集》小金丸，《中华人民共和国药典》收载。

【组成】麝香或人工麝香 30g　木鳖子（去壳去油）150g　制草乌 150g　枫香脂 150g　乳香（制）75g　没药（制）75g　五灵脂（醋炒）150g　当归（酒炒）75g　地龙 150g　香墨 12g

【课堂互动】
　　小金丸糊丸剂服用时为什么要打碎，开水送服？

【功能与主治】散结消肿，化瘀止痛。用于阴疽初起、皮色不变、肿硬作痛、多发性脓肿、瘰疬、痰核、乳岩、乳癖等症状。

【组方分析】方中人工麝香辛温香窜，擅活血祛瘀、消肿止痛；木鳖子性温有毒，善消肿散结。二药合用为君，具散结消肿、化瘀止痛之功。制草乌散寒止痛；枫香脂活血止痛、解毒祛痰；醋炒五灵脂活血通脉止痛；地龙清热通络祛痰。四药共为臣药。制乳香、制没药，活血化瘀、消肿止痛；当归养血活血、化瘀止痛；香墨化瘀消肿，合而为佐。

【临床应用】

① 应用时，以局部肿胀钝痛、皮色不变、日久不愈为辨证要点。凡寒湿痰瘀，阻于经络所致的流注、痰核、瘰疬、乳疬及附骨阴疽等，均可应用。

② 常用于甲状腺瘤、甲状腺癌、颈淋巴结核、乳房小叶增生、乳房纤维瘤、乳房结核、乳腺癌、骨或关节结核、淋巴结核、头部疖肿。

【性状规格】本品为黑褐色的糊丸；气香，味微苦。每 10 丸重 6g，每 100 丸重 3g、6g。

【用法】打碎后口服。一次 1.2～3g，一日 2 次，小儿酌减。

【使用注意】孕妇、哺乳期妇女禁服；月经期妇女慎用；运动员慎用。不宜与含有贝母、瓜蒌、半夏、白蔹、白及的药剂及参剂同服。

知识链接

由于小金丸中的地龙、木鳖子等含有大量动植物蛋白、多肽等大分子物质，属于完全抗原，如异体蛋白进入体内，会刺激机体产生相应的抗体，当抗原物与之再接触时，即发生过敏反应。提示医师、药师首先应询问患者有无药物过敏史，并告之其一旦发生过敏反应的症状和处理措施［首先应予以停药观察，如果症状未有好转，可服用脱敏药（如马来酸氯苯那敏等）治疗］。而且具有过敏性体质的患者，对于药物反应性各不相同，出现不良反应与剂量无关，由个体差异所致。

药品服用的方法不当是发生不良反应的另一原因，《中华人民共和国药典》规定的服法为打碎后口服。小金丸中含有的生物碱类和蛋白类成分，在胃中由于酸和酶的作用可以被中和和分解，以降低其毒性和引起不良反应的可能性。如果药品不经打碎而吞服，会由于糊丸的缓释性质，药品在胃中很难完全崩解，使小金丸在胃中的毒性和引起不良反应的可能性增加。小金丸除了传统的糊丸剂外，还有胶囊剂、微丸剂等现代剂型，服用时不须打碎。

当归苦参丸

【方源】《古今医鉴》归参丸，《中华人民共和国卫生部药品标准》收载。

【组成】当归 500g　苦参 500g

【功能与主治】凉血，祛湿。用于血燥湿热引起的头面生疮、粉刺疙瘩、湿疹刺痒、酒糟鼻赤。

【组方分析】方中以当归为君药，补血活血、补而不燥；苦参清热燥湿、杀虫止痒为臣。全方配伍，有凉血活血、清热燥湿之效。

【临床应用】常用于血燥湿热引起的头面生疮、痤疮、湿疹、酒糟鼻等。

【性状规格】本品为黄褐色的大蜜丸、水蜜丸；气微，味苦。水蜜丸每袋装 6g，大蜜丸每丸重 9g。

【用法】口服，一次 6g，一日 2 次。

【使用注意】孕妇禁用；严重肝肾功能不良者忌用；胃溃疡、十二指肠溃疡、急性胃炎、胃出血患者忌用。

消风止痒颗粒

【方源】《中华人民共和国卫生部药品标准》收载。

【组成】防风 50g　蝉蜕 50g　地骨皮 90g　苍术（炒）60g　亚麻子 90g　当归 90g　地黄 150g　木通 30g　荆芥 50g　石膏 30g　甘草 30g

【功能与主治】消风清热，除湿止痒。用于丘疹样荨麻疹，也用于湿疹、皮肤瘙痒症。

【组方分析】方中荆芥、防风祛风止痒，为君药。地骨皮、地黄清热凉血，为臣药。当归养血活血，有治风先治血之意；蝉蜕疏散风热、透疹止痒；亚麻子润肠通便、养血祛风；苍术燥湿健脾、祛风除湿；石膏清热解肌，为"治斑之要品"（《本草备要》）；木通性苦、微寒，功擅清心火、利小便，以上五味均为佐药。甘草清热解毒，调和诸药，为使药。全方共奏消风清热、除湿止痒之功。

【临床应用】常用于湿疹、荨麻疹、神经性皮炎、皮肤瘙痒病、牛皮癣、药物性皮炎等病所引起的瘙痒。

【性状规格】本品为浅棕色颗粒或方形块状；气香，味微苦。每袋 6g（未添加蔗糖）。

【用法】口服。1 岁以内，一日 1 袋；1～4 岁，一日 2 袋；5～9 岁，一日 3 袋；10～14 岁，一日 4 袋；15 岁以上，一日 6 袋，分 2～3 次服用。

【使用注意】服药期间忌食鲜鱼海腥、葱蒜辛辣等物；若有胃痛或腹泻，暂停服药。

湿疹散

【方源】《中华人民共和国卫生部药品标准》收载。

【组成】蛇床子 300g　马齿苋 800g　侧柏叶 325g　芙蓉叶 325g　炉甘石（制）150g　陈小麦粉（炒黄）300g　珍珠母（煅）150g　大黄 300g　甘草 160g　黄柏 300g　枯矾 150g　冰片 150g　苦参 350g

【功能与主治】清热解毒，祛风止痒，收湿敛疮。用于急慢性湿疹、脓疱疮等。

【组方分析】方中马齿苋、侧柏叶、芙蓉叶、蛇床子、苦参、甘草，清热解毒、收敛生肌；枯矾收敛止血；炉甘石解毒敛疮，兼可止痒；冰片清热止痛；黄柏、大黄，清湿热、泻火毒；煅珍珠母、陈小麦粉收敛生肌，促进疮疡愈合。

【临床应用】常用于急慢性湿疹、婴儿湿疹、药物性皮炎（药疹）、接触性皮炎、脓疱疮等；对下肢溃疡等也有一定疗效。

【性状规格】本品为淡黄绿色粉末；气芳香，味苦。每袋装 30g。

【用法】取少许外敷患处。急性无水疱渗液者，以干粉直接敷贴；慢性湿疹无水疱、无渗液者，用凡士林油及其他植物油调敷患处，每日2次。

【使用注意】适用于慢性过程皮肤病，急性渗出时可用水煎、冷后作湿敷，不宜干搽外敷。

皮肤康洗液

【方源】《新药转正标准》收载。

【组成】金银花　蒲公英　马齿苋　土茯苓　大黄　赤芍　蛇床子

【功能与主治】清热解毒，凉血除湿，杀虫止痒。用于治疗湿热阻于肌肤所致湿疮、皮肤瘙痒、红斑、丘疹、水疱、渗出、糜烂等，和湿热下注所致阴痒、带下异常等症，用于湿热蕴肤引起的湿疹。

【组方分析】方中马齿苋、土茯苓、蒲公英、蛇床子、金银花，清热解毒、收敛生肌；赤芍凉血活血；大黄清湿热、泻火毒，有抗菌、消炎作用。全方合而外用，共奏清热解毒、燥湿止痒之功。

【临床应用】常用于皮肤湿疹、皮炎、汗疹、尿布疹、外阴或肛周湿疹、股癣、手足癣、细菌性阴道炎、霉菌性阴道炎、滴虫性阴道炎、衣原体阴道炎、宫颈炎、外阴瘙痒、带下异常等。

【性状规格】本品为棕褐色略黏稠液体；气香。每瓶装50ml。

【用法】急性湿疹：一次适量，外搽皮损处，有糜烂面者可稀释5倍后湿敷，一日2次。妇科用药前，先用水洗净局部后，用蒸馏水将10ml药液稀释5倍，用带尾线的棉球浸泡药液后置于阴道内，每晚换药一次。

【使用注意】静脉曲张性湿疹不适宜用本品；妊娠及月经期禁用，从月经干净5天后开始用药，合并重度宫颈糜烂者禁用。用药期间，每日清洁外阴，禁止房事。本品为外用药，切勿口服。有皮肤过敏反应者立即停用。

湿毒清胶囊

【方源】《中华人民共和国药典》收载。

【组成】地黄　当归　丹参　蝉蜕　黄芩　白鲜皮　土茯苓　甘草　苦参

【功能与主治】养血润肤，祛风止痒。用于血虚风燥所致的风瘙痒，症见皮肤干燥、脱屑、瘙痒，伴有抓痕、血痂、色素沉着；皮肤瘙痒症见上述证候者。

【组方分析】方中地黄、当归、丹参，滋阴润燥、养血祛风、活血除烦，取其"治风先治血，血行风自灭"之理；蝉蜕散风透疹；黄芩、白鲜皮、苦参、土茯苓，清热燥湿、祛风止痒；甘草清热解毒、调和诸药。

【临床应用】常用于风热外侵型及湿热下注型皮肤瘙痒、荨麻疹、湿疹及老年人皮肤萎缩干燥引起的皮肤瘙痒。

【性状规格】本品为胶囊剂，内容物为棕黄色至黄褐色的粉末；味微苦。每粒装0.5g。

【用法】口服。一次3～4粒，一日3次。

【使用注意】孕妇及过敏体质者慎服；忌食辛辣、海鲜之品；不宜同时服用温热性药物；患处不宜用热水洗烫。

癣湿药水

【方源】《中华人民共和国药典》收载。

【组成】土荆皮250g　蛇床子125g　大风子仁125g　百部125g　防风50g　当归100g　凤仙透骨草125g　侧柏叶100g　吴茱萸50g　花椒125g　蝉蜕75g　斑蝥3g

【功能与主治】祛风除湿，杀虫止痒。用于风湿之邪浸淫皮肤，或染邪久患不愈所致的鹅掌风、灰指甲、湿癣、脚癣。

【组方分析】本品又名鹅掌风药水。方中土荆皮解毒、杀虫、止痒，是常见的皮肤外科用药；蛇床子、花椒、吴茱萸、大风子仁，杀虫、温燥、去湿；百部杀虫灭虱；防风、蝉蜕，辛散发表、祛风止痒；当归活血行滞、托毒消肿；侧柏叶凉血解毒；斑蝥攻毒蚀疮、散结消肿；凤仙透骨草祛风湿、活血解毒。全方共奏祛风除湿、杀虫止痒之功。

【临床应用】常用于风湿虫毒所致的鹅掌风、脚湿气，症见皮肤丘疹、水疱、脱屑，伴有不同程度的瘙痒。

【性状规格】为深黄绿色的澄清液体；具醋酸的特臭。每瓶装 30ml。

【用法】外用。擦于洗净的患处，一日 3~4 次；治疗灰指甲应先除去空松部分，使药易渗入。

【使用注意】切忌入口，严防触及眼、鼻、口腔等黏膜处。

消　瘿　丸

【方源】《中华人民共和国药典》收载。

【组成】昆布 300g　海藻 200g　蛤壳 50g　浙贝母 50g　桔梗 100g　夏枯草 50g　陈皮 100g　槟榔 100g

【功能与主治】散结消瘿。用于瘿瘤初起、单纯型地方性甲状腺肿。

【组方分析】瘿病包括"瘿囊"、"瘿瘤"和"瘿气"，多系久居山区，常饮山水；或七情内郁，气结痰凝，聚结于颈前，逐渐肿大，结而成块。临床治疗常以理气化痰、消瘿散结为主，辅以活血化瘀。

方中昆布有软坚散结、消痰、利水之功，为治瘿瘤要药，是本方君药。海藻、蛤壳、浙贝母、桔梗化痰软坚，为臣药。陈皮、槟榔行气活血；夏枯草清肝散结、消瘿散肿，为佐药。合而用之，共奏化痰软坚、消瘿散肿之功。

【临床应用】常用于甲状腺腺瘤、甲状腺囊肿、单纯型地方性甲状腺肿。

【性状规格】本品为褐色的大蜜丸；味咸、涩。每丸重 3g。

【用法】口服。一次 1 丸，一日 3 次，饭前服用。

【使用注意】孕妇禁服；不宜与含有甘草的制剂同服。

内消瘰疬片

【方源】《中华人民共和国药典》收载。

【组成】夏枯草 281g　浙贝母 35g　海藻 35g　天花粉 35g　熟大黄 35g　煅蛤壳 35g　枳壳 35g　薄荷脑 0.18g　当归 35g　甘草 35g　白蔹 35g　连翘 35g　玄明粉 35g　大青盐 35g　桔梗 35g　地黄 35g　玄参 176g

【功能与主治】化痰，软坚，散结。用于痰湿凝滞所致的瘰疬，症见皮下结块、不热不痛。

【组方分析】方中夏枯草清肝火、散郁结为君药。海藻、天花粉、浙贝母、海蛤粉、枳壳、白蔹、玄明粉、大青盐，化痰行气、破坚消积、解毒散结为臣。当归、生地黄、玄参滋阴养血；熟大黄、连翘泻火解毒，为佐。桔梗、薄荷载药上行，使诸药降中有升，且桔梗尚能化痰；甘草配海藻相反相成，既能清热解毒，又能调和药性，三药共为使药。诸药相合，共奏清肝火、软坚结、消瘰疬之功。

【临床应用】常用于慢性淋巴结炎、淋巴结核、乳腺增生症、乳房良性肿块。

【性状规格】本品为棕褐色的片；味咸、苦。每片重 0.6g。

【用法】口服。一次 4~8 片，一日 1~2 次。

【使用注意】孕妇忌用；大便稀溏者慎用。

槐 角 丸

【方源】《太平惠民和剂局方》槐角丸，《中华人民共和国药典》收载。

【组成】槐角（炒）200g　地榆（炭）100g　黄芩100g　枳壳（炒）100g　当归100g
防风100g

【功能与主治】清肠疏风，凉血止血。用于血热所致的肠风便血、痔疮肿痛。

【组方分析】方中槐角入大肠经，凉血止血、润肠通便，为本方君药。地榆、黄芩，清热燥湿、凉血止血，共为臣药。枳壳行气宽肠、消除胀满；当归养血活血，二药一入气分、一入血分，气血得调，便血得止，共为佐药。防风祛风胜湿、通调肠胃，为使。诸药合用，用于湿热壅遏肠道，或挟风邪热毒、热迫血溢所致的肠风便血、痔疮肿痛，共奏清肠疏风、凉血止血之功。

【临床应用】常用于痔疮、慢性结肠炎、肛瘘、肛痛、溃疡性结肠炎等。

【性状规格】本品为黑褐色至黑色的水蜜丸、小蜜丸或大蜜丸；味苦、涩。大蜜丸每丸重9g，小蜜丸每瓶装30g、60g，水蜜丸每瓶装30g、36g。

【用法】口服。水蜜丸一次6g，小蜜丸一次9g，大蜜丸一次1丸，一日2次。

【使用注意】孕妇忌服；出血过多，身体虚弱者禁用；忌烟、酒及辛辣食物。

【附方】**地榆槐角丸**（《中华人民共和国药典》收载）由地榆炭、蜜槐角、槐花、大黄、黄芩、地黄、当归、赤芍、红花、防风、荆芥穗、枳壳组成，功能清热止血、消肿止痛。用于大肠积热、痔疮便血、肛门肿痛。

槐角丸主要用于大肠湿热所致的便血、痔疮及肠炎等；地榆槐角丸主要用于血热风盛引起的痔疮肿痛。

马应龙麝香痔疮膏

【方源】《中华人民共和国药典》收载。

【组成】人工麝香　人工牛黄　珍珠　炉甘石（煅）　硼砂　冰片　琥珀

【功能与主治】清热燥湿，活血消肿，去腐生肌。用于湿热瘀阻所致的痔疮、肛裂，症见大便出血，或疼痛、有下坠感；亦用于肛周湿疹。

【组方分析】方中人工麝香为君药，具有开诸窍、通经络、透筋骨、消肿散结、除恶疮、痔瘘肿痛、祛腐生新之功，其性辛、温，渗透力强，能使肌肤毛孔开扩，并引诸药直达病所。人工牛黄清热解毒，冰片清热消炎止痛，共为臣药。煅炉甘石止血消肿、收敛防腐；珍珠、琥珀，解毒散瘀、生肌止血，局部应用尚有防腐止痛的作用；硼砂清热消炎、解毒防腐。诸药同用，治胎毒疮疖及一切疮疡痔疮之病证。

【临床应用】常用于血热所致的内痔、外痔、混合痔、肛裂等痔疮肿痛、肛周疼痛、肛周湿疹等。

【性状规格】本品为浅灰黄色或粉红色的软膏；气香，有清凉感。每支10g。

【用法】外用，涂擦患处。

【使用注意】禁止内服，用毕洗手，切勿接触眼睛、口腔等黏膜处。孕妇慎用；运动员慎用。

学 习 小 结

外科皮肤科疾病总体说来实证居多，遍及皮肤、颈部、乳房、肛肠等。临床表现多有局部红肿热痛，或局部皮肤瘙痒肿痛，或丘疹突出、颜色加深；或见肿胀包块等。多由六淫外邪侵袭人体或内有风燥、湿热、正气不足等而致病。治疗当以驱除病邪而指标、调和气血阴阳而治本。以清热、解毒、祛湿、散结、行气、活血、养血、生肌等为法，使病邪得以消解、气血阴阳调和，疾病得以治愈。因此，在问病荐药时，务必分清病位证型，选用内服外用药物，合理荐药。同时，还应嘱咐患者服药期间注意饮食禁忌，以免影响治疗。

病证	证型	病证要点	常用中成药
疮疡	阳证	局部表现为红、肿、热、痛、溃疡、功能障碍	如意金黄散、连翘败毒丸、牛黄醒消丸、紫草软膏、生肌玉红膏、京万红软膏
	阴证	皮色不变,肿硬作痛,日久不愈	小金丸
湿疹、皮炎	湿热蕴肤型	发病急,皮损潮红灼热,瘙痒无休,渗液流汁,伴有身热、口渴、便干、舌红苔黄	消炎止痒颗粒、湿疹散、皮肤康洗液、湿毒清胶囊
风疹	风热型	病情发展迅速,皮疹逐渐增多,为红色或深红色点滴状丘疹、斑丘疹	皮肤康洗液
	血热风燥型	弥漫性红斑,其上覆有白色鳞屑,时有脱落。自觉燥痒或刺痒不适;初期常常伴有风热初起症状;后期则有口干、咽焦、鼻燥等症	消风止痒颗粒
粉刺、痤疮、酒糟鼻	血热风燥型、湿热蕴肤型	粉刺在颜面、胸、背等处生丘疹,可挤出白色碎米样粉汁;酒糟鼻以鼻色紫红如酒渣而得名;痤疮多为散在的、如帽针头大小的圆锥性丘疹,有的顶端呈黑色,用手挤压有乳白色或米黄色脂样栓塞排出	当归苦参丸
手足癣（鹅掌风）	风湿虫毒型	手掌及手指皮下、趾缝趾侧生丘疹、水疱,自觉瘙痒,继而疱破,迭起白皮、脱屑,伴有大便干燥,舌淡苔薄腻,脉濡数	癣湿药水
瘰疬	气滞痰凝证	肿块积聚成核,表面光滑,推之可动,活动度好,局部肿胀钝痛、皮色不变、日久不愈	内消瘰疬片
瘿瘤	气滞痰凝证	颈部漫肿,边缘不清,皮色如常,按之柔软,随喜怒而消长	消瘿丸
肛肠疾病	湿热瘀阻证	常见大便出血,或疼痛、有下坠感	槐角丸、马应龙麝香痔疮膏
	血热风盛证	常见大便带血,滴血或喷射状出血,血色鲜红,并见大便秘结不通、肛门肿痛,或兼见肛门部皮肤皲裂瘙痒,瘀血肿痛	地榆槐角丸

目 标 检 测

一、单项选择题
1. 下列可用于风湿热蕴肌肤所致的皮肤瘙痒的是（　　）。
　　A. 湿毒清胶囊　　B. 京万红软膏　　C. 皮肤康洗液　　D. 湿疹散
2. 可内服的药是（　　）。
　　A. 湿疹散　　　　B. 当归苦参丸　　C. 皮肤康洗液　　D. 生肌玉红膏
3. 适用于婴幼儿湿疹的外用药是（　　）。
　　A. 湿疹散　　　　B. 癣湿药水　　　C. 皮肤康洗液　　D. 消风止痒颗粒
4. 下列哪项可用于疮疖溃烂、肿痛、皮肤损伤？（　　）。
　　A. 槐角丸　　　　　　　　　B. 马应龙麝香痔疮膏
　　C. 消瘿丸　　　　　　　　　D. 如意金黄散

5. 用于皮肤瘙痒证属血虚风燥者的是（　　）。

A. 皮肤康洗液　　　B. 当归苦参丸　　　C. 癣湿药水　　　D. 湿毒清胶囊

6. 当归苦参丸适用于（　　）。

A. 手足皲裂　　　B. 痤疮　　　C. 阴疽　　　D. 瘿瘤

7. 下列药物中，要研碎吞服的是（　　）。

A. 小金丸　　　B. 槐角丸　　　C. 消瘿丸　　　D. 地榆槐角丸

8. 用于湿热阻于皮肤所致湿疹，以及湿热所致阴痒、白带过多的是（　　）。

A. 皮肤康洗液　　　B. 牛黄醒消丸　　　C. 小金丸　　　D. 连翘败毒丸

二、多项选择题

1. 下列属于皮肤病的是（　　）。

A. 痱子　　　B. 粉刺　　　C. 皮肤瘙痒

D. 足癣　　　E. 风疹

2. 下列药物可用于湿疹的是（　　）。

A. 湿毒清胶囊　　　B. 当归苦参丸　　　C. 癣湿药水

D. 小金丸　　　E. 生肌玉红膏

3. 下列可以治疗疮疡红肿热痛的是（　　）。

A. 如意金黄散　　　B. 连翘败毒丸　　　C. 牛黄醒消丸

D. 槐角丸　　　E. 消风止痒颗粒

三、分析题

（一）病例分析

1. 某患者，男，30 岁。手掌及手指皮下、趾缝趾侧生丘疹、水疱，自觉瘙痒；伴有大便干燥，舌淡苔薄腻。

请辨证分型，并为该患者推荐常用的中成药。

2. 某患者，女，20 岁，满脸痤疮，颜色偏红，舌苔黄腻。

请辨证分型，并为该患者推荐常用的中成药。

3. 某患者，男，10 岁。突发皮损潮红灼热、瘙痒无休、渗液流汁，伴有身热、口渴、大便干、舌红苔黄。

请辨证分型，并为该患者推荐常用的中成药。

（二）处方分析

1. 处方：防风 10g，蝉蜕 10g，当归 10g，地黄 10g，地骨皮 10g，川木通 6g，荆芥 10g，石膏 20g，甘草 5g。

根据方中药物，分析此方适用于皮肤病的何种证型，并简要说明理由。

2. 处方：癣湿药水，外搽患处；湿毒清胶囊，内服，每次 6 粒，每日 3 次。

判断以上处方中是否有误，如有问题请指出。并根据处方内容分析可用于何证？

（肖巍）

PPT 课件

第十九章　伤科用方药

知识要求：
1. 熟悉伤科中跌打损伤、风湿骨痛、烧烫伤的基本概念、病因病机，理解跌打损伤和风湿骨痛的辨证要点。
2. 掌握云南白药、七厘散、三七伤药片的功能主治、应用及使用注意，理解七厘散、三七伤药片的组方分析。
3. 熟悉颈复康颗粒、跌打丸、舒筋活血片、活血止痛胶囊的功能主治和使用注意。

能力要求：
　　学会以功能主治、剂型规格阐述各中成药的优缺点，能针对外伤科常见病合理用药。

学·习·目·标

　　中医伤科包括跌打损伤、风湿骨痛、烧烫伤等。跌打损伤多由于外力伤害所导致，如跌仆、撞击、闪挫、负重、刀刃伤等；外感六淫诸邪或邪毒感染也可致筋骨、关节发生疾患，表现为反复发作性疼痛，或出现筋肉挛缩、松弛无力，致关节活动不利、肢体功能障碍等。风湿骨痛主要是损伤后因受风寒湿邪的侵袭而引起的腰部和四肢关节疼痛或活动不利，如肩颈痛、腰腿痛；烧烫伤主要是由意外伤害导致的皮肤、肌肉损伤、发炎疼痛。问病时要分清疼痛部位，以及近期有无损伤史，以判断损伤类型，其次伤科病症的发生与年龄、体质、局部解剖结构、职业工种等内在因素关系十分密切，在问病和荐药治疗时也应注意。

　　伤科常用方药，多具有活血化瘀、通络消肿止痛，或清热解毒、凉血止痛的功能。有的专供外用、有的专供内服，但大多数既能内服又可外用。使用应注意大多为孕妇禁用、经期停用；部分对胃肠有刺激性，应在饭后服用；部分刺激性较大，皮肉破损处不宜敷用。

云 南 白 药

【方源】《中华人民共和国药典》收载。

【组成】三七等（国家保密配方）

【功能与主治】化瘀止血，活血止痛，解毒消肿。用于跌打损伤、瘀血肿痛、吐血、咯血、便血、痔血、崩漏下血、支气管及肺结核咯血、溃疡病出血、疮疡肿毒及软组织挫伤、闭合性骨折，以及皮肤感染性疾病。

【临床应用】云南白药又名"白药"，是伤科著名成药之一，具有良好活血消肿、止血止痛功效，可用于多种原因导致的跌打损伤、瘀血肿痛，或出血病证；也可用于冻疮、宫颈炎、慢性胃炎、带状疱疹、秋季腹泻、婴儿脐炎、肋软骨炎、复发性口疮等的治疗。

【性状规格】本品为灰黄色至浅棕色黄色的粉末；具特异性香气，味略感清凉，并有麻舌感。保险子为红色的球形或类球形水丸，剖面显棕褐色；气微，味微苦。每瓶装4g，含保险子1粒。

【用法】刀、枪伤、跌打诸伤，无论轻重，出血者用温开水送服；瘀血肿痛及未出血者用酒送服；妇科各种出血证，用酒送服，但经血过多用温开水送服；毒疮初起，服0.25g，另取药粉用酒调匀，敷患处，如已化脓，只需内服。其他内出血各症状均可内服。

口服：每次 0.25～0.5g，一日 4 次。凡遇较重的跌打损伤可先服红色保险子，轻伤及其他病证不必服。

【使用注意】服药一日内，忌食蚕豆、鱼类和酸冷食物；有组织破损或感染者，外敷前必须认真彻底清创、冲洗、消毒；孕妇忌用；伴有严重心律失常的患者不宜使用。

【其他剂型】云南白药胶囊、气雾剂、酊剂、硬膏等。

知识链接

云南白药为世人所知的多是止血的功效，由于它含有多种活性成分，药理作用复杂，有多种用途。

1. 云南白药对于多种出血性疾病都有明显的疗效，可以加速止血、缩短病程。有研究表明，这方面的药理作用主要是缩短出血时间和凝血时间，使凝血酶原时间缩短，增加凝血酶原含量，并能诱导血小板的聚集和释放。止血方面也应用十分广泛，对于创伤出血、消化道出血、呼吸道出血、出血性脑病，以及妇科、小儿科、五官科出血性疾病都有很好的治疗效果。

2. 云南白药对炎症物质的释放有抑制作用，对于改善微循环、改变血管通透性等方面都有效用。在治疗创伤中，能有效地治疗局部的红肿热痛，活血化瘀，抑制肿胀。此外还有抑菌的作用，能够防止创伤的感染。

3. 云南白药可以促进肾上腺皮质激素的分泌，对于免疫系统疾病有治疗作用。

七 厘 散

【方源】《良方集腋》七厘散，《中华人民共和国药典》收载。

【组成】血竭500g　儿茶120g　乳香（制）75g　没药（制）75g　红花75g　朱砂60g　冰片6g　人工麝香6g

【功能与主治】化瘀消肿，止痛止血。用于跌仆损伤、血瘀疼痛、外伤出血。

【组方分析】方中血竭内服活血散瘀止痛，外用则止血敛疮生肌，为君药。儿茶外用收湿生肌、敛疮止血；乳香、没药，行气活血、消肿止痛；红花活血祛瘀止痛，共为臣药。朱砂既能清热解毒，又可镇心安神，兼治因外伤疼痛引起的心神不安；人工麝香、冰片辛温走窜，活血化瘀、通窍止痛，为佐使药。诸药合奏化瘀消肿、止痛止血之功。

【临床应用】凡因外伤所致的瘀血作痛或皮肤出血，或筋断骨折，或内伤出血、吐血便血，或烧伤烫伤、红肿热痛、皮肤溃破或痰瘀内蕴、皮肤焮红肿痛，或漫肿无头之无名肿毒，内服外敷均可应用本品。

【性状规格】本品为朱红色至紫红色的粉末或易松散的块状。每瓶装 1.5g、3g。

【用法】口服。一次 1～1.5g，一日 1～3 次。外用，调敷患处。

【使用注意】孕妇禁服。

三七伤药片

【方源】《中华人民共和国药典》收载。

【组成】三七52.5g　草乌（蒸）52.5g　雪上一枝蒿23g　冰片1.05g　骨碎补492.2g　红花157.5g　接骨木787.5g　赤芍87.5g

【功能与主治】舒筋活血，散瘀止痛。用于跌打损伤、风湿瘀阻、关节痹痛；急慢性扭挫伤、神经痛见上述证候者。

【组方分析】方中三七活血止血、消肿止痛，红花活血散瘀、消肿止痛，二者共为君药。

骨碎补活血止血、疗伤止痛、续筋健骨；雪上一枝蒿消炎止痛、祛风逐湿；草乌辛苦大热、祛风除湿、温经止痛；接骨木祛风活血利水，四药配合，加强君药活血止痛之力，又逐风寒湿、温通经脉，为臣药。赤芍化瘀血、凉血热、止出血；冰片清热解毒，又辛香走窜、通行经络，二者既以其寒凉之性佐制其他多数温热之品，又引诸药达于病所，共为佐使药。诸药合奏活血止痛、续筋疗伤之效。

【临床应用】常用于跌打损伤、风湿瘀阻、关节痹痛；急慢性扭挫伤、神经痛等。

【性状规格】本品为糖衣片，除去糖衣后显棕褐色；味微苦。每片重 0.33g。

【用法】口服。一次 3 片，一日 3 次；或遵医嘱。

【使用注意】本品药性强烈，应按规定量服用；不可与酒混合服用；孕妇忌用；有心血管疾病患者慎用。

知识链接

"七厘"，指服用量，即今之 2.1g。本方是伤科常用方，内服外用皆可。综观全方，虽有散瘀定痛、止血愈伤之效，但多数药为香窜辛散，行气活血之品，内服易耗伤正气，不宜多量久服，一般每次只服"七厘"，所以以其每次用量而命名为"七厘散"。

颈复康颗粒

【方源】《中华人民共和国药典》收载。

【组成】羌活 川芎 葛根 秦艽 威灵仙 苍术 丹参 白芍 地龙（酒炙） 红花 乳香（制） 黄芪 党参 地黄 石决明 花蕊石（煅） 黄柏 王不留行（炒） 桃仁（去皮） 没药（制） 七鳖虫（酒炙）

【功能与主治】活血通络，散风止痛。用于风湿瘀阻所致的颈椎病。症见头晕、颈项僵硬、肩背酸痛、手臂麻木。

【组方分析】颈椎病是一种常见的慢性退行性病变，多因正气虚弱，风寒湿客于颈肩经络，使筋脉收引，气血阻滞所致。症见头晕头痛、颈项强痛、肩背酸痛、手臂麻木等。

方中主以羌活、威灵仙、秦艽祛风除湿，羌活擅长治腰以上风寒湿痹；葛根解肌止痛，善治项背强痛；辅以丹参、川芎、桃仁、红花、乳香、花蕊石、没药、王不留行、土鳖虫、地龙，活血化瘀、通络止痛；佐苍术、黄柏清热燥湿，石决明平肝潜阳，黄芪、党参、白芍、生地黄益气养血。诸药相合，攻补兼施，共奏祛风胜湿、活血通络、益气养血之功。

【临床应用】常用于颈椎病引起的脑供血不足、头晕、颈项僵硬、肩背酸痛、手臂麻木等症。

【性状规格】本品为黄褐色或棕褐色的颗粒；味微苦。每袋 5g。

【用法】开水冲服。一次 1～2 袋。一日 2 次，饭后服用。

【使用注意】孕妇忌服；消化道溃疡、肾性高血压患者慎服。

跌 打 丸

【方源】《中华人民共和国药典》收载。

【组成】三七 64g 当归 32g 白芍 48g 赤芍 64g 桃仁 32g 红花 48g 血竭 48g 北刘寄奴 32g 烫骨碎补 32g 续断 320g 苏木 48g 牡丹皮 32g 乳香（制）48g 没药（制）48g 姜黄 24g 醋三棱 48g 防风 32g 甜瓜子 32g 枳实（炒）32g 桔梗 32g 甘草 48g 木通 32g 煅自然铜 32g 土鳖虫 32g

【功能与主治】活血散瘀，消肿止痛。用于跌打损伤、筋断骨折、瘀血肿痛、闪腰岔气。

【组方分析】方中用续断、三七、乳香、没药、骨碎补、血竭，活血通络、接筋续骨；

土鳖虫、自然铜、三棱、桃仁、苏木、赤芍，活血化瘀、接骨消肿；当归、刘寄奴、丹皮、甜瓜子、姜黄、红花，活血消肿、散结化瘀；桔梗、甘草、白芍、木通、防风、枳实，理气通络、清热祛湿。全方具有活血散瘀、消肿止痛之功。

【临床应用】常用于各种软组织损伤、扭伤、脱臼、骨折、风湿性关节炎、类风湿性关节炎等。

【性状规格】本品为黑褐色至黑色的小蜜丸或大蜜丸；气微腥，味苦。小蜜丸，每10丸重2g；大蜜丸，每丸重3g。

【用法】口服。小蜜丸一次3g，大蜜丸一次1丸，一日2次。

【使用注意】孕妇禁用。

舒筋活血片

【方源】《中华人民共和国卫生部药品标准》收载。

【组成】红花80g 香附（制）300g 狗脊（制）400g 香加皮200g 络石藤300g 伸筋草300g 泽兰叶300g 槲寄生400g 鸡血藤300g 自然铜（煅）50g

【功能与主治】舒筋活络，活血散瘀。用于筋骨疼痛、肢体拘挛、腰背酸痛、跌打损伤。

【组方分析】方中鸡血藤活血养血、舒筋通络为君药。红花活血祛瘀消肿；泽兰叶活血祛瘀、利水消肿；伸筋草祛风湿、通经络、舒筋活血；煅自然铜散瘀止痛、接骨续筋；络石藤祛风通络、凉血消肿。五药相合助君药，舒筋活络、活血散瘀，为臣药。制狗脊、香加皮、槲寄生，补肝肾、壮腰膝、强筋骨、祛风湿；制香附疏肝行气，促进血行而止痛。四药合为佐药。全方配伍，行散与强壮并举，既能舒筋通络、活血散瘀，又兼祛风湿、强筋骨之功。

【临床应用】常用于骨关节疼痛、软组织损伤、风湿性关节炎、类风湿性关节炎、强直性脊柱炎、腰椎骨质增生、腰椎间盘突出症、坐骨神经痛等疾病。

【性状规格】本品为黄褐色的片；味苦。

【用法】口服。一次5片，一日3次。

【使用注意】孕妇忌服。

活血止痛胶囊

【方源】《中华人民共和国药典》收载。

【组成】当归222g 三七44g 醋乳香44g 冰片11g 土鳖虫111g 煅自然铜67g

【功能与主治】活血散瘀，消肿止痛。用于跌打损伤、瘀血肿痛。

【组方分析】活血止痛散方中，土鳖虫破血逐瘀、续筋接骨，为君药。煅自然铜活血散瘀、消肿止痛、接骨续筋；当归补血活血止痛，为臣药。三七散瘀止血、消肿止痛；制乳香活血行气、消肿生肌；冰片清热消肿止痛，为佐药。全方功专于行散，共奏活血散瘀、消肿止痛之功。

【临床应用】常用于跌打损伤引起的瘀血肿痛、筋伤骨折、膝关节急性创伤性滑膜炎、风湿性关节炎、类风湿性关节炎、坐骨神经痛、肩周炎、软组织损伤等。

【性状规格】本品为薄膜衣片，除去薄膜衣后显灰褐色；气香，味辛、苦、凉。每片重0.4g。

【用法】用温黄酒或温开水送服。一次4片，一日2次。

【使用注意】孕妇禁用。

学习小结

伤科疾病成因多样，急性损伤、水火烧烫、六淫外邪、脏腑衰弱皆能致病。临床表现为局部疼痛、运动不利、肌肉痉挛、皮肤损伤等。治疗针对病因，以活血祛瘀、温通补益、清热除湿、补肝肾、强筋骨类方药施治，去除病邪而调整气血。在问病荐药时，务必分清病位病证，新发旧患，对证荐药。同时应嘱咐患者，服药期间忌服腥腐辛热油腻食物，以免影响治疗。

病证	证型	病证要点	常用方药
跌打损伤	急性软组织挫伤	疼痛剧烈，受伤局部软组织红肿，也可伴有骨骼不同程度的损伤	云南白药、七厘散、三七伤药片、活血止痛胶囊
风湿骨痛	肩颈痛	颈部和肩胛部疼痛，遇冷或气候突变冷时加重，游走窜痛，舌淡苔白或舌红苔黄腻；或疼痛部位固定刺痛，舌质紫暗或有瘀斑、瘀点	颈复康颗粒
	腰腿痛	下肢、腰、腰骶、臀部等处疼痛，有时伴有一侧或双侧下肢痛和马尾神经症状。表现为局部疼痛，伴有压痛、感应痛、部位模糊不清，可有肌痉挛	舒筋活血片、活血止痛胶囊、跌打丸
烧烫伤	热毒灼肤证	由外因引起，轻度烧烫伤只伤及表皮层，受伤的皮肤发红、肿胀，觉得灼痛，但无水泡出现；稍严重伤及真皮层，局部红肿、发热，疼痛难忍，有明显水疱	云南白药、七厘散、京万红软膏

目 标 检 测

一、单项选择题

1. 以下中成药属于国家保密配方的是（　　　）。
   A. 马应龙麝香痔疮膏　　　　　　　　B. 云南白药
   C. 京万红软膏　　　　　　　　　　　D. 七厘散

2. 关于七厘散的用量，以下正确的是（　　　）。
   A. 口服一次 1g　　　　　　　　　　 B. 口服一天五次
   C. 外用每次不得超过 3g　　　　　　　D. 口服每次不得超过 3g

3. 不可与酒同时服用的是（　　　）。
   A. 颈复康颗粒　　　B. 跌打丸　　　　　C. 三七伤药片　　　D. 七厘散

4. 关于三七伤药片，以下说法错误的是（　　　）。
   A. 三七为本方君药　　　　　　　　　B. 本方有舒筋活血作用
   C. 能治疗关节痹痛　　　　　　　　　D. 方中不含毒性成分

5. 功效活血通络，散风止痛，用于治疗风湿瘀阻所致的颈椎病的中成药是（　　　）。
   A. 颈复康颗粒　　　B. 三七伤药片　　　C. 云南白药　　　D. 七厘散

二、多项选择题

1. 服用云南白药期间，忌食用（　　　）。
   A. 蚕豆　　　　　　B. 水果　　　　　　C. 鱼类
   D. 酸冷食物　　　　E. 甜食

2. 可用治骨折的药物有（　　　）。
   A. 云南白药　　　　B. 颈复康颗粒　　　C. 三七伤药片
   D. 跌打丸　　　　　E. 接骨丸

3. 云南白药现做成哪些剂型？（　　　）。
   A. 云南白药膏　　　B. 云南白药酊　　　C. 云南白药胶囊
   D. 云南白药气雾剂　E. 云南白药口服液

4. 下列药中，属孕妇不宜使用的有（　　）。
　　A. 云南白药　　　　B. 颈复康颗粒　　　C. 小金丸
　　D. 七厘散　　　　　E. 三七伤药片
5. 下列药中，既能内服又可外敷的是（　　）。
　　A. 湿疹散　　　　　B. 云南白药　　　　C. 七厘散
　　D. 癣湿药水　　　　E. 颈复康颗粒

三、分析题

（一）病例分析

　　某患者，女，40 岁，办公室职员。近一周来颈部和肩胛部刺痛，活动受限，恶风寒。舌质紫暗，脉涩。

　　请判断该患者所患疾病，并为其推荐常用的中成药。

（二）处方分析

1. 处方：千年健 15g，地枫皮 10g，桂枝 10g，牛膝 15g，木瓜 15g，甘草 5g，盐杜仲 15g，羌活 10g，独活 10g。

　　根据方中药物，分析此方适用于何病证，并简要说明理由。

2. 处方：跌打丸 3g，口服，每天 3 次。

　　判断以上处方中是否有误，如有问题请指出。并根据处方内容分析，可用于何种疾病。

（肖巍）

PPT 课件

第二十章　妇科用方药

知识要求：

1. 熟悉妇科常见病证的基本概念、病因病机、治则及用药特点，理解各证型的辨证要点。
2. 掌握八珍益母丸、乌鸡白凤丸、逍遥丸、生化丸的功能主治、应用和使用注意，理解其组方分析。
3. 熟悉桂枝茯苓丸、益母草口服液、艾附暖宫丸、少腹逐瘀丸、固经丸、千金止带丸、妇科千金片、参茸保胎丸、坤宝丸的功能主治和使用注意。
4. 了解除湿白带丸、洁尔阴洗液、产复康颗粒、乳癖消片、消乳散结胶囊、更年安的应用。

能力要求：

　　具有分析本类处方的能力，学会以功能主治、剂型规格阐述各中成药的优缺点，能正确对痛经患者荐药。

　　导致妇科疾病的因素有淫邪因素、情志因素、生活因素和体质因素。淫邪因素之中，以寒、热、湿为多发；情志因素方面，以怒、思、恐为常见；生活因素主要指早婚多产、房事不节、饮食失调、劳逸过度、跌扑损伤等；体质因素（包括先天因素）是就人的体质强弱而言，即脏腑、经络、气血活动的盛衰。

第一节　月经不调、痛经用药

　　月经的周期、经期和经量发生异常，以及伴随月经周期出现明显不适症状的疾病，称为月经病，是妇科临床的多发病。其中在经期或经行前后，出现周期性小腹疼痛或痛引腰骶，甚至剧痛晕厥者，称为"痛经"，亦称"经行腹痛"。

　　月经病的发生是由脏腑功能失调、气血不和所致，与冲任、胞宫的周期性生理变化密切相关。其病因除外感邪气、内伤七情、房劳多产、饮食不节之外，尚须注意身体质对月经病发生的影响。主要病机在于邪气内伏或精血素亏，更值经期前后冲任二脉气血的生理变化急骤，导致胞宫的气血运行不畅，发为月经不调或痛经。本病所涉及的脏腑主要有肝、脾、肾，常见的分型有肾气亏损、气血虚弱、气滞血瘀、寒凝血瘀和湿热蕴结。

　　月经病重在问期、量、色、质及伴随月经周期出现的症状，同时结合全身证候综合分析。痛经可根据其疼痛发生的时间、部位、性质、喜按或拒按等不同情况，明辨其虚实寒热，在气在血。一般痛在经前、经期，多属实；痛在经后、经期，多属虚。痛胀俱甚、拒按，多属实；隐隐作痛、喜揉喜按，多属虚。得热痛减多为寒，得热痛甚多为热。痛甚于胀多为血瘀，胀甚于痛多为气滞。痛在两侧少腹，病多在肝；痛连腰际，病多在肾。

　　治疗原则重在治本以调经，通调气血以止痛。论治过程中，首辨他病、经病的不同。如因他病致月经不调者，当治他病，病去则经自调；若因经不调而生他病者，当予调经，经调则他病自愈。次辨标本缓急的不同，急则治其标、缓则治其本。如痛经剧烈，应以止痛为主；若经崩暴下，当以止血为先，缓则审证求因治其本，使经病得到彻底治疗。再辨月经周期各阶段的不同。经期血室正开，大寒大热之剂用时宜慎；经前血海充盛，勿滥补，宜予疏导；经后血海空虚，勿强攻，宜于调补，但总以证之虚实酌用攻补。

乌鸡白凤丸

【方源】《中华人民共和国药典》收载。

【组成】乌鸡（去毛爪肠）640　鹿角胶128g　鳖甲（制）64g　牡蛎（煅）48g　桑螵蛸48g　人参128g　黄芪32g　当归144g　白芍128g　香附（醋制）128g　天冬64g　甘草32g　地黄256g　熟地黄256g　川芎64g　银柴胡26g　丹参128g　山药128g　芡实（炒）64g　鹿角霜48g

【功能与主治】补气养血，调经止带。用于气血两虚、身体瘦弱、腰膝酸软、月经不调、崩漏带下。

【组方分析】方中乌鸡甘平，主阴虚发热、虚劳羸弱；鹿角胶温阳滋肾；人参、黄芪、山药补脾益气；当归、白芍、川芎、熟地黄养血调经。天冬、生地黄、制鳖甲、银柴胡、丹参，滋阴退热、凉血除烦；鹿角霜、桑螵蛸、煅牡蛎、芡实等，收敛固涩、止血止带；香附理气舒肝。诸药相伍，补而不滞、温而不燥，共奏补益气血、固摄冲任之功。

【临床应用】

① 适用于气血两虚兼肾虚不固所致的月经不调、崩漏、带下及久不成孕，以月经色淡质稀、带下质清稀、面色无华、口唇色淡、倦怠乏力、腰膝酸软、形体羸弱为辨证要点。

② 妇女更年期的综合征、人工流产后综合征、少女青春期经期紊乱、慢性盆腔炎、附件炎、女子不孕等见上述症状者可选用。亦可用于男子气血两虚及男子性功能衰退。

【性状规格】本品为黑褐色至黑色的水蜜丸、小蜜丸或大蜜丸；味甜、微苦。大蜜丸每丸重9g。

【用法】口服，水蜜丸一次6g，小蜜丸一次9g，大蜜丸一次1丸，一日2次。

【使用注意】服药期间不宜喝茶和吃萝卜；不宜同时服用藜芦、五灵脂、皂荚或其制剂；忌食寒凉、生冷食物。

【其他剂型】乌鸡白凤片。

八珍益母丸

【方源】《景岳全书》八珍益母丸，《中华人民共和国药典》收载。

【组成】益母草200g　党参50g　白术（炒）50g　茯苓50g　甘草25g　当归100g　白芍（酒炒）50g　川芎50g　熟地黄100g

【功能与主治】补气养血，活血调经。用于气血两虚兼有血瘀所致的月经不调，症见月经周期错后、行经量少、色淡、淋漓不净，伴见头晕心悸、精神不振、肢体乏力。

【组方分析】本品是在八珍汤的基础上，加益母草而成。方中重用益母草活血调经，党参健脾益气，熟地黄补血滋阴，白术、茯苓健脾利湿，当归、白芍养血和营，川芎行气活血，甘草和中益气、调和诸药。

【临床应用】适用于气血两虚兼夹瘀所致的月经不调、痛经、崩漏、产后恶露不绝、产后腹痛、黄褐斑、鳞状毛囊角化症、席汉综合征等。应用以月经色淡质稀、面色无华、头晕心悸、倦怠乏力、血中夹带小血块、舌淡苔白、边有瘀点为辨证要点。

【性状规格】本品为棕黑色的水蜜丸、小蜜丸或大蜜丸；微有香气，味甜而微苦。大蜜丸每丸重9g。

【用法】口服。水蜜丸一次6g，小蜜丸一次9g，大蜜丸一次1丸，一日2次。

【使用】孕妇忌服；服药期间不宜吃生冷食物。

逍 遥 丸

【方源】《太平惠民和剂局方》逍遥散，《中华人民共和国药典》收载。

【组成】柴胡 100g　当归 100g　白芍 100g　白术（炒）100g　茯苓 100g　薄荷 20g 生姜 100g　甘草（蜜炙）80g

【功能与主治】疏肝健脾，养血调经。用于肝气不舒、胸胁胀痛、头晕目眩、食欲减退、月经不调。

【组方分析】方中以柴胡疏肝解郁，使肝气条达为君药。白芍酸苦微寒、养血敛阴、柔肝缓急；当归甘辛苦温、养血和血，且气香可理气，为血中之气药；归、芍与柴胡相同，补肝体而助肝用，使血和则肝和、血充则肝柔，共为臣药。木郁则土衰，肝病易于传脾，故以白术、茯苓、甘草健脾益气，非但实土以抑木，且使营血生化有源，共为佐药。方中加薄荷，疏散郁遏之气，透达肝经郁热；生姜降逆和中，且能辛散达郁，亦为佐药。柴胡为肝经引经药，又兼使药用。炙甘草益气补中、调和诸药，为佐使药。本方有顺肝条达之性，故名"逍遥"，诸药合而成方，可使肝郁得疏、血虚得养、脾弱得复、气血兼顾、肝脾同调。本方立法周全、组方严谨，故为调肝养血之名方。

【临床应用】

① 本方为调肝养血的代表方药，也是妇科调经的常用方药，以两胁作痛、神疲食少、月经不调、脉弦而虚为辨证要点。

② 常用于脾虚肝郁血虚所致的月经先期、月经过多、经行吐衄、崩漏。可用于早期肝硬化、胆石症、胃及十二指肠溃疡、慢性胃炎、盆腔炎、胃肠功能紊乱、更年期综合征、经前期紧张症、乳腺小叶增生、神经官能症等属肝郁血虚脾弱者。

【性状规格】本品气微，味甜、辛而后苦。大蜜丸为棕褐色，每丸重9g。

【用法】口服。一次1丸，一日2次。

【其他剂型】逍遥丸（水丸、浓缩丸）、颗粒、合剂。

【附方】**加味逍遥丸**（《中华人民共和国药典》收载）　逍遥丸加牡丹皮、栀子。功用：舒肝清热、健脾养血。主治：肝郁化火、肝脾不和之月经不调等。其症在逍遥丸证的基础上兼见潮热、日晡潮热、烦躁易怒，或自汗盗汗，或头痛目涩，或颊赤口干，或月经不调、少腹胀痛，或小便涩痛，舌红苔薄黄，脉弦虚数等。

桂枝茯苓丸

【方源】《金匮要略》桂枝茯苓丸，《中华人民共和国药典》收载。

【组成】桂枝 100g　茯苓 100g　牡丹皮 100g　白芍 100g　桃仁 100g

【功能与主治】活血，化瘀，消癥。用于妇人宿有癥块，或血瘀经闭、行经腹痛，产后恶露不尽。

【组方分析】本方用治妇人宿有癥块。癥块是由瘀血挟痰而成，治当以活血化瘀、行水消痰、缓消癥块。桂枝既能温经活血，又能温阳化气，为本方君药。桃仁活血化瘀以消癥为臣。茯苓健脾利湿消痰；芍药、丹皮既能活血散瘀，还可防桂枝辛温太过，芍药尚缓急止痛，三药俱为佐药。蜜作为赋形剂，可调和药性，为使药。诸药相合，共奏活血化瘀、消癥止痛之效。

【临床应用】

① 适用于妇人小腹宿有癥块，按之痛、腹挛急；或经闭腹胀痛、白带多；或产后恶露不尽、腹痛拒按等。

② 常用于妇女经期综合征、子宫外孕、子宫肌瘤、卵巢囊肿、盆腔炎、不孕症及乳腺

肿块等妇科疾患。

【性状规格】本品为棕褐色的大蜜丸；味甜。每丸重 6g。

【用法】口服。一次 1 丸，一日 1～2 次。

【使用注意】孕妇慎用。

【其他剂型】桂枝茯苓胶囊。

益母草口服液

【方源】《中华人民共和国药典》收载。

【组成】本品为益母草经加工制成的口服液。

【功能与主治】活血调经。用于血瘀所致的月经不调、产后恶露不绝，症见经水量少、淋漓不净、产后出血时间过长；产后子宫复旧不全见上述证候者。

【组方分析】益母草有活血化瘀、养血调经的作用，具有行血而不伤新血，养血而不留瘀血的特点，被誉为"妇科要药"。单用为剂，有力专效宏之妙，故可治血气不和所致的妇科诸病。

【临床应用】适用于血瘀所致的月经不调、痛经、产后恶露不绝及产后腹痛。也可用于急慢性肾炎、冠心病等的治疗。

【性状规格】本品为棕红色的澄清液体；味甜、微苦。每支装 10ml。

【用法】口服。一次 10～20ml，一日 3 次；或遵医嘱。

【使用注意】孕妇禁用。

【其他剂型】益母草膏、颗粒。

艾附暖宫丸

【方源】《仁斋直指方论》艾附暖宫丸，《中华人民共和国药典》收载。

【组成】艾叶（炭）120g　香附（醋制）240g　吴茱萸（制）80g　肉桂20g　当归120g　川芎80g　白芍（酒炒）80g　地黄40g　黄芪（蜜炙）80g　续断60g

【功能与主治】理气养血，暖宫调经。用于血虚气滞、下焦虚寒所致的月经不调、痛经，症见行经后错、经量少、有血块、小腹疼痛、经行小腹冷痛喜热、腰膝酸痛。

【组方分析】方用四物汤，活血调经；配以吴茱萸、艾叶、肉桂温经散寒；香附疏肝理气；黄芪益气生血；川续断补肾壮腰。诸药合用，共奏温经暖宫、益气补血之功。

【临床应用】

① 痛经。证属下焦虚寒，见经行小腹冷痛喜热、腰膝酸痛等。

② 月经不调。血虚气滞、虚寒所致的月经不调、行经后错、经量少、有血块。

③ 宫寒不孕。血虚气滞、下焦胞宫虚寒所致。

④ 胃痛、慢性肠炎、尿频等病证属虚寒者。

【性状规格】本品为深褐色至黑色的小蜜丸或大蜜丸；气微，味甘而后苦、辛。大蜜丸每丸重 9g。

【用法】口服。小蜜丸一次 9g，大蜜丸一次 1 丸，一日 2～3 次。

少腹逐瘀丸

【方源】《医林改错》少腹逐瘀汤，《中华人民共和国药典》收载。

【组成】当归300g　蒲黄300g　五灵脂（醋炒）200g　赤芍200g　小茴香（盐炒）100g　延胡索（又名元胡）（醋制）100g　没药（炒）100g　川芎100g　肉桂100g　炮姜20g

【功能与主治】活血逐瘀，祛寒止痛。用于血瘀有寒引起的月经不调、小腹胀痛、腰痛、白带。

【组方分析】肝肾等脏功能失调，寒凝气滞，疏泄不畅，血瘀不适，结于少腹，故症见少腹积块作痛，或月经不调等杂病。治宜以逐瘀活血、温阳理气为法。故方用小茴香、肉桂、干姜味辛而性温热，入肝肾而归脾，理气活血、温通血脉；当归、赤芍入肝，行瘀活血；蒲黄、五灵脂、川芎、延胡索、没药入肝，活血理气，使气行则血活，气血活畅故能止痛。共成温逐少腹瘀血之剂。

【临床应用】

① 闭经。症见少腹冷痛，或有腰痛，舌黯有瘀斑，脉沉、细、涩，辨证为寒凝血瘀者。

② 痛经。症见经前或经来少腹胀痛难忍，血色紫褐有块，或痛至腰骶，痛有定处，按之不减或按之痛如针刺，辨证属下焦有寒有瘀者。

③ 子宫肌瘤。症见子宫积块坚硬，固定不移，疼痛拒按，月经量多伴有小血块，面色晦暗，口干不欲饮。

【性状规格】本品为棕黑色的大蜜丸；气芳香，味辛、苦。每丸重9g。

【用法】温黄酒或温开水送服，一次1丸，一日2～3次。

【使用注意】孕妇忌服。

固　经　丸

【方源】《中华人民共和国药典》收载。

【组成】黄柏（盐炒）300g　黄芩（酒炒）200g　椿皮（麸炒）150g　香附（醋制）150g　白芍（炒）300g　龟甲（制）400g

【功能与主治】滋阴清热，固经止带。用于阴虚血热，月经先期，经血量多、色紫黑，赤白带下。

【组方分析】方中重用龟甲咸甘性平，益肾滋阴而降火；白芍苦酸微寒，敛阴益血以养肝，共为君药。黄芩苦寒，清热止血；黄柏苦寒，泻火坚阴，共为臣药。佐以椿根皮苦涩而凉，固经止血。又恐寒凉太过止血留瘀，故用少量香附辛苦微温，调气活血，以为佐药。诸药合用，使阴血得养、火热得清、气血调畅，诸症自愈。

【临床应用】常用于功能性子宫出血、女性生殖器炎症、产后恶露不尽、绝经期综合征属阴虚血热者。

【性状规格】本品为黄色至黄棕色的水丸；味苦。

【用法】口服。一次6g，一日2次。

【使用注意】脾胃虚寒者慎用；实证瘀滞者不宜使用；孕妇慎用。

安　坤　颗　粒

【方源】《中华人民共和国卫生部药品标准》收载。

【组成】牡丹皮100g　栀子100g　当归120g　白术100g　白芍120g　茯苓100g　女贞子100g　墨旱莲150g　益母草150g

【功能与主治】滋阴清热，健脾养血。用于放环后引起的出血，月经提前、量多或月经紊乱，腰骶酸痛，下腹坠痛，心烦易怒，手足心热。

【组方分析】方中墨旱莲、牡丹皮，滋阴清热、凉血散瘀，为君药。当归、白芍养血活血、柔肝止痛，为臣药。栀子清热泻火，女贞子补益肝肾、凉血止血，白术、茯苓益气健脾，益母草活血化瘀调经，俱为佐药。

【临床应用】常用于放环后引起的出血、功能性子宫出血、子宫肌瘤、更年期综合征、盆腔炎等疾病属虚热者。

【性状规格】本品为黄棕色或棕色的颗粒；味甜、微苦。每袋装10g。

【用法】开水冲服。一次 10g，一日 2 次。

妇科十味片

【方源】《中华人民共和国药典》收载。

【组成】香附（醋炙）500g　川芎 20g　当归 180g　元胡（醋炙）40g　白术 28.75g
甘草 13.75g　红枣 100g　白芍 15g　赤芍 15g　熟地黄 60g　碳酸钙 65g

【功能与主治】养血舒肝，调经止痛。用于血虚肝郁所致月经不调、痛经、月经前后诸证，症见行经后错，经水量少、有血块，行经小腹疼痛，血块排出痛减，经前双乳胀痛、烦躁、食欲不振。

【组方分析】方中醋香附行气疏肝、调经止痛，为君药。当归、熟地黄、白芍滋阴养血、柔肝调经，为臣药。川芎、赤芍活血化瘀，延胡索疏肝行气止痛，白术、大枣益气健脾，俱为佐药。甘草调和诸药，为使药。

【临床应用】常用于月经不调、痛经、月经量少、乳腺增生、乳房纤维瘤等疾病属血虚肝郁者。

【性状规格】本品为黄褐色的片或薄膜衣片，薄膜衣片除去包衣后显黄褐色；气微香，味微苦。素片，每片重 0.3g；薄膜衣片，每片重 0.33g。

【用法】口服。一次 4 片，一日 3 次。

第二节　带下病用药

带下的量明显增多，色、质、气味发生异常，或伴全身、局部症状者，称为"带下病"，又称"下白物""流秽物"。相当于西医学的阴道炎、子宫颈炎、盆腔炎、妇科肿瘤等疾病引起的带下增多。

本病主要病因是内外湿邪。内湿的产生与脏腑气血功能失调有密切的关系，脾肾功能失常是发病的内在条件。饮食不节，劳倦过度；素禀肾虚，恣情纵欲；情志不畅，肝郁化火；经期产后，胞脉空虚，均可致带下病。其病位主要在前阴、胞宫；任脉损伤、带脉失约是带下病的致病核心。临床常见分型有脾阳虚、肾阳虚、湿热下注、瘀热挟毒、下焦寒湿等。

带下病要详问带下的量、色、质、气味，结合伴随症状及舌脉辨其寒热虚实。如带下量多色白或淡黄、质清稀，多属脾阳虚；色白质清稀如水、有冷感者，属肾阳虚；量不甚多，色黄或赤白相兼，质稠或有臭气，为阴虚挟湿；带下量多色黄，质黏稠，有臭气，或如泡沫状，或色自如豆渣状，为湿热下注；带下量多，色黄绿如脓，或混浊如米泔，质稠，恶臭难闻，属湿毒重证。临证时，尚需结合全身症状及病史等综合分析，方能作出正确的辨证。治疗原则以健脾、升阳、除湿为主，辅以舒肝固肾；但是湿浊可以从阳化热而成湿热，也可以从阴化寒而成寒湿，所以要佐以清热除湿、清热解毒、散寒除湿等法。

千金止带丸

【方源】《中华人民共和国药典》收载。

【组成】党参 50g　白术（炒）50g　当归 100g　白芍 50g　川芎 100g　香附（醋制）200g　木香 50g　砂仁 50g　小茴香（盐炒）50g　延胡索（醋制）50g　杜仲（盐炒）50g　续断 50g　补骨脂（盐炒）50g　鸡冠花 200g　青黛 50g　椿皮（炒）200g　牡蛎（煅）50g

【功能与主治】健脾补肾，调经止带。用于脾肾两虚所致的月经不调、带下病。症见月经先后不定期、量多或淋漓不净、色淡无块，或带下量多、色白清稀、伴有腰酸腹痛，四肢倦怠，小腹发凉，神疲乏力，舌淡苔白，脉细或迟。

【组方分析】本方用于白带病属于脾肾阳虚者。方用党参、白术健脾运湿，杜仲、续断、补骨脂、小茴香温肾散寒；当归、白芍、川芎补血活血；香附、木香、砂仁、延胡索、小茴香理气祛湿；鸡冠花、青黛、椿皮、煅牡蛎固涩止带。诸药配伍，以温药为主，佐以少量寒凉固涩之品，共达补虚止带、和血调气之功。

【临床应用】常用于治疗慢性盆腔炎、慢性宫颈炎、宫颈糜烂、宫颈癌等病证。

【性状规格】大蜜丸呈黑褐色，每丸重9g；水丸为灰黑色，气微香，味涩、微苦。

【用法】口服。大蜜丸一次1丸，一日2次。水丸一次6～9g，一日2～3次。

【使用注意】孕妇忌服。

除湿白带丸

【方源】《中华人民共和国药典》收载。

【组成】党参80g 白术（麸炒）100g 山药100g 白芍50g 芡实50g 车前子（炒）50g 当归30g 苍术30g 陈皮30g 白果仁50g 荆芥（炭）15g 柴胡12g 黄柏（炭）12g 茜草12g 海螵蛸40g 牡蛎（煅）40g

【功能与主治】健脾益气，清热止带。用于脾虚湿盛所致带下病，症见带下量多、色白质稀、纳少、腹胀、便溏。

【组方分析】本方用党参、白术、山药补脾益气，苍术健脾燥湿，车前子利水渗湿；稍加柴胡、陈皮以升清降浊，共治脾虚湿盛之源；荆芥炭、白果仁、芡实、海螵蛸、煅牡蛎收涩止带以治带下量多之标。带下日久，阴血受伤，湿郁生热，故用当归、白芍养血，黄柏炭、茜草以清热凉血。全方标本皆治、气血兼调，为治疗脾虚湿盛带下的有效方剂。

【临床应用】

① 适用于肝郁脾虚或湿郁生热所导致的带下病。症见带下色白或淡黄，质黏稠或清稀如水，无臭气，面色㿠白，四肢无力或足跗肿胀，舌质淡，苔白腻，脉象濡缓；或带下黄稠，有腥臭味，伴腰骶酸痛，下腹不温，或冷胀隐痛，舌质稍红，苔淡黄腻，脉弦。

② 常用于治疗宫颈炎、宫颈糜烂、子宫内膜炎等病证。

【性状规格】本品为灰褐色的水丸；气微，味淡。每20粒重1g。

【用法】口服。一次6～9g，一日3次。

妇科千金片

【方源】《中华人民共和国药典》收载。

【组成】千斤拔 单面针 金樱根 穿心莲 功劳木 党参 鸡血藤 当归

【功能与主治】清热除湿，益气化瘀。用于湿热瘀阻所致的带下病、腹痛。症见带下量多、色黄质稠、臭秽、小腹疼痛，腰骶酸痛，神疲乏力；慢性盆腔炎、子宫内膜炎、慢性宫颈炎见上述证候者。

【组方分析】千斤拔、穿心莲，清热凉血、解毒除湿；当归、鸡血藤，养血活血、通络；党参益气健脾；金樱根收涩止带。全方共达清热化瘀、益气活血、除湿止带之功。

【临床应用】

① 适用于湿热瘀阻之带下病、月经失调、腹痛等。以带下量多，赤白相兼，或色黄如脓，阴部瘙痒；或经行量多，色红，有血块排出，小腹隐隐作痛或阵发性加剧，拒按为辨证要点。

② 常用于急慢性盆腔炎、子宫颈炎、子宫内膜炎及其他妇女生殖器炎症。

【性状规格】本品为糖衣片或薄膜衣，除去包衣后显灰褐色；味苦。每板18片，每盒4板。

【用法】口服。一次 6 片，一日 3 次。

洁尔阴洗液

【方源】《中华人民共和国卫生部药品标准》收载。

【组成】蛇床子　艾叶　独活　石菖蒲　苍术　薄荷　黄柏　黄芩　苦参　地肤子　茵陈　土荆皮　栀子　金银花

【功能与主治】清热燥湿，杀虫止痒。主治妇女湿热带下。症见阴部瘙痒红肿，带下量多，色黄或如豆渣状，口苦口干，尿黄便结，舌红苔黄腻，脉弦数；也可用于接触性皮炎、湿疹及体股癣。

【组方分析】方中蛇床子燥湿杀虫、祛风止痒为君。苦参、黄芩、黄柏、茵陈，清热解毒、燥湿止痒，为臣。薄荷、艾叶、苍术、独活，祛风通络、芳香化湿，为佐。诸药合用，共奏清热燥湿、杀虫止痒之功。

【临床应用】适用于湿热下注所致的霉菌性、滴虫性阴道炎及非特异性阴道炎；也可用于接触性皮炎、湿疹及体股癣。

【性状规格】棕色至深棕色液体，气芳香。每瓶装 60ml、120ml、300ml、2000ml。

【用法】

① 外阴、阴道炎。用 10% 浓度洗液（即取本品 10ml 加温开水至 100ml 混匀），擦洗外阴，用冲洗器将 10% 的洁尔阴洗液送至阴道深部冲洗阴道，一日 1 次，7 天为一疗程。

② 接触性皮炎、湿疹。用 3% 浓度洗液（即取本品 3ml 加冷开水至 100ml 混匀）湿敷患处，皮损轻者一日 2～3 次，每次 30～60min；无溃破者，可直接用原液涂擦，一日 3～4 次，7 天为一疗程。

③ 体股癣。用 50% 浓度洗液（即取本品 50ml 加冷开水至 100ml 混匀）涂擦患处，一日 3 次，21 天为一疗程。

【使用注意】本品为外用药，禁止内服；切勿接触眼睛、口腔等黏膜处；皮肤破溃处禁用。

第三节　妊娠及产后病用药

妊娠期间发生与妊娠有关的疾病，称妊娠病，亦称胎前病。本病的发病原因不外乎外感六淫、情志内伤，以及劳逸过度、房事不节、跌仆闪挫等，易致妊娠恶阻、妊娠心烦、妊娠眩晕、妊娠肿胀、胎动不安、滑胎等。治疗原则是治病与安胎并举。如因病而致胎不安者，当重在治病，病去则胎自安；若因胎不安而致病者，应重在安胎，胎安则病自愈。具体治疗法有三：补肾益阴，健脾养血，疏肝清热。妊娠期间，凡有峻下、滑利、祛瘀、破血、耗气、散气作用及一切有毒药品，都宜慎用或禁用。

产妇在产褥期内发生与分娩或产褥有关的疾病，称为"产后病"。产后病的发病机制可以概括为三个方面：一是失血过多、亡血伤津、虚阳浮散；或血虚火动，易致产后血晕、产后痉证、产后发热、产后大便难等。二是瘀血内阻、气机不利、血行不畅；或气机逆乱，可致产后血晕、产后腹痛、产后发热、产后身痛、恶露不绝等。三是外感六淫或饮食、房劳所伤等，导致产后腹痛、产后痉证、产后发热、产后身痛、恶露不绝等。产后病的治疗应根据亡血伤津、瘀血内阻、多虚多瘀的特点，本着"勿拘于产后，亦勿忘于产后"的原则，结合病情进行辨证论治。产后多虚，应以大补气血为主，但其用药须防滞邪、助邪之弊；产后多瘀，当以活血行瘀之法，又须佐以养血，使祛邪而不伤正，化瘀而不伤血。同时，应掌握产后用药"三禁"，即禁大汗，以防亡阳；禁峻下，以防亡阴；禁通利小便，以防亡津液。

参茸保胎丸

【方源】《中华人民共和国药典》收载。

【组成】党参66g　龙眼肉20g　菟丝子（盐水制）33g　香附（醋制）41g　茯苓58g　山药50g　艾叶（醋制）41g　白术（炒）50g　黄芩66g　熟地黄41g　白芍41g　阿胶41g　甘草（炙）28g　当归50g　桑寄生41g　川芎（酒制）41g　羌活20g　续断41g　鹿茸20g　杜仲58g　川贝母20g　砂仁33g　化橘红41g

【功能与主治】滋养肝肾，补血安胎。用于肝肾不足、营血亏虚、身体虚弱、腰膝酸痛、少腹坠胀、妊娠下血、胎动不安。

【组方分析】方中杜仲、桑寄生、续断、鹿茸、菟丝子补肾安胎；熟地黄、川芎、当归、白芍、阿胶、龙眼肉补血养胎；党参、茯苓、白术、山药益气载胎；艾叶暖宫安胎；黄芩清热安胎；香附、化橘红、砂仁、川贝母、羌活行气助运，兼除表邪；炙甘草调和诸药。

【临床应用】适用于肝肾不足、营血亏虚之胎动不安、胎漏。以腰酸腹痛、胎动下坠，或伴阴道少量流血、头晕倦怠、气短懒言、心悸失眠、舌淡脉弱为辨证要点；可用于有堕胎、流产史，再度怀孕需保胎者。

【性状规格】本品为深褐色的水蜜丸；味甜、微辛。

【用法】口服。一次15g，一日2次。

【使用注意】外感期间或实热内盛者不宜服用。

生 化 丸

【方源】《傅青主女科》生化汤，《中华人民共和国卫生部药品标准》收载。

【组成】当归800g　川芎300g　桃仁100g　干姜（炒炭）50g　甘草50g

【功能与主治】养血祛瘀。用于产后受寒恶露不行或行而不畅，夹有血块，小腹冷痛。

【组方分析】本方证由产后血虚寒凝，瘀血内阻所致。妇人产后，血亏气弱，寒邪极易乘虚而入，寒凝血瘀，故恶露不行；瘀阻胞宫，不通则痛，故小腹冷痛。治宜活血养血、温经止痛。

方中重用全当归补血活血、化瘀生新、行滞止痛，为君药。川芎活血行气，桃仁活血祛瘀，均为臣药。炮姜入血散寒、温经止痛；黄酒温通血脉以助药力，共为佐药。炙甘草和中缓急、调和诸药，用以为使。原方另用童便同煎（现多已不用）者，乃取其益阴化瘀、引败血下行之意。全方配伍得当，寓生新于化瘀之内，使瘀血化、新血生，诸症向愈。正如唐宗海所云："血瘀可化之，则所以生之，产后多用"（《血证论》），故名"生化"。

【临床应用】常用于产后调理、流产后胎盘残留、人工流产后出血、产后子宫复旧不良与产后子宫收缩痛、子宫肌瘤及子宫肥大症、宫外孕等。

【性状规格】本品为棕褐色大蜜丸；气微香，味微辛。每丸重9g。

【用法】口服。一次1丸，一日3次。

【使用注意】产后血热而有瘀滞者不宜；孕妇忌服。

【附方】**新生化冲剂**（《中华人民共和国卫生部药品标准》收载）　当归240g　川芎90g　桃仁24g　炙甘草15g　姜炭15g　益母草300g　红花15g。功用：活血、祛瘀、止痛。主治：产后恶露不行，少腹疼痛；也可用于上节育后引起的阴道流血、月经过多。服用本方可促进乳汁分泌，加强子宫收缩，减轻宫缩疼痛，预防产褥感染，因此本方也是目前临床较为常用的产后调理方。

产 复 康 颗 粒

【方源】《中华人民共和国药典》收载。

【组成】益母草　当归　人参　黄芪　何首乌　桃仁　蒲黄　熟地黄　香附（醋制）昆布　白术　黑木耳

【功能与主治】补气养血，祛瘀生新。用于气虚血瘀所致的产后恶露不绝。症见产后出血过多、淋漓不断、神疲乏力、腰腿酸软。

【组方分析】本方针对产后多虚、多瘀的病理特点，用何首乌、熟地黄补肾滋阴，黄芪、人参、白术补脾益气，香附行气舒肝，当归养血活血，桃仁、蒲黄、益母草、黑木耳、昆布化瘀散结，共达补气养血、祛瘀生新之功。

【临床应用】常用于产后诸病，可促进产后康复。

【性状规格】本品为棕色颗粒；味甜、微苦。每袋装10g。

【用法】开水冲服，一次20g，一日3次；5~7天为一疗程；产褥期可长期服用。

【使用注意】孕妇忌服。

第四节　乳腺病及更年期综合征用药

乳腺病以乳腺增生最为常见，中医名为乳癖。本病是乳腺组织的既非炎症也非肿瘤的良性增生性疾病。病机病性属本虚标实，冲任失调为发病之本，肝气郁结、痰凝血瘀为发病之标。病位在肝、脾、肾。本病治当以疏肝健脾、化痰散结为主，辅以清热、化瘀等法。

更年期综合征是妇女绝经前后，随着月经紊乱或绝经，出现阵发性烘热汗出、五心烦热、烦躁易怒、情绪不稳、头晕耳鸣、心悸失眠、面浮肢肿，或有皮肤蚁走样感等症状。这些症候往往参差出现，轻重不一，持续时间或长或短，短者仅数月，长者迁延数年。中医称为"绝经前后诸证"。本证以肾虚为本，治疗上应注重平调肾中阴阳，清热不宜过于苦寒，祛寒不宜过于温燥，更不可妄用克伐，以免犯虚虚之戒。并注意有无水湿、痰浊、瘀血之兼夹证而综合施治。

乳癖消片

【方源】《中华人民共和国药典》收载。

【组成】鹿角　蒲公英　昆布　天花粉　鸡血藤　三七　赤芍　海藻　漏芦　木香　玄参　牡丹皮　夏枯草　连翘　红花

【功能与主治】软坚散结，活血消痈，清热解毒。用于痰热互结所致的乳癖、乳痈。症见乳房结节，数目不等、大小形态不一、质地柔软，或产后乳房结块、红热疼痛；乳腺增生、乳腺炎早期见上述证候者。

【组方分析】方中昆布、海藻，咸寒软坚、消痰软坚为君药。夏枯草清肝热、散郁结；丹皮、赤芍，祛瘀止痛、凉血清热，为臣药。蒲公英、玄参清热散结，漏芦善治乳房痈肿，天花粉消肿排脓、清热生津，红花、鸡血藤活血祛瘀，三七化瘀止痛，鹿角调理冲任、宣通阳气，用治乳腺不通诸症有捷效，共为佐药，以加强其活血清热之力，促进结块迅速消散。诸药配伍，共奏软坚散结、活血消痈、清热解毒之功。

【临床应用】

① 乳癖（乳疬、乳痰）。表现为乳房中发现形状、大小、数量不等的硬结肿块，质地较硬、推之可移、无恶寒发热、皮色不变，肿块可随情志喜怒而消散或增大。

② 乳痈。表现为妇女哺乳期内，乳房硬块肿胀疼痛，乳汁不通畅，寒热头痛，或局部红肿热痛初起，苔黄质红，脉弦数。

【性状规格】本品为糖衣片或薄膜衣片，除去糖衣后显棕褐色至棕黑色；气微，味苦、咸。薄膜衣片，每片重0.34g、0.67g。

【用法】口服。小片一次5~6片，大片一次3片，一日3次。

【使用注意】孕妇忌服。

消乳散结胶囊

【方源】《国家中成药标准汇编·外科妇科分册》收载。

【组成】柴胡（醋炙）84g　白芍（炒）84g　香附（醋炙）63g　玄参84g　昆布105g　瓜蒌63g　夏枯草105g　牡蛎84g　当归63g　猫爪草84g　黄芩63g　丹参84g　土贝母42g　山慈菇21g　全蝎21g　牡丹皮84g

【功能与主治】疏肝解郁，化痰散结，活血止痛。用于肝郁气滞、痰瘀凝聚所致的乳腺增生、乳房胀痛。

【组方分析】方中柴胡、香附疏肝理气以治本，当归、白芍养血柔肝，夏枯草、黄芩等清肝经之郁热，夏枯草并合瓜蒌、猫爪草、土贝母、昆布、牡蛎、山慈菇软坚散结，玄参、牡丹皮、丹参凉血活血散瘀，全蝎攻毒散结、通络止痛。诸药合用，肝气得舒，痰瘀可散，胀痛可除。

【临床应用】适用于肝郁气滞、痰瘀凝聚导致的乳腺增生，表现为乳房硬结肿块、质地较硬、推之可移，胸胁乳房胀痛，随情志或经期改变，伴见心烦易怒、口苦、舌红、苔黄腻、脉弦。

【性状规格】本品为胶囊剂，内容物为棕黄色至深棕色颗粒及粉末；气腥、味苦。

【用法】口服。一次3粒，一日3次。

【使用注意】孕妇忌服。

坤 宝 丸

【方源】《中华人民共和国药典》收载。

【组成】女贞子（酒炙）30g　覆盆子20g　菟丝子20g　枸杞子20g　何首乌（黑豆酒炙）20g　龟甲15g　地骨皮30g　南沙参30g　麦冬20g　酸枣仁（炒）10g　地黄30g　白芍60g　赤芍30g　当归20g　鸡血藤60g　珍珠母60g　石斛30g　菊花30g　墨旱莲40g　桑叶20g　白薇30g　知母30g　黄芩30g

【功能与主治】滋补肝肾，镇静安神，养血通络。用于妇女更年期综合征。

【组方分析】方中女贞子、墨旱莲、何首乌、枸杞子、石斛、地黄、麦冬、覆盆子、菟丝子补益肝肾，桑叶、菊花、黄芩清郁火，南沙参、地骨皮、白薇、知母退虚热，当归白芍养血，赤芍、鸡血藤化瘀通络，龟甲、珍珠母平肝潜阳，酸枣仁安神助眠。全方标本兼治，对改善更年期各种症状有较好疗效。

【临床应用】

① 适用于妇女更年期综合征，症见月经紊乱、潮热多汗、失眠健忘、心烦易怒、头晕耳鸣、咽干口渴、手足心热、四肢酸软、关节疼痛及血压波动等。

② 常用于闭经、月经失调、不孕症等，证属肝肾阴虚，肝阳上亢者。

【性状规格】本品为深棕色的水蜜丸；味甘、微苦。每100粒重10g。

【用法】口服。一次50粒，一日2次，连续服用2个月或遵医嘱。

更 年 安

【方源】《中华人民共和国药典》收载。

【组成】地黄35g　熟地黄35g　泽泻35g　麦冬35g　玄参35g　牡丹皮23g　茯苓70g　珍珠母70g　仙茅70g　五味子35g　磁石70g　首乌藤70g　钩藤70g　浮小麦70g　制何首乌35g

【功能与主治】滋阴清热，除烦安神。用于肾阴虚所致的绝经前后诸症。

【组方分析】方中何首乌、熟地黄，滋阴补血、添精益髓，滋阴和阳以治本，为方中君药。玄参、麦冬助君药滋阴降火除烦。五味子、浮小麦生津敛汗；磁石、珍珠母潜阳安神；茯苓、夜交藤养心安神；钩藤清热平肝；泽泻、牡丹皮泻火以养阴，防止滋阴恋邪；仙茅温肾益精。诸药相合，奏滋阴浴阳、除烦止汗、镇静安神之功。

【临床应用】常用于肾阴虚之更年期综合征。症见烘热出汗、眩晕耳鸣、手足心热、烦躁不安、失眠、血压增高等。

【性状规格】本品为糖衣片或胶囊剂，糖衣片除去糖衣后显黑灰色；味甘。胶囊剂，内容物为黑褐色的颗粒；气微香，味微甜而后苦。每粒装 0.3g。

【用法】口服。一次 6 片，一日 2～3 次。口服，一次 3 粒，一日 3 次。

【使用注意】感受外邪者暂停服用。

学 习 小 结

临床常见妇科疾病有"经、带、胎、产"，以及乳腺病、更年期疾病等。月经病是月经的周期、经期和经量发生异常，以及伴随月经周期出现明显不适症状的疾病，治疗原则重在治本以调经。带下病以带下的量明显增多，以"色、质、气味"发生异常为主要表现。湿邪为本病主因，湿有内外之别，其势缠绵，既可从阳化热，又可从阴化寒，故临床常见脾阳虚、肾阳虚、阴虚挟湿、湿热下注、湿毒蕴结等证型。妊娠病不但影响孕妇的健康，还可妨碍胎儿的正常发育，推荐用药时必须严格注意"治病与安胎并举"的原则。妊娠期间，凡有峻下、滑利、祛瘀、破血、耗气、散气作用，以及一切有毒药品，都宜慎用或禁用。产后病多以亡血伤津、瘀血内阻、多虚多瘀所致，治疗应以大补气血为主，辅以活血行瘀之法。乳腺病以乳腺增生最为常见，与月经周期及情志变化密切相关，此类中成药多以疏肝健脾、化痰散结为主，但可有兼清热、化瘀等不同，要根据患者实际情况予以推荐。妇女绝经前后，随着月经紊乱或绝经，常出现以阵发性烘热汗出、五心烦热、烦躁易怒、情绪不稳、头晕耳鸣、心悸失眠等为主要表现的更年期综合征，肾虚为其根本原因。用药上应注重平调肾中阴阳，注意兼证，辨证选药。

病证	证型	病证要点	常用方药
月经不调、痛经	气血两虚型	经期或经后小腹隐痛喜按，月经量少，色淡质稀，神疲乏力，头晕心悸，失眠多梦，面色苍白，舌淡，苔薄，脉细弱	八珍益母丸、乌鸡白凤丸、妇康宁片、妇科调经片、当归养血丸、女金丸、四物合剂
	肝郁血虚型	经行或先或后，经量或多或少，色黯红，有血块，或经行不畅，胸胁、乳房、少腹胀痛，走窜不定，精神郁闷，时欲太息，嗳气食少，头晕目眩，脉弦	逍遥丸、加味逍遥丸、妇科十味片
	气滞血瘀型	经前或经期小腹胀痛拒按，胸胁、乳房胀痛，经行不畅，经行量多或经行时间延长，经色紫暗有块，块下痛减，舌紫暗或有瘀点，脉弦或弦涩有力	桂枝茯苓丸、益母草口服液、艾附暖宫丸、少腹逐瘀丸、调经止痛片、得生丸、元胡止痛片、痛经丸、痛经宝颗粒
	下焦湿热型	经前或经期小腹灼痛拒按，痛连腰骶，经量多或经期长，经色紫红，质稠或有血块，平素带下量多，黄稠臭秽，小便黄赤，舌红，苔黄腻，脉滑数或濡数	固经丸
带下	脾肾阳虚型	带下量多，色白，质稀薄，无臭气，绵绵不断，神疲倦怠，头晕耳鸣，畏寒肢冷，小便频数，纳少便溏，面色㿠白，舌质淡，苔白，脉弱	千金止带丸、除湿白带丸
	湿热下注型	带下量多，色黄，黏稠，有臭气，或伴阴部瘙痒，胸闷心烦，口苦咽干，纳食较差，小腹作痛，小便短赤，舌红，苔黄腻，脉濡数	妇科千金片、洁尔阴洗液、苦参片、妇炎净胶囊、金鸡胶囊、花红片

续表

病证	证型	病证要点	常用方药
胎漏、胎动不安	肾虚型	妊娠期腰酸腹痛,胎动下坠,或伴阴道少量流血,色黯淡,头晕耳鸣,两膝酸软,小便频数,或曾屡有堕胎,舌淡,苔白,脉沉细而滑	参茸保胎丸、参茸白凤丸
	血虚型	妊娠期腰酸腹痛,胎动下坠,阴道少量流血,头晕眼花,心悸失眠,面色萎黄,舌淡,苔少,脉细滑	安胎丸
产后腹痛	血瘀型	产后小腹疼痛或冷痛,拒按,恶露量少,色紫暗有块,或胸胁胀痛。舌质紫暗,脉弦涩	生化丸、新生化冲剂、产复康颗粒、产后逐瘀片
乳腺病	肝郁痰凝	乳房肿块,可见经前乳房胀痛,兼有月经不调,经量偏少,色紫红,伴有胸闷烦躁,胁肋胀痛,腋下抑或胀痛,头昏腰酸,脉象细弦,舌质偏红,苔黄白腻	乳癖消片、消乳散结胶囊
更年期综合征	阴虚火旺	月经紊乱、烘热出汗、眩晕耳鸣、手足心热、失眠健忘、心烦易怒、头晕耳鸣、咽干口渴、四肢酸软、关节疼痛及血压波动等。舌体瘦,苔黄,脉细数	坤宝丸、更年安

目 标 检 测

一、单项选择题

1. 八珍益母丸的功效是（　　　）。
　　A. 补气养血，活血调经　　　　　　　　B. 活血化瘀，利水通淋
　　C. 滋阴清热，固经止带　　　　　　　　D. 补气养血，滋阴清热

2. 具有补气养血、调经止带的功效，用于气血两虚之月经不调、崩漏带下的方药是（　　　）。
　　A. 艾附暖宫丸　　　B. 乌鸡白凤丸　　　　C. 桂枝茯苓丸　　　　D. 逍遥丸

3. 以下最适宜用于寒凝血瘀型痛经的是（　　　）。
　　A. 乌鸡白凤丸　　　B. 逍遥丸　　　　　　C. 艾附暖宫丸　　　　D. 固经丸

4. 以下最适宜用于气血两虚型月经不调的是（　　　）。
　　A. 益母草口服液　　B. 逍遥丸　　　　　　C. 调经止痛片　　　　D. 八珍益母丸

5. 湿热下注型带下最合适的方药是（　　　）。
　　A. 妇科千金片　　　B. 千金止带丸　　　　C. 除湿白带丸　　　　D. 固经丸

6. 以下药物不能用于保胎的是（　　　）。
　　A. 参茸白凤丸　　　B. 泰山磐石散　　　　C. 八珍汤　　　　　　D. 生化丸

7. 最合适气虚血瘀所致的产后恶露不尽的方药是（　　　）。
　　A. 乌鸡白凤丸　　　B. 生化丸　　　　　　C. 产复康颗粒　　　　D. 少腹逐瘀丸

8. 关于生化丸描述错误的是（　　　）。
　　A. 本方可化瘀血，生新血，故名生化　　　B. 源于《傅青主女科》
　　C. 方中生姜散寒，温经止痛　　　　　　　D. 当归为君药

9. 以下不属于消乳散结胶囊功效的是（　　　）。
　　A. 疏肝解郁　　　　B. 活血止痛　　　　　C. 滋阴清热　　　　　D. 化痰散结

10. 关于逍遥丸描述错误的是（　　　）。
　　A. 主治肝郁血虚的月经不调　　　　　　　B. 源于宋代《太平惠民和剂局方》
　　C. 方中用四君子汤健脾益气　　　　　　　D. 柴胡为君药

二、多项选择题

1. 以下中成药可用于气血虚弱型月经不调的是（　　）。
   A. 乌鸡白凤丸　　　　B. 固经丸　　　　　　C. 益母草口服液
   D. 八珍益母丸　　　　E. 逍遥丸

2. 某女患者，28 岁，自述带下量多，色白，质稀薄，无臭气，头晕耳鸣，畏寒肢冷，小便频数，纳少便溏。可以推荐以下药物（　　）。
   A. 妇科千金片　　　　B. 除湿白带丸　　　　C. 千金止带丸
   D. 洁尔阴洗液　　　　E. 固经丸

3. 可用于治疗子宫肌瘤的药物有（　　）。
   A. 少腹逐瘀丸　　　　B. 乌鸡白凤丸　　　　C. 桂枝茯苓丸
   D. 生化丸　　　　　　E. 八珍益母丸

4. 关于乌鸡白凤丸和八珍益母丸，以下说法正确的是（　　）。
   A. 二方均可用于气血虚弱型痛经　　　　B. 二方均用益母草活血调经
   C. 二方均用四物汤以补血　　　　　　　D. 二方主症均可见阴虚发热
   E. 二方均适用于气血两虚兼夹瘀所致的月经不调。

5. 某女患者，49 岁，自述月经不规律三月余，伴头晕耳鸣、四肢酸软、失眠健忘、心烦易怒、烘热出汗、手足心热，舌体瘦，苔黄。可以推荐的药物有（　　）。
   A. 妇乐颗粒　　　　　B. 固经丸　　　　　　C. 坤宝丸
   D. 更年安　　　　　　E. 益母草口服液

三、分析题

（一）病例分析

1. 林某，女，26 岁，月经紊乱一年余。症见经期提前，经量少，色黯红，有血块，经前胸胁及乳房胀痛，嗳气纳少，大便干。舌质淡红，舌边有齿痕，脉弦。
   请辨证分型，并为该患者推荐常用的中成药。

2. 毕某，女，35 岁，自述带下量多，色白清稀，腰酸腹痛，月经先后不定期、淋漓不净、色淡无块，小腹发凉，纳少，小便清长，大便溏，神疲乏力，舌淡苔白，脉弱。
   该患者属于带下的哪一种类型？适用的中成药是什么？

3. 张某，女，50 岁，月经紊乱半年余。自述月经周期无规律，量少，每于午后烘热出汗、心烦易怒、手足心热、头晕耳鸣、咽干口渴。舌红体瘦，苔薄黄，脉细数。
   该患者所属病证及可选用的中成药是什么？

（二）处方分析

1. 处方：艾叶 15g，香附 15g，白芍 15g，熟地黄 15g，当归 10g，川芎 10g，吴茱萸（制）10g，肉桂 3g，黄芪 15g，续断 10g，炙甘草 6g。
   本方适用的痛经可有哪些临床表现？

2. 处方：党参 15g，炒白术 15g，苍术 10g，陈皮 10g，淮山 15g，白芍 10g，芡实 10g，车前子（炒）15g，当归 6g，白果仁 15g，荆芥（炭）10g，柴胡 12g，黄柏（炭）12g，茜草 10g，海螵蛸 15g，牡蛎（煅）20g。
   从处方药物组成来看，本方所治带下的证型是什么？请说明理由。

（肖巍）

PPT 课件

第二十一章 儿科用方药

　　儿科常见疾病包括感冒、咳嗽、肺炎咳喘、泄泻、呕吐、厌食、积滞、惊风、肠道虫证等几类。小儿体属稚阴稚阳，发病容易，变化迅速，故小儿一旦患病，必须做到及时诊断、正确治疗、用药适当、剂量准确，若失治、误治，极易造成轻病转重、重病转危。

　　儿科用药，一定要随时注意到小儿的体质特点，使祛邪而不伤正，扶正而不腻滞，洞悉病情发展变化规律，勿留邪、不损正，固护胃气，维护生机。如《温病条辨·解儿难》所说："其用药也，稍呆则滞，稍重则伤，稍不对证，则莫知其乡，捉风捕影，转救转剧，转去转远。"对大苦、大寒、大辛、大热，特别是有毒之药物有损伤之治法，一定要审慎应用，必须使用时也当中病即止。就是说，儿科治疗与成人相比，更要强调及时、正确和谨慎。

　　儿科用药和成人用药的问病要点基本一致，但小儿多不能准确表达不适，需家长配合陈述；且婴幼儿多进乳食，因此舌苔、痰液、粪便等与成人有所不同，应注意区分。小儿服药方法也要符合小儿特点与病情需要，要因人、因病、因时，选择不同剂型的中成药。例如，发热患儿的治疗，一般以汤剂或口服药疗效最好；若患儿呕吐而无法服药，可改为直肠给药；如需应急或当同时补液，可用静脉给药，伴昏迷者可鼻饲给药等。

儿科常用中成药简表

分类	药品名称	功效与主治
感冒	小儿清感灵片	发汗解肌,清热透表。主治外感风寒引起的发汗怕冷,肌表无汗,头痛口渴,咽痛鼻塞,咳嗽痰多,体倦
	小儿解表颗粒剂	宣肺解表,清热解毒。主治感冒初期引起的恶寒发热,头痛咳嗽,鼻塞流涕,咽喉痛痒
	小儿消炎栓	清热解毒,轻宣风热。主治外感风寒,发热,咳嗽,咽痛,上呼吸道感染,肺炎
	小儿热速清口服液	清热解毒,泻火利咽。主治外感高热,头痛,咽喉肿痛,鼻塞,流涕,咳嗽,大便干结
	小儿金丹片	祛风化痰,清热解毒。主治感冒发热,头痛,咳嗽,气喘,咽喉肿痛,呕吐,急热惊风
	消食退热糖浆	清热解毒,消食通便。主治瘟疫时毒,高热不退,内兼食滞,大便不畅;小儿呼吸道、消化道炎症感染

分类	药品名称	功效与主治
感冒	宝咳宁颗粒剂	清热解表,止嗽化痰。主治感冒风寒、内热停食引起的头痛身烧,咳嗽痰盛,气促作喘,咽喉肿痛,烦躁不安
	小儿至宝丸	疏风镇惊,化痰导滞。主治风寒感冒,停食停乳,发热鼻塞,咳嗽痰多,呕吐泄泻,惊惕抽搐
咳嗽	解肌宁嗽丸	解表宣肺,止咳化痰。主治外感风寒发热引起的咳嗽痰多
	小儿止咳糖浆	祛痰,镇咳。主治外感风寒或风热引起的咳嗽
	小儿清肺止咳片	清热解表,止咳化痰。主治内热肺火,外感风热引起的身热咳嗽,气促痰多,烦躁口渴,大便干燥
	小儿咳喘宁糖浆	宣肺,止咳,化痰。主治风热袭肺、食积内停所致咳嗽,痰黄而稠,发热恶风,咽痛口干,腹胀纳少,消化不良
	小儿消咳片	清肺润燥,化痰止咳,解毒利咽。主治急慢性气管炎,痰热或燥热咳嗽
	鹭鸶咳丸	清热宣肺,止咳化痰。主治小儿百日咳
	清宣止咳颗粒	疏风清热,宣肺止咳。用于小儿外感风热咳嗽
	小儿消积止咳口服液	清热肃肺,消积止咳。主治小儿饮食积滞、痰热蕴肺所致的咳嗽、夜间加重、喉间痰鸣、腹胀、口臭
	猴枣散	清热化痰,软坚散结。主治中风痰厥而致的喘促昏仆,语言謇涩、癫狂惊痫及小儿急惊,壮热神昏,喘咳痰盛,四肢抽搐
肺炎喘嗽	小儿清热止咳口服液	清热,宣肺,平喘。主治小儿外感引起的发热恶寒,咳嗽痰黄,气促喘息,口干音哑,咽喉肿痛
	小儿咳喘灵颗粒(口服液)	宣肺,清热,止咳,化痰,平喘。主治上呼吸道感染,气管炎,肺炎,咳嗽
	小儿麻甘冲剂	平喘止咳,利咽祛痰。主治肺炎喘咳,咽喉不利
	小儿牛黄清肺片	清热,化痰,止咳。主治内热咳嗽,支气管炎,百日咳,肺炎
	儿童清肺丸	清肺,化痰,止嗽。主治风寒外束,肺经痰热,面赤身热,咳嗽气促,痰多黏稠,咽痛声哑
泄泻	小儿泻速停冲剂	清热利湿,健脾止泻,解痉止痛。主治泄泻、腹痛、纳差
	小儿腹泻宁	补气健脾,和胃生津。主治腹泻呕吐,肌热口渴,消化不良,消瘦倦怠
	健脾康儿片	健脾养胃,消食止泻。主治脾虚胃肠不和,饮食不节引起的腹胀便溏,面黄肌瘦,食少倦怠,小便短少
	止泻灵颗粒	补脾益气,渗湿止泻。用于脾胃虚弱所致的大便溏泄、饮食减少、食后腹胀、倦怠懒言,以及慢性肠炎见上述证候者
	小儿健脾止泻丸	温中,健脾,止泻。主治脾胃受寒,水泻不止
厌食	肥儿糖浆	小儿滋补剂。主治脾胃虚弱,不思饮食,面黄肌瘦,精神困倦
	小儿消食片	消食化滞,健脾和胃。主治食滞肠胃所致积滞,症见食少、便秘、脘腹胀满、面黄肌瘦
	小儿化食丸	消食化滞,泻火通便。主治食滞化热所致的积滞。症见厌食,烦躁,恶心呕吐,口渴,脘腹胀满,大便干燥
	一捻金	消食导滞,祛痰通便。主治小儿停乳停食,腹胀便秘,痰盛喘咳
	健脾消食丸	健脾,消食,化积。主治小儿脾胃不健、乳食停滞所致的脘腹胀满,食欲不振,面黄肌瘦,大便不调

续表

分类	药品名称	功效与主治
厌食	肥儿丸	健胃消积,驱虫。主治小儿消化不良,虫积腹痛,面黄肌瘦,食少腹胀泄泻
	启脾丸	健脾和胃。主治脾胃虚弱,消化不良,腹胀便溏
	小儿健胃糖浆	健脾消食,清热养阴。主治脾胃阴虚所致的食欲减退,消化不良
呕吐	小儿香橘丸	健脾和胃,消食止泻。主治饮食不洁引起的呕吐便泻,脾胃不和,身热腹胀,面黄肌瘦,不思饮食
	小儿吐泻宁	理气和中,健脾化湿。主治脾胃不和引起的吐泻,腹胀,不思饮食等
积滞	小儿消食片	消食化滞,健脾和胃。主治脾胃不和,消化不良,食欲不振,便秘,食滞,疳积
	保赤散	消食导滞,化痰镇惊。主治冷积,停乳停食,大便秘结,腹部胀满,痰多
	小儿参术健脾丸	开胃,健脾,止泻。主治脾胃虚弱,消化不良,面黄肌瘦,精神不振
虫积	消积化虫胶囊	消积杀虫。用于小儿脾虚胃弱,消化不良,食积停滞,腹胀肚疼,蛔虫病
	蛲虫药膏	驱虫止痒。用于驱除蛲虫
	七味酸藤果丸(藏药名:齐当敦巴日布)	驱虫,消炎。用于驱肠道寄生虫、蛲虫、蛔虫、痔疮

目 标 检 测

一、单项选择题

1. 主要用于小儿风热感冒,症见发热、急热惊风的药是 (　　)。
   A. 小儿金丹片　　　B. 金银花露　　　　C. 小儿清感灵片　　　D. 小儿解表颗粒剂

2. 用于热邪犯肺所致的发热恶寒、咳嗽痰黄、气促喘息、口干音哑、咽喉肿痛的方药是 (　　)。
   A. 小儿清感灵片　　　　　　　B. 宝咳宁颗粒剂
   C. 小儿清热止咳口服液　　　　D. 解肌宁嗽丸

3. 用于小儿脾胃不健引起的消化不良,最合适的药是 (　　)。
   A. 小儿参术健脾丸　　　　　　B. 猴枣散
   C. 肥儿丸　　　　　　　　　　D. 小儿吐泻宁

4. 用于小儿痱毒,暑热口渴的方药是 (　　)。
   A. 小儿解表颗粒　　B. 金银花露　　　C. 小儿消炎栓　　　D. 小儿金丹片

5. 对小儿用药描述错误的是 (　　)。
   A. 对于服药呕吐者,可选用外用剂型
   B. 服药期间不宜服用生冷食物
   C. 服用中成药期间可服用解热镇痛类药物
   D. 小儿用药剂量可参照成人剂量减半

6. 具有温中、健脾、止泻之功的中成药是 (　　)。
   A. 小儿健脾止泻丸　　　　　　B. 小儿泻速停冲剂
   C. 小儿腹泻宁　　　　　　　　D. 肥儿糖浆

7. 对蛲虫药膏描述错误的是 (　　)。
   A. 每晚临睡前使用
   B. 用药期间要勤换衣物,并用沸水洗烫或晾晒
   C. 外用药不能内服

D. 使用时涂肛门外部

8. 用于小儿风寒感冒咳嗽初起、头痛身热、咽喉疼痛的方药是（　　）。

A. 解肌宁嗽丸　　　　　　　　　B. 小儿咳喘灵糖浆

C. 小儿牛黄清肺片　　　　　　　D. 小儿麻甘冲剂

9. 小儿咳喘宁糖浆主治（　　）。

A. 小儿风寒咳嗽　　　　　　　　B. 小儿风热咳嗽

C. 小儿食积　　　　　　　　　　D. 各型小儿咳嗽

10. 主治驱肠道寄生虫病的是（　　）。

A. 七味酸藤果丸　　　　　　　　B. 小儿健脾止泻丸

C. 肥儿糖浆　　　　　　　　　　D. 小儿消食片

二、多项选择题

1. 可用于小儿泄泻的方药是（　　）。

A. 小儿泻速停冲剂　　　　　　　B. 小儿健脾止泻丸

C. 小儿腹泻宁　　　　　　　　　D. 小儿参术健脾丸

E. 小儿吐泻宁

2. 小儿消食片用于（　　）。

A. 面黄肌瘦　　　B. 消化不良　　　C. 食欲不振

D. 食欲旺盛　　　E. 脾胃虚弱

3. 小儿用药应注意的有（　　）。

A. 剂量要根据儿童年龄确定　　　B. 选药要对证

C. 可根据需要选择外用剂型　　　D. 和成人用同样的药

E. 可选用大补之剂

三、分析题

（一）病例分析

1. 某患儿，男，2岁，体格瘦弱，厌食。常见腹胀便稀，腹部隐痛，喜家长轻揉腹部。
请分析病证，并为该患儿推荐常用的中成药。

2. 某患儿，女，5岁，因寒流急速降温，未及时添衣，见恶寒发热、咳嗽气促、痰多
色白。
请分析病证，并为该患儿推荐常用的中成药。

（二）处方分析

1. 处方：荆芥5g，防风5g，桔梗6g，连翘5g，薄荷5g，苦杏仁3g，甘草3g。
判断以上处方中是否有误，并根据处方内容分析可主治何证。

2. 处方：消食退热糖浆，内服，根据说明书对应年龄剂量服用；复方氨酚那敏颗粒，
内服，根据说明书对应年龄剂量服用。
判断以上处方中是否有误，并根据处方内容分析可主治何证。

（肖巍）

PPT课件

实践技能训练

实训一　中成药基础知识技能训练

【实训目标】

（1）通过模拟药店实训，使学生熟悉中成药剂型、包装特点等，提高解读药品说明书的能力。

（2）掌握药店中成药药品陈列的要求，为学习各论奠定基础。

（3）熟悉行业常用的服务语言及沟通技巧，提高服务质量。

【实训内容】

1. 实训用品

模拟药店中常用的各种剂型中成药（或中成药盒）、药品分类标识牌、食品与保健品等包装盒（供药品陈列时区分）。

2. 实训方法与步骤

学生以小组为单位，选出小组长，实行组长负责制。

（1）每组同学轮流观看中成药的外观包装、品种、规格、含量、剂量、用法用量、批准文号、生产批号、使用期限等。

（2）按要求说出中成药的命名方式、剂型、特点。

（3）将中成药按照功用、剂型进行分类，并将其陈列摆放。

【实训指导】

（1）理解药品批准文号和生产批号的含义　药品批准文号是指药品生产企业持有由国家食品药品监督管理部门批准的该药品的生产文号。药品批准文号的格式为：国药准字 H（Z、S、J）＋4 位年号＋4 位顺序号。其中 H 代表化学药品，Z 代表中药，S 代表生物制品，J 代表进口药品。

生产批号是用于识别"批次"的一组数字或字母加数字，可用于追溯和审查该批药品的生产历史。国产药品批号一般为八位数，前四位数表示该药生产年份；第五、第六位数表示该药生产的月份；第七、第八位为该药品生产的序号即流水号。亦有在八位数后加"-X"的，X 是指该药品的亚批号，即采用不同的分装设备分装产品的编号，或采用不同的灭菌设备灭菌产品的编号，或在不同时间采用同一灭菌设备灭菌产品的编号。

（2）遵守药品分类摆放的原则　药品与非药品分开；处方药与非处方药分开；内服药与外用药分开；中药与西药分开。

（3）药品摆放要求　按功用、剂型分别摆放，摆放美观、整齐；同一药品摆放在一起（前后摆放，不得有间隙）；同品名或同品种不同规格的药品相邻摆放，相邻品种间的间隙不能过大（不超过 3cm）；相同药品按效期摆放，近效期药品放在前面；药品正面向前，不能倒置。

（4）摆放过的药品，按要求放回原位，轻拿轻放，不能随意堆放。

【实训检测】

（1）随机选取 5 种中成药品，每组学生说出其命名方式，并介绍中成药的剂型、特点。要求使用商业服务用语介绍。

（2）教师对每组同学药品分类摆放的情况进行检查并点评。按照药品分类码放的原则，先按功用摆放，再按剂型、效期集中，将中成药品整齐摆放到模拟药店的陈列柜上。摆放要美观、整齐。

【实训思考】

（1）药品分类摆放的原则有哪些？为什么要分类摆放？

（2）商业服务有哪些规范用语？

（范文昌）

实训二　问病荐药技能训练

【实训目标】

（1）掌握12种常见病症的问病要点、辨证分型，能推荐相应的中成药。

（2）通过实训掌握问病荐药技巧，增强学生指导合理用药的服务能力。

【实训内容】

1. 实训用品

（1）模拟药店，配备常用的各种剂型中成药品（或中成药品盒）。

（2）问病荐药教学资料：围绕感冒、咳嗽、便秘、食积、泄泻、胃痛、虚劳、头痛、眩晕、失眠、风湿痹、痛经等病证，准备病例、辨证分型、治疗原则、推荐药品。

2. 实训方法与步骤

以小组为单位，实行组长负责制。

（1）准备　随机抽取每组2名学生，分别扮演药店店员和顾客。

（2）抽题　扮演顾客的学生随机抽题。

（3）模拟药店情境　扮演顾客的学生结合被模拟病证特点进行询药模拟，扮演店员的学生主动热情迎接，进行问病荐药情境模拟。问病后，辨证分型，推荐相应药物，进行药品介绍，指导合理用药。

（4）点评　表演完后，其他组员进行补充，教师点评。

【实训指导】问病荐药是药店为广大群众提供药学服务的重要方式之一，由具有一定医药理论水平和实践经验的药学技术人员，根据问询顾客（患者）所收集的症状特征，结合中医药知识进行辨证，确定治则治法，推荐合适的药物并介绍用药方法、不良反应及注意事项。

1. 问病的主要内容

（1）发病的原因及诱因　询问起病的环境与时间、是否有明显的起病原因或诱因。

（2）主要症状及时间　问患者现在最痛苦的症状、体征特点及持续时间。

（3）诊治经过　起病是否就医？服用何药治疗？用药效果如何？有无不良反应等。

（4）发病过程　饮食、二便、睡眠、精神状况如何？有无改变？

（5）既往史　既往健康状况和既往患病情况。

（6）个人生活史　社会经历、职业及工作条件、生活起居、饮食嗜好、婚姻生育等。

（7）家族史　直系亲属及配偶的健康和患病情况，有无传染病史或与遗传有关的疾病等。

（8）妇女询问月经史。

上述内容可结合"十问歌"灵活运用即"一问寒热二问汗，三问头身四问便，五问饮食六胸腹，七聋八渴俱当辨，九问旧病十问因，再兼服药参机变，妇女尤必问经期，迟速闭崩皆可见，再添片语告儿科，天花麻疹全占验。"通过问病，初步判断疾病的原因（如外伤、中毒、感染等）、诱因（如气候变化、环境改变、饮食起居失调），以及起病症急缓等情况。

2. 问病技术

（1）态度　语言通俗，亲切和蔼，热情耐心，让患者感觉到值得信赖。

（2）用语技巧　一般先问感受最明显、容易回答的问题，如"你感到哪里不舒服？"其次询问需要经过思考才能回答的问题，如"你的疼痛在什么情况会减轻或加重？"。问病时应避免套问和揭示性诱问，如"你上腹痛时向左肩放射吗？"而应问"你腹痛时对别的部位有什么影响吗？"如"你伴有夜间盗汗吗？"这样的提问往往会使患者在不甚解其意的情况下随声附和，为判断疾病和针对性给药造成困难。

（3）边问边听边思考　在问病的过程中，要边听患者的叙述，边观察患者，并随时分析患者所陈述的各种症状间的内在联系，分清主次、辨明因果、抓住重点、深入询问。在倾听患者陈述病情的时候，要根据所述事实，联想有哪些可能的疾病。以此为指导详细询问，并逐步将一些疾病排除，将某些疾病保留。对诊断和鉴别诊断有意义的部分，要询问清楚无误。

【实训检测】

（1）能力目标　根据问病要点是否清晰全面、辨证分型是否正确、推荐药品是否正确、指导合理用药是否清楚全面等进行考核评价。

（2）态度目标　根据模拟过程中使用行业服务语言是否恰当、沟通技巧是否娴熟等方面综合评价。

【实训思考】

（1）问病荐药包括哪些内容？如何提高问病荐药的能力？

（2）感冒、咳嗽、便秘、食积、泄泻、胃痛、虚劳、头痛、眩晕、失眠、风湿痹、痛经的问病要点分别是什么？

附：问病荐药示例

感冒是一种常见的外感疾病，一般在外感风邪、疫毒，尤其是气候突变、寒暖失常、正气虚弱的情况下易发。其证候分型多见风寒型感冒、风热型感冒、暑湿型感冒、气虚型感冒、流行性感冒。因此，为感冒患者问病荐药，首先当辨清为何种类型的感冒。

1. 问病要点

（1）有哪些具体病证表现？如全身酸软、头痛、流鼻涕、咳嗽。

（2）怕不怕冷，发烧吗？风寒感冒怕冷重，发热轻；风热感冒发热重，怕冷轻（或不怕冷）；流行性感冒以发热为主，体温可达39℃以上。如患者自觉不发烧或仅低烧，可排除流行性感冒。

（3）症状几天了？一般感冒病程5~7天，若超过7天仍未缓解，反而加重，则可能出现并发症，建议看医生。

（4）流清涕还是黄稠鼻涕？咳嗽有没有痰？

风寒感冒多见鼻塞流清涕，咳嗽吐稀痰；风热感冒多见鼻塞流黄涕，咳嗽吐痰黏稠。

（5）还有什么不舒服？（询问兼夹症）如春末夏初多挟湿，以头胀如裹、胸闷口淡或黏为特征；长夏季节多挟暑，以心烦口渴、小便短赤、舌苔黄腻为特征；秋季多挟燥，以身热头痛、咳嗽无痰或少痰、口渴、舌红为特征。

病证表现：恶寒发热，头痛昏重，胸膈痞闷，脘腹胀痛，呕吐泄泻。判断为暑湿型感冒，推荐较适宜的中成药——藿香正气丸。在向消费者问病荐药的同时，还应为消费者推荐适当的护理措施。如可建议感冒患者保持居住环境空气新鲜，温度适宜，多喝水，适当活动。

2. 实例

营业员：请问有什么可以帮到您？

顾客：我觉得头有点晕晕的，身体还有点发热。不知是不是吹多了空调。

营业员：发烧有多久了？测过体温吗？

顾客：就这两天。体温今天早上测过，37.8℃。

营业员：有没有流涕或者咳嗽？

顾客：有点流鼻涕，不咳嗽。

营业员：鼻涕比较稀吗？

顾客：是的。

营业员：吃饭胃口怎么样？

顾客：不好，没有胃口。感觉胸口闷闷的，总想呕，还有点拉肚子。

营业员：从总体情况看，应该是胃肠型感冒。现在天气比较湿热，胃里不舒服是湿气重的表现，空调房待久了，容易受凉，所以这种情况现在比较常见。给您推荐一个常用药藿香正气滴丸。

顾客：滴丸价格有点贵，藿香正气浓缩丸，价格便宜些，有什么不同呀？

营业员：滴丸的剂型比较新，比浓缩丸吸收好，起效快。

顾客：好的，那还是买这个滴丸吧。服用的时候按说明书上的用量就可以了吧？没什么特别要注意的吧？

营业员：按说明书上的用法用量服用就可以了。这段时间饮食尽量清淡，忌辛辣、油腻、生冷的食物，空调温度不要太低。

顾客：好的，谢谢！

（姚丽梅）

实训三　审方调配技能训练

【实训目标】

(1) 理解中药处方的构成、常用术语、中药处方应付常规。

(2) 根据中药相反、相畏、特殊用法等要求，正确审核处方，并指出其不规范之处。

(3) 通过实训掌握中药饮片调配的规范化操作，为从事中药调剂工作奠定基础。

【实训内容】

1. 实训用品

中药调剂实训室药斗、中药饮片、戥秤、审核处方、调配处方、清场工具等。

2. 实训方法及步骤

学生根据实训任务，经教师讲解、示范后，进行实训操作。

(1) 审核以下处方，指出其不规范之处和处理办法。

处方一：二花 15g　连翘 10g　荆芥 9g　牛蒡子 15g　苦杏仁 10g　桔梗 6g　忍冬花 9g　薄荷 6g　甘草 6g

处方二：焦山楂 18g　法半夏 9g　茯苓 9g　陈皮 6g　炒莱菔子 6g　天花粉 6g　焦三仙各 6g

处方三：浙贝母 10g　杏仁 9g　石膏 10g　百部 10g　紫菀 15g　款冬花 9g　白附片 5g　桔梗 9g

处方四：红大戟 1.5g　芫花 1.5g　甘遂 1.5g　大枣 5 枚　半夏 6g　甘草 3g

处方五：黄芪 15g　煅龙牡 30g　防风 6g　麻黄 9g　浮小麦 12g　太子参 9g　大枣 3 枚

处方六：附子 12g　干姜 9g　丁香 3g　党参 15g　白术 10g　姜半夏 10g　乌药 12g　沙苑子 9g　郁金 9g　甘草 6g

处方七：党参 9g　二术 18g　白附片 6g　干姜 9g　白术 10g　大黄 6g　川军 6g　砂仁 9g　甘草 6g

处方八：麦冬15g　丹参9g　胆南星6g　白附子20g　茯苓10g　远志6g　石菖蒲9g　黑顺片10g　天花粉9g　朱砂0.5g　益智6g　甘草3g

处方九：茯苓15g　姜半夏9g　白术15g　苏子叶12g　阿胶12g　生姜12g　当归12g　炙甘草9g　黄芩9g　黑丑6g　陈皮6g

处方十：二决明24g　黄芩9g　山栀子10g　地黄15g　夜交藤12g　钩藤12g　首乌藤9g　桑寄生9g　牛膝9g　杜仲9g　甘草6g

（2）中药饮片调配操作

① 一方单剂量调配。根据以下处方，进行规范的调配操作。

处方一：麻黄6g　桂枝12g　白芍9g　细辛3g　白芷9g　法半夏6g　五味子9g　苍术6g　豆蔻5g　甘草6g

一剂　水煎服　每日一剂

处方二：金银花9g　连翘12g　广藿香12g　薄荷6g　荆芥12g　桔梗9g　牛蒡子12g　桑叶9g　菊花6g　甘草6g

一剂　水煎服　每日一剂

② 一方多剂量调配。根据以下处方，按"等量递减、逐剂复戥"的原则进行规范化调配操作，不可估量分药。

处方一：二地18g　麦冬9g　知母9g　白芍6g　玄参3g　桔梗6g　浙贝母6g　葶苈子6g　甘草3g

三剂　水煎服　每日一剂

处方二：二活各9g　香薷9g　紫苏叶6g　柴胡9g　前胡9g　防风9g　茯苓9g　陈皮9g　砂仁5g

三剂　水煎服　每日一剂

（3）清场　调配工作完成后及时清场，做到物归原处，清洁戥盘，戥秤复原，清洁冲筒，清扫工作台使之保持整洁。

【实训指导】中药调剂是指调剂人员根据医师处方将中药饮片或中成药调配成供患者使用的药剂的过程，是一项负有法律责任的专业操作技能。中药调剂是方药基础知识的实践运用。

1. 调剂岗位的职责与调剂药品的依据

岗位职责：调剂医师所开具的处方，为患者提供用药指导。

调剂依据：医师处方。指由注册的执业医师和执业助理医师在诊疗活动中为患者开具的，由取得药学专业技术职务任职资格的药学专业技术人员审核、调配、核对，并作为患者用药凭证的医疗文书。

2. 处方的意义及主要内容

处方是医疗和药剂配制的重要书面文件，也是医师与药师之间的一种信息传递的方式，它把医师对患者的用药信息传递给药师，以便药师按医师的意图为患者调剂药品及指导合理用药等。因开具处方或调剂处方所造成的医疗差错或事故，医师和药师分别负有相应的法律责任。

处方作为一种特殊文件，具有一定的组成及格式，已被国际公认。各医院根据要求都印有自己的处方笺。处方的组成可分下列三部分。

（1）处方前记　各医院的专用处方，均在其处方抬头处印有医院名称、姓名、性别、年龄（婴幼儿要写体重）、科别、病历号（门诊处方为门诊号、住院处方为住院号）、日期等。以上项目均为处方前记的必备部分，也称为自然项目。处方前记的认真填写，有利于药师在审查处方及调配药物时参考。

（2）处方正文　处方正文是医师为患者或其他需要用药者开写的用药依据，以 Rp. 或 R. 标示。汤剂的处方正文包括饮片名称、剂量、剂数、一般用法用量及脚注。中成药处方和西药处方的正文主要包括药品名称、剂型、规格、数量及用法用量。正文部分是处方的核心部分，药品名称可以开药典名、通用名或商品名，本院制剂可以开协定的药名，药品的剂量单位均应按法定要求书写。

（3）处方后记　包括医师签名、药师签名（包括计价、调配、复核及发药四栏）、药价及现金收讫印戳。

有些中医处方通常在正文的左侧还要求记录脉案，包括病因、症状、脉象、舌苔及治法。如儿科处方、毒麻药处方等。

3. 中药饮片调剂的程序

中药饮片调剂程序一般可分为审方、计价、调配、复核、发药。由于在现实生活中，计价环节多由计算机完成，所以本部分调剂操作程序主要介绍审方、调配、复核、发药四个步骤。调剂人员完成每个步骤后，要盖章或签字确认。

（1）审核　处方审核是保证患者安全、有效、合理用药的第一关，要求从事处方审核的药剂人员有较全面的药学知识与技能，规定要由有药师以上专业技术职称的人员负责。收方后首先对处方是否收费、处方的合法性、处方是否在有效期内进行审查。经审查无误后，再重点审核处方前记、处方正文、处方后记书写是否规范、处方用药是否合理、药物有无超量、药物有无配伍禁忌和不合理用药等。对有配伍禁忌或者超剂量的处方，应当拒绝调配，必要时，经处方医师更正或重新签字后，方可调配。审核工作完成后转入调配环节。

（2）调配　调配中药饮片最常用的称量衡器是戥秤，其次是盘秤、钩秤、台磅和天平等。戥秤由戥杆、戥铊、戥钮、戥盘等组成。戥杆上面和内侧面是用铜或铅嵌成两排小点以指示分量，称为"戥星"。戥钮有两个，"里钮"的戥星（内侧面）一般从 1g 开始（定盘星在外），每隔一颗星为 1g，以此类推，到杆梢大多为 50g；"外钮"的戥星（向上面）一般从 50g 开始（没有定盘星），用 4 颗或 5 颗星表示，一颗星表示 2g，以此类推，至杆梢大多为 250g。具体操作如下。

① 对戥。工作前应首先检查定盘星的平衡度是否准确，以确保调剂量的准确。

② 称取饮片。处方调配时，应将处方放在调剂台上，在它的左侧压一个重物，防止处方移动。称取克数＝单剂量×剂数。

操作方法：用左手虎口和食指、中指挟持戥杆，无名指、小指拢住戥绳。戥盘靠近药斗，右手拉斗抓药，手心向上将药取出，至戥盘上方翻手放药。右手提钮使戥盘悬空，左手拇指、食指将戥绳移至所需重量的戥星上，左手稍离开戥杆，提戥齐目。当戥杆取得平衡时，戥星的指数即所称药物的重量。

③ 分剂量。分剂量又称分戥、回戥，对一方多剂的处方，应按"等量递减""逐级复戥"的原则将称取的饮片倒在包装之上，配方称量应该力求准确，一般要求实际称量总和和处方总量的误差不得超过 5%。毒剧药及贵重药称量误差不得超过 1%。称量要求"一味一称"，逐剂回戥，切勿估量取药或分药。

④ 特殊处理。遇到特殊处理的药物要特别对待，如需捣碎的药物，应称取后放入专用的铜缸内，捣碎后分剂量；需特殊处理的饮片，如先煎、后下、包煎、另煎、冲服和烊化等，应分剂量后单包并注明用法再放入群药包内。配方时应看懂脚注，照注进行。

⑤ 调配要求。称取药物时，一般按处方所开中药顺序逐一称量，并且要求间隔平放，以利于复核人员核对。对于体积大的药物，可先称取倒在包装纸中心，如淫羊藿、茵陈、蒲公英等，防止盖住其他药；如果遇到黏度大的饮片，在称量后，应放在其他饮片之上，如瓜蒌、熟地黄等，以免沾染包装纸；如果是易抛撒滚动的颗粒性药物，应最后称取，倒在其他药中间，如菟丝子、紫苏子等，以免撒散损耗。

处方调配完毕经检查无误后，调配人员签字，再交他人复核。调配完一张处方后，再调配下一张处方，以免发生差错。

（3）复核　处方药品调配完成后，要由具中药师以上专业技术职称的药剂人员进行核对。处方经全面复核无误后，即可签字（章），而后将药物装袋或包扎。

（4）发药　发药是处方调剂工作的最后一个环节。对调配装好的药剂，发药人员应再次核对，无误后方可发药。发药操作程序：核对患者姓名→交付药品→提供用药咨询服务→签名。

4. 审方调配的注意事项

（1）注意处方书写规范及相应的管理制度　根据《处方管理办法》，调配处方必须对照处方上的药品名称、剂型、数量进行调配，做到"四查""十对"：查处方，对科别、患者姓名、年龄；查药品，对药名、对规格、对数量、对标签；查配伍禁忌，对药品性状、用法用量；查用药合理性，对临床诊断。

（2）注意处方别名与实际应付品种　中药名称复杂，一般以《中华人民共和国药典》收载的药名为"正名"。由于有些药物的别名经历代相继沿用成习，至今仍用，调剂人员应熟记常用药物别名，以保证用药安全有效。

处方中，书写药物炮制品名称时，常常需要给付通过炒、炙、煅等炮制后的药品。根据不同地区的用药习惯，调剂人员应与医师对外方名称和给付不同炮制品达成共识，在处方中不需要注明炮制规格时，调剂人员亦可按医师处方用药意图调配（中药处方应付常规见附表1）。

（3）注意处方药物并开药名及应付量　医师处方时，将疗效基本相似或起协同作用的两种或两种以上药物合成一个药名书写，称为"并开药名"。调配时，应分别称取（处方常用并开药名见附表2）。

并开处方中，单味药的剂量按总量的平均值调配，如龙牡 30g，即付煅龙骨 15g、煅牡蛎 15g。若注明"各"，即为每味药的应付量，如龙牡各 30g，即付煅龙骨 30g、煅牡蛎 30g。

（4）注意称量用具的使用方法及称量的准确性。

（5）注意药材称量顺序和摆放要求。

（6）注意特殊药材的处理要求。

【实训检测】

（1）根据审方要点，在规定时间内审核两个处方，指出其不规范之处。

（2）根据拟定处方，在规定时间内进行中药饮片多剂量调配。考查操作者调配过程是否规范、药材重量是否准确、是否在规定时间内完成操作，以及是否做好清场工作等。

【实训思考】

（1）中药饮片调剂的工作程序有哪些？每个程序的关键点是什么？

（2）如何进行全面审方？

（3）中药饮片调配的规范化操作要点是什么？

附表1　中药处方应付常规

处方	应付	代表药物
单写药名或注有"炒"	清炒品	谷芽、麦芽、稻芽、山楂、莱菔子、苍耳子、牛蒡子、紫苏子、决明子、酸枣仁、芥子、槐花、王不留行
单写药名或注有"炒""麸炒"	麸炒品	枳壳、白术、僵蚕、薏苡仁、半夏曲、六神曲
单写药名或注有"炒""烫"	烫制品	龟板、鳖甲、狗脊、骨碎补、肉豆蔻、刺猬皮
单写药名或注明"炙""炒"	蜜炙品	黄芪、枇杷叶、桑白皮、瓜蒌子、甘草
单写药名或注明"炙"	酒炙品	何首乌、女贞子、肉苁蓉、山茱萸、熟大黄、黄精、乌梢蛇、蕲蛇、蛇蜕
单写药名或注明"炒""炙"	醋炙品	乳香、没药、延胡索、香附、五灵脂、莪术、甘遂、京大戟、芫花、商陆
单写药名或注明"炒""炙"	盐炙品	益智仁、补骨脂、小茴香、蒺藜、车前子、橘核、葫芦巴
单写药名	制（炙）品	天南星、白附子、附子、草乌、川乌、吴茱萸、远志、藤黄、硫黄、厚朴、淫羊藿、半夏、巴戟天、巴豆
单写药名	煅制品	龙骨、龙齿、牡蛎、瓦楞子、自然铜、花蕊石、磁石、寒水石、蛤壳、赤石脂

附表 2　处方常用并开药名

处方药名	调配应付	处方药名	调配应付
二冬	天冬　麦冬	南北沙参	南沙参　北沙参
二门冬	天门冬　麦门冬	生熟麦芽	生麦芽　炒麦芽
二术	白术　苍术	生熟谷芽	生谷芽　炒谷芽
苍白术	苍术　白术	生熟稻芽	生稻芽　炒稻芽
二母	知母　浙贝母	谷麦芽	炒谷芽　炒麦芽
知贝母	知母　浙贝母	生熟枣仁	生枣仁　炒枣仁
二蒺藜	沙苑子　蒺藜	腹皮子	大腹皮　生槟榔
潼白蒺藜	沙苑子　蒺藜	二乌	制川乌　制草乌
知柏	知母　黄柏	川草乌	制川乌　制草乌
盐知柏	盐知母　盐黄柏	桃杏仁	桃仁　杏仁
炒知柏	盐炒知母　盐炒黄柏	二甲	龟甲　鳖甲
酒知柏	酒知母　酒黄柏	全荆芥	荆芥　荆芥穗
二地	地黄　熟地黄	桑枝叶	桑枝　桑叶
生熟地	地黄　熟地黄	冬瓜皮子	冬瓜皮　冬瓜子
二活	羌活　独活	生熟薏仁	生薏苡仁　炒薏苡仁
羌独活	羌活　独活	生龙牡	生龙骨　生牡蛎
二风藤	青风藤　海风藤	龙牡	煅龙骨　煅牡蛎
青海风藤	青风藤　海风藤	棱术	三棱　莪术
二芍	赤芍　白芍	乳没	炙乳香　炙没药
赤白芍	赤芍　白芍	炒三仙	炒神曲　炒麦芽　炒山楂
二丑	黑丑　白丑	焦三仙	焦神曲　焦麦芽　焦山楂
二地丁	蒲公英　紫花地丁	焦四仙	焦神曲　焦麦芽　焦山楂　焦槟榔
二决明	石决明　决明子	全藿香	藿香叶　藿叶梗
忍冬花藤	金银花　忍冬藤	全紫苏	紫苏叶　紫苏梗　紫苏子
金银花藤	金银花　忍冬藤	苏子梗	紫苏子　紫苏梗
二苓	猪苓　茯苓	苏子叶	紫苏子　紫苏叶
猪茯苓	猪苓　茯苓	砂蔻仁	砂仁　豆蔻
青陈皮	青皮　陈皮	茅芦根	白茅根　芦根
荆防	荆芥　防风	龙齿骨	龙齿　龙骨

（姚丽梅）

附录　方剂歌诀

第四章　感冒类方药

【方名】麻黄汤
【方歌】麻黄汤中配桂枝，杏仁甘草四般施，恶寒发热头项痛，喘而无汗服之宜。

【方名】桂枝汤
【方歌】桂枝汤治太阳风，芍药甘草姜枣同；解肌发表调营卫，表虚有汗此为功。

【方名】九味羌活汤
【方歌】九味羌活防风苍，辛芷芎草芩地黄，发汗祛湿兼清热，分经论治变通良。

【方名】正柴胡饮
【方歌】正柴胡饮平散方，芍药防风陈草姜，轻疏风邪解热痛，表寒轻证服之康。

【方名】小柴胡汤
【方歌】小柴胡汤和解功，半夏人参甘草从，更加黄芩生姜枣，少阳为病此方宗。

【方名】银翘散
【方歌】银翘散主上焦疴，竹叶荆蒡豉薄荷，甘桔芦根凉解法，清疏风热煮无过。

【方名】桑菊饮
【方歌】桑菊饮中桔杏翘，芦根甘草薄荷饶，清疏肺卫轻宣剂，风温咳嗽服之消。

【方名】藿香正气散
【方歌】藿香正气腹皮苏，甘桔陈苓朴白术，夏曲白芷加姜枣，风寒暑湿并能除。

【方名】败毒散
【方歌】人参败毒草苓芎，羌独柴前枳桔共，薄荷少许姜三片，气虚感寒有奇功。

【方名】参苏饮
【方歌】参苏饮内用陈皮，枳壳前胡半夏齐，干葛木香甘桔茯，气虚外感最相宜。

【方名】玉屏风散
【方歌】玉屏组合少而精，芪术防风鼎足形，表虚汗多易感冒，固卫敛汗效特灵。

第五章　咳嗽类方药

【方名】二陈汤
【方歌】二陈汤用半夏陈，益以茯苓甘草臣，利气和中燥湿痰，煎加生姜与乌梅。

【方名】清气化痰丸
【方歌】清气化痰胆星蒌，夏芩杏陈枳实投，茯苓姜汁糊丸服，气顺火清痰热廖。

【方名】百合固金汤
【方歌】百合固金二地黄，玄参贝母桔草藏，麦冬芍药当归配，咳喘痰血肺家伤。

【方名】养阴清肺汤
【方歌】养阴清肺是妙方，玄参草芍冬地黄，薄荷贝母丹皮入，时疫白喉急煎尝。

【方名】止嗽散
【方歌】止嗽散用桔甘前，紫菀荆陈百部研，止咳化痰兼透表，姜汤调服不用煎。

【方名】杏苏散
【方歌】杏苏散内夏陈前，枳桔苓草姜枣研，轻宣温润治凉燥，咳止痰化病自瘥。

【方名】桑杏汤
【方歌】桑杏汤方象贝宜，沙参栀豉与梨皮，燥伤气分脉数大，但主辛凉病可医。

第六章　热证类方药

【方名】白虎汤
【方歌】白虎汤中石膏知，甘草粳米四味齐，清热生津止烦渴，气分热证常用之。

【方名】清营汤
【方歌】清营汤治热传营，身热燥渴眠不宁，角地银翘玄连竹，丹麦清热更护阴。

【方名】黄连解毒汤
【方歌】黄连解毒汤四味，黄芩黄柏栀子备，躁狂大热呕不眠，吐衄斑黄均可为。

【方名】茵陈蒿汤
【方歌】茵陈蒿汤治疸黄，阴阳寒热细推详，阳黄栀子大黄入，阴黄附子与干姜。

【方名】八正散
【方歌】八正木通与车前，扁蓄大黄栀滑研，草梢瞿麦灯心草，湿热诸淋宜服煎。

【方名】左金丸
【方歌】左金连茱六一丸，肝火犯胃吐吞酸，再加芍药名戊己，热泻热痢服之安。

【方名】龙胆泻肝汤
【方歌】龙胆泻肝栀芩柴，生地车前泽泻来，木通甘草当归合，肝经湿热力可排。

【方名】六一散
【方歌】六一散用滑石草，清暑利湿有功效，益元碧玉与鸡苏，砂黛薄荷加之好。

【方名】青蒿鳖甲汤
【方歌】青蒿鳖甲知地丹，热自阴来仔细看，夜热早凉无汗出，养阴透热服之安。

第七章　便秘类方药

【方名】大承气汤、小承气汤、调胃承气汤
【方歌】大承气汤大黄硝，枳实厚朴先煮好，峻下热结急存阴，阳明腑实重症疗。
　　　　去硝名为小承气，轻下热结用之效，调胃承气硝黄草，缓下热结此方饶。

【方名】木香槟榔丸
【方歌】木香槟榔青陈皮，枳柏茱连棱术随，大黄黑丑兼香附，泻痢因于热滞宜。

【方名】麻子仁丸
【方歌】麻子仁丸脾约治，杏芍大黄枳朴蜜，润肠泄热又行气，胃热肠燥便秘施。

【方名】温脾汤
【方歌】温脾附子大黄硝，当归干姜人参草，攻下寒积温脾阳，阳虚寒积腹痛疗。

第八章　消食类方药

【方名】保和丸
【方歌】保和山楂莱菔曲，夏陈茯苓连翘取，炊饼为丸白汤下，消食和胃食积去。

【方名】枳实导滞丸
【方歌】枳实导滞曲连芩，大黄术泽与茯苓，食湿两滞生郁热，胸痞便秘效甚灵。

【方名】健脾丸
【方歌】健脾参术苓草陈，肉蔻香连合砂仁，楂肉山药曲麦炒，消补兼施不伤正。

第九章 泄泻类方药

【方名】葛根黄芩黄连汤
【方歌】葛根黄芩黄连汤，甘草四般治二阳，解表清里兼和胃，喘汗自利保安康。

【方名】参苓白术散
【方歌】参苓白术扁豆陈，山药甘莲砂薏仁，桔梗上浮兼保肺，枣汤调服益脾神。

【方名】四神丸
【方歌】四神故纸与吴萸，肉蔻五味四般须，大枣生姜为丸服，五更肾泻最相宜。

【方名】痛泻要方
【方歌】痛泻要方陈皮芍，防风白术煎丸酌，补土泻木理肝脾，若作食伤医便错。

第十章 胃痛类方药

【方名】理中丸
【方歌】理中丸主理中乡，甘草人参术干姜，呕痢腹痛阴寒盛，或加附子总扶阳。

【方名】小建中汤
【方歌】小建中汤芍药多，桂姜甘草大枣和，更加饴糖补中脏，虚劳腹冷服之瘥。

【方名】良附丸
【方歌】良附丸用醋香附，良姜酒洗加盐服，米饮姜汁同调下，心脘胁痛一齐除。

【方名】越鞠丸
【方歌】越鞠丸治六郁侵，气血痰火湿食因，芎苍香附加栀曲，气畅郁舒痛闷平。

第十一章 虚劳类方药

【方名】四君子汤
【方歌】四君子汤中和义，参术茯苓甘草比，食少便溏体羸瘦，甘平益胃效相当。

【方名】补中益气汤
【方歌】补中益气芪术陈，升柴参草当归身，劳倦内伤功独擅，气虚下陷亦堪珍。

【方名】生脉散
【方歌】生脉麦味与人参，保肺生津又提神；气少汗多兼口渴，病危脉绝急煎斟。

【方名】四物汤

【方歌】四物归地芍与芎，营血虚滞此方宗，妇女发病凭加减，临证之时可变通。

【方名】当归补血汤
【方歌】当归补血重黄芪，甘温除热法颇奇，芪取十分归二份，阳生阴长理奥秘。

【方名】归脾汤
【方歌】归脾汤用参术芪，归草茯神远志齐，酸枣木香龙眼肉，煎加姜枣益心脾。

【方名】八珍汤
【方歌】双补气血八珍汤，四君四物合成方，煎加姜枣调营卫，气血亏虚服之康。

【方名】六味地黄丸
【方歌】六味地黄益肾肝，山药丹泽萸苓掺，肾阴亏损虚火上，滋阴补肾自安康。

【方名】左归丸
【方歌】左归丸内山药地，萸肉枸杞与牛膝，菟丝龟鹿二胶合，壮水之主方第一。

【方名】大补阴丸
【方歌】大补阴丸地知柏，龟版脊髓蜜成方，咳嗽咯血骨蒸热，阴虚火旺制亢阳。

【方名】肾气丸
【方歌】肾气丸补肾阳虚，地黄山药及茱萸，苓泽丹皮合桂附，水中生火在温煦。

【方名】右归丸
【方歌】右归丸中地附桂，山药茱萸菟丝归，杜仲鹿胶枸杞子，益火之源此方魁。

【方名】龟鹿二仙胶
【方歌】人参龟版鹿角胶，更加枸杞熬成膏，滋阴益肾填精髓，"精极"用此治效高。

第十二章 胸痹类方药

【方名】血府逐瘀汤
【方歌】血府当归生地桃，红花枳壳草赤芍，柴胡芎桔牛膝等，血化下行不作劳。

第十三章 头痛类方药

【方名】川芎茶调散
【方歌】川芎茶调有荆防，辛芷薄荷甘草羌，目昏鼻塞风攻上，偏正头痛悉能康。

【方名】天麻钩藤饮

【方歌】天麻钩藤石决明，栀牡寄生膝与芩，夜藤茯神益母草，主治眩晕与耳鸣。

第十四章　眩晕类方药

【方名】半夏白术天麻汤
【方歌】半夏白术天麻汤，苓草橘红枣生姜，眩晕头痛风痰盛，痰化风息复正常。

第十五章　失眠类方药

【方名】朱砂安神丸
【方歌】朱砂安神东垣方，归连甘草合地黄，怔忡不寐心烦乱，养阴清热可复康。

【方名】酸枣仁汤
【方歌】酸枣二升先煮汤，茯知二两用之良，芎二甘一相调剂，服后安然入梦乡。

【方名】天王补心丹
【方歌】补心丹用柏枣仁，二冬生地当归身，三参桔梗朱砂味，远志茯苓养心神。

第十六章　风湿痹类方药

【方名】羌活胜湿汤
【方歌】羌活胜湿草独芎，蔓荆藁本加防风，湿邪在表头腰痛，发汗升阳经络通。

【方名】独活寄生汤
【方歌】独活寄生艽防辛，芎归地芍桂苓均；杜仲牛膝人参草，冷风顽痹屈能伸。

第二十章　妇科用方药

【方名】逍遥散
【方歌】逍遥散用当归芍，柴苓术草加姜薄，疏肝健脾功最奇，调经再把丹栀入。

【方名】桂枝茯苓丸
【方歌】金匮桂枝茯苓丸，芍药桃红与牡丹，等分为末蜜丸服，胞宫瘀血全可散。

【方名】少腹逐瘀汤
【方歌】少腹逐瘀芎炮姜，元胡灵脂芍茴香，蒲黄肉桂当没药，调经止痛是良方。

【方名】生化汤
【方歌】生化汤是产后方，归芎桃草与炮姜，恶露不行少腹痛，温经活血最见长。

目标检测参考答案

第四章　感冒类方药

一、单项选择题

1. C　2. D　3. A　4. B　5. C　6. B　7. C　8. B　9. D　10. A

二、多项选择题

1. ACD　2. BCE　3. ABD　4. ADE　5. BCD　6. ABC

三、分析题

（一）病例分析

1. 风热感冒。可用羚翘解毒丸、双黄连颗粒等。

2. 气虚感冒。可用人参败毒丸、玉屏风口服液等。

（二）处方分析

1. 适用于风寒感冒。

2. 金银花与忍冬花药味重复；薄荷宜后下，故另包；苦杏仁应捣碎。

第五章　咳嗽类方药

一、单项选择题

1. A　2. D　3. B　4. A　5. A　6. C　7. A　8. A　9. D　10. A　11. A　12. A　13. B　14. D　15. A　16. D　17. D　18. D

二、多项选择题

1. ABCDE　2. ABCE　3. ABC　4. ABCD　5. ABCDE

三、分析题

（一）病例分析

1. 风寒咳嗽。可用通宣理肺丸。

2. 风热咳嗽。可用急支糖浆。

3. 阴虚咳嗽。可用百合固金丸。

（二）处方分析

1. 适用于风寒咳嗽。

2. 天南星应为胆南星，苦杏仁捣碎，生品入煎剂宜后下，瓜蒌子捣碎。

第六章　热证类方药

一、单项选择题

1. B　2. C　3. C　4. D　5. D　6. D　7. D　8. C　9. D　10. B

二、多项选择题

1. BCD　2. ADE　3. ABCDE　4. ABDE　5. ABCD

三、分析题

（一）病例分析

1. 肝胆湿热。可用龙胆泻肝丸。

2. 肝火犯胃。可用左金丸。

3. 体弱中暑。可用清暑益气丸。

（二）处方分析

1. 适用于热入营分证。

2. 石膏先煎，薄荷后下，栀子捣碎。

第七章 便秘类方药

一、单项选择题

1. C 2. B 3. C 4. B 5. C 6. C 7. B 8. D 9. A

二、多项选择题

1. BCDE 2. ACD 3. BCDE 4. ABCD

三、分析题

（一）病例分析

1. 实热便秘。可用大黄清胃丸。

2. 习惯性肠燥便秘。可用麻仁丸。

3. 老年虚性便秘。可用苁蓉通便口服液。

（二）处方分析

1. 适用于气滞型便秘。

2. 白附片与半夏曲不能同用。如去半夏曲，调剂时白附片应先煎。

第八章 消食类方药

一、单项选择题

1. A 2. D 3. D

二、多项选择题

1. ABCE 2. CD

三、分析题

（一）病例分析

1. 食积内停。可用保和丸、枳实导滞丸等。

2. 脾虚食积。可用健脾丸、启脾丸等。

（二）处方分析

1. 适用于脾虚食积。

2. 处方无误。调配时候应注意白扁豆应捣碎，鸡内金应研磨，砂仁应捣碎后下。

第九章 泄泻类方药

一、单项选择题

1. B 2. C 3. A 4. A 5. D

二、多项选择题

1. ABC 2. ABD 3. ABCDE 4. ABDE

三、分析题

（一）病例分析

1. 湿热泄泻。可用葛根芩连片。

2. 脾虚泄泻。可用参苓白术散。

（二）处方分析

1. 适用于肝脾不和泄泻。

2. 砂仁后下，延胡索捣碎。

第十章 胃痛类方药

一、单项选择题

1.B 2.B 3.D 4.A 5.C 6.B 7.C

二、多项选择题

1.BC 2.AC 3.ACD 4.ABCD 5.AD 6.BD

三、分析题

（一）病例分析

1. 胃阴虚胃痛，可用养胃舒胶囊。

2. 脾胃虚寒性胃痛，可选用小建中合剂、香砂养胃丸等。

3. 实热胃痛，可用戊己丸。

（二）处方分析

1. 适用于胃阴虚胃痛。

2. 法半夏与黑顺片不能同用；焦三仙含焦山楂；砂仁捣碎后下，另包。

第十一章　虚劳类方药

一、单项选择题

1.B 2.B 3.A 4.D 5.D 6.A 7.B 8.C 9.C 10.D 11.B 12.C 13.D 14.A 15.C

二、多项选择题

1.ADE 2.ABCDE 3.AB 4.ABCD 5.ABC

三、分析题

（一）病例分析

1. 脾胃气虚，同时见胃脘部坠胀不适，可用补中益气丸。

2. 肝肾阴虚，视物不清，可用杞菊地黄丸。

（二）处方分析

1. 适用于肾阴虚证。

2. 夜交藤与首乌藤重复；酸枣仁捣碎。

第十二章　胸痹类方药

一、单项选择题

1.A 2.D 3.D 4.C 5.B

二、多项选择题

1.ADE 2.AB 3.ABE

三、分析题

（一）病例分析

1. 气阴两虚型胸痹。可用心通口服液、益心通脉颗粒等。

2. 气滞血瘀型胸痹。可用复方丹参片、速效救心丸等。

（二）处方分析

1. 适用于气滞血瘀型胸痹。

2. 桃仁的用量超出药典的规定范围，据原方应改为12g。桃仁应捣碎，另包。

第十三章　头痛类方药

一、单项选择题

1.C 2.A 3.D 4.D 5.B 6.A

二、多项选择题

1.ABCD 2.ABC 3.BC

三、分析题

（一）病例分析

1. 风邪头痛。可用川芎茶调散。

2. 肝阳头痛。可用天麻钩藤颗粒。

（二）处方分析

1. 适用于风热头痛。

2. 石膏剂量漏写；薄荷应后下，另包；荆芥穗在调配时可先调配。

第十四章　眩晕类方药

一、单项选择题

1. A　2. C　3. D　4. B　5. D

二、多项选择题

1. ABC　2. ACE　3. ABCE

三、分析题

（一）病例分析

1. 肝阳上亢型眩晕。可用牛黄降压丸、复方羚角降压片。

2. 肝肾阴虚型眩晕。可用天麻首乌片。

（二）处方分析

1. 适用于肝火上炎型眩晕。

2. 生姜与大枣的剂量应写具体的克数。

第十五章　失眠类方药

一、单项选择题

1. A　2. C　3. A　4. C　5. D　6. C　7. B　8. B

二、多项选择题

1. ABC　2. ACDE　3. ABC　4. AD　5. ACDE

三、分析题

（一）病例分析

1. 肝火扰心失眠。可用泻肝安神丸。

2. 阴血亏虚失眠。可用天王补心丸。

3. 心火旺盛失眠。可用朱砂安神丸。

（二）处方分析

1. 适用于肝郁化火之失眠。

2. 丁香、酸枣仁捣碎，丁香畏郁金，不宜同用。

第十六章　风湿痹类方药

一、单项选择题

1. A　2. A　3. C　4. A　5. B　6. B

二、多项选择题

1. BE　2. ACE　3. CD　4. ABC　5. ABCD

三、分析题

（一）病例分析

1. 风湿痹日久，肝肾亏虚。宜祛风湿，止痹痛，益肝肾，补气血。可用独活寄生丸。

2. 热痹，可用三妙丸。

（二）处方分析

1. 适用于风湿痹日久。

2. 羌独活 12g 为羌活 6g、独活 6g；细辛超量。

第十七章　五官科用方药

一、单项选择题

1. A　2. C　3. D　4. B　5. A　6. B　7. C　8. C　9. D　10. D　11. D　12. B

二、多项选择题

1. ABD　2. BCE　3. ABCDE

三、分析题

（一）病例分析

1. 暴发火眼，属眼病实证。可选用明目上清丸、黄连羊肝丸治疗。

2. 慢喉痹，属咽喉病虚证。可选用口炎清颗粒、金果饮、金嗓利咽胶囊、健民咽喉片治疗。

3. 风热上攻、热毒蕴肺所致，可选用辛夷鼻炎丸、千柏鼻炎片等治疗。

（二）处方分析

1. 基本上都是养阴生津，利咽开音的药物，可治疗阴虚上炎引起的咽喉肿痛，声音嘶哑以及失音。

2. 处方不合理：两药均可治疗因脏腑实热、火热内盛引起的咽喉肿痛或溃疡，而且处方中两种成药都含有雄黄、冰片，即使同用也应减量，避免因雄黄摄入过多引起砷中毒。

第十八章　外科．皮肤科用方药

一、单项选择题

1. A　2. B　3. A　4. D　5. D　6. B　7. A　8. A

二、多项选择题

1. ABCDE　2. ABC　3. ABC

三、分析题

（一）病例分析

1. 鹅掌风，风湿虫毒型。可用癣湿药水。

2. 痤疮，湿热蕴肤型。可用当归苦参丸。

3. 湿疹，湿热蕴肤型。可选用消风止痒颗粒、湿疹散、湿毒清胶囊。

（二）处方分析

1. 适用于血热风燥证。可参考消风止痒颗粒。

2. 用法有误，湿毒清胶囊内服每次 3～4 粒。可治疗由于湿毒蕴肤引起的手足癣。

第十九章　伤科用方药

一、单项选择题

1. B　2. A　3. C　4. D　5. A

二、多项选择题

1. ACD　2. ACDE　3. ABCD　4. ABCDE　5. BC

三、分析题

（一）病例分析

肩颈痛（寒凝血瘀证），可选用颈复康颗粒。

（二）处方分析

1. 适用于风寒湿痹导致的腰腿疼痛。

2. 无误，本处方可用于各种软组织损伤、扭伤、脱臼、骨折、风湿性关节炎、类风湿性关节炎等。

第二十章　妇科用方药

一、单项选择题

1. A　2. B　3. C　4. D　5. A　6. D　7. C　8. C　9. C　10. C

二、多项选择题

1. AD　2. BC　3. ACD　4. AC　5. CD

三、分析题

（一）病例分析

1. 肝郁脾虚，药用逍遥丸。

2. 脾肾阳虚型，药用千金止带丸、除湿白带丸。

3. 更年期综合征，阴虚火旺型，药用坤宝丸、更年安。

（二）处方分析

1. 参见艾附暖宫丸。

2. 脾虚湿盛（脾肾阳虚）型，请参看除湿白带丸。

第二十一章　儿科用方药

一、单项选择题

1. A　2. C　3. A　4. B　5. D　6. A　7. D　8. A　9. B　10. A

二、多项选择题

1. ABCDE　2. ABC　3. ABC

三、分析题

（一）病例分析

1. 小儿厌食，由脾胃虚弱引起。可用启脾丸。

2. 风寒感冒初起，可用解肌宁嗽丸。

（二）处方分析

1. 无误，剂量较小，可用于小儿风热感冒初起，见咳嗽。

2. 剂量有误，消食退热糖浆为退热类中成药，复方氨酚那敏颗粒为解热镇痛类药物，通用可能产生协同作用。因此，退热用可只选一种，同用则应减少各药剂量。

方名索引

参 考 文 献

[1] 国家药典委员会.中华人民共和国药典（2015 年版）.北京：中国医药科技出版社，2015.
[2] 国家药典委员会.中华人民共和国药典临床用药须知.北京：中国医药科技出版社，2010.
[3] 段富津.方剂学.上海：上海科学技术出版社，1999.
[4] 邓中甲.方剂学.北京：中国中医药出版社，2003.
[5] 王庆林，张金莲.中成药用药指导.北京：中国中医药出版社，2015.
[6] 任德权.临床实用中成药.北京：人民卫生出版社，2002.
[7] 孙师家，杨群华.药品购销员实训教程.北京：化学工业出版社，2004.
[8] 靳丽梅.中药炮制技术.北京：化学工业出版社，2018.